トマス・バーニー ＋パメラ・ウェイントラウブ 著
日高陵好 監訳　千代美樹 訳

胎児は知っている母親のこころ

子どもにトラウマを与えない妊娠期・出産・子育ての科学

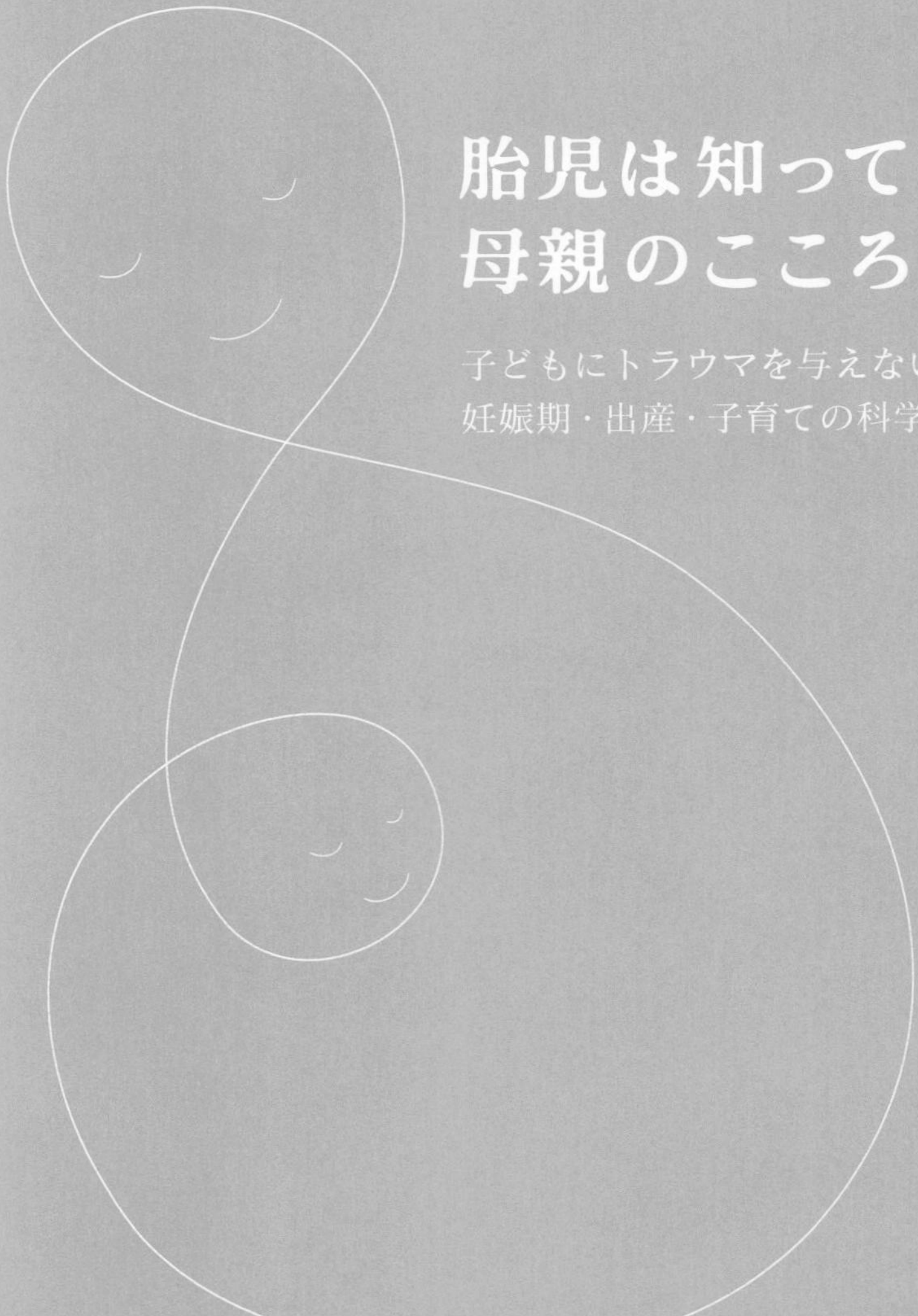

日本教文社

本書によせて

医学博士　池川　明（池川クリニック院長）

トマス・バーニー博士は精神科医でハーバード大学をはじめとしていくつかの大学で教鞭をとり、現在はサンタ・バーバラ大学院大学で教えるかたわら、開業医としても診療を続けておられます。一九八一年に本書の前編ともいうべき世界で大ベストセラーになった *The Secret Life of the Unborn Child*（邦訳『胎児は見ている』祥伝社）を著しています。その本は胎児にも記憶や感情があることを著した進歩的な本で、できる限り科学的証拠に基づいて説を展開し、世界に衝撃を与えました。それから四半世紀、今度はその後新しく発見された科学的証拠を加え、妊娠中から子育て期間にさらなる光を当てています。

今、日本だけでなく、世界中で子どもたちにいろいろな問題が起きています。それに対して、私たちは解決する手段をほとんど持ち合わせていません。原因が多岐にわたりその解決を難しくしています。しかし、まったく見落とされている視点があるのではないでしょうか。本書『胎児は知っている母親のこころ』を読んでいただければ、子どもたちの問題を解決するには妊娠・出産期に大きなヒントが隠されていることに気がつくはずです。

私たちがどのように生きていくのか、社会性まで含めその方向性はすでに胎児期に母親との関係で構築されていくことが、本書には多角的な見方で生き生きと描写されています。そしてそのスキルは世界各地に古くからある伝統や文化の中で受け継がれてきたものの中に見いだせ、やっと最近になって科学的な証明が提示できるようになってきたことが理解できます。

胎内時期も大事であると同様に、出産後どのように新生児を扱うかもその後の子どもの発達に重要であることが、本書では指摘されています。もともと出産は母子の双方にストレスをかけます。このストレスによる出生時の心身へのダメージをどのようにすれば最も少ない状態で新生児を迎えることができるか、その具体的方法については本書で言及されています。しかし、その方法は医学管理された現代の出産のあり方とは少し違った内容です。

現代において出産では母子の命を最優先することがあたりまえだと考えられています。そのために産科の医療技術があるといっても過言ではありません。確かに、そのメリットは周産期死亡の減少と母体死亡の減少をもたらし、以前は文字通り母子ともに命がけであった出産が、ほとんど命の危険を感じずに安全に行なわれるようになってきたことは非常に喜ばしいことです。しかし、これを胎児、新生児などの子どもの側からみたら、どうでしょうか。もし本書に書かれているように子どもが、胎児期から感覚があり意識がある知的存在だとしたら、自分の存在を妊娠中から無視され続けたままで命を守ると言われても、はたしてそれだけで満足するでしょうか?

現代の医療や一般の常識では、胎児・新生児は知的存在として尊重されてはいません。自分が尊重されていないという感覚は、その後の人生に大きな影響があるかもしれないと考える想像力があれば、今の産科や小児科医療のあり方や、われわれの赤ちゃんへのかかわりへの意識を少し変えるという方向性を見いだすことができるかもしれません。

この四半世紀での出生前および周産期の心理学の発展・進歩には、目をみはるものがあります。以前は仮説であったものが最近になり科学的に証明されたものも多く、トマス博士の理論はそれらの研究を受け、さらに強固なものになってきています。ただ、残念なことにわが国においてはその事実を知っている人があまりにも少なく、その理論のもたらす恩恵を受けることができずにいます。受精の瞬間から母親の感情で子どもの発育の方向性がある程度決まるとしたら、そのことを知らずに妊娠・出産にのぞむことが危険であることは、本書を読めばただちに理解できるでしょう。

すでに多くの方はうすうす感じておられることと思いますが、本書によると、子どもがよりよい人生を送る鍵は、妊娠・出産時期の母親の感情と胎児・新生児との関係性にあるようなのです。もちろんこのことを医療提供側だけが知っているだけでは不十分で、出産する妊婦さん、それを支える家族及び周囲の人々がいかに重要な役割をはたすか、それぞれの立場で知っておく必要があります。

本書のこうした提案が多くの人に受け入れられ、実践されるまでにはまだまだ時間がかかるでしょう。しかし、時代はそのような時間的余裕を私たちに与えてくれていないのかもしれません。いろいろな子どもたちによる事件が多発する今、躊躇《ちゅうちょ》している余裕はない、そんな瀬戸際まで来ている時代のように思います。その理由から、これからお産する方、それを支える家族の方だけでなく、妊娠・出産にかかわる医師・助産師・看護師などの医療従事者、そして、育児・教育にかかわる保育士、学校教育者の方々に、一日でも早く、一人でも多く本書をお読みいただきたいと思います。

本書の内容が、いずれ大学における医学教育や看護教育の中にとりいれてもらえる日が来ることを夢見ています。そして、政治家の方々にもお読みいただき、政策立案の参考にしていただければ、将来の日本のあり方に希望が見えてくるのではないかと思います。

トマス博士と一緒に「出生前・周産期心理学協会 Association for Pre- & Perinatal Psychology and Health（APPPAH）」を設立したデーヴィッド・チェンバレン博士（『誕生を記憶する子どもたち』〔邦訳、春秋社〕の著者）は、お産が良かったかどうかは生まれた赤ちゃんが「喜んで笑っているか、不満を訴え泣いているか」で評価できる日が来るかもしれないと考えています。その通りである、と多くの方が認識できる日が、一日も早く来ることを願っています。

❖**池川明**（いけがわ・あきら）＝池川クリニック院長。一九五四年東京生まれ。帝京大学医学部大学院卒。医学博士。一九八九年、横浜市に池川クリニックを開設。胎内記憶の研究の第一人者として知られ、母と子の立場に立ったお産と医療をめざしている。「出生前・周産期心理学協会（Association for Pre- & Perinatal Psychology and Health, APPPAH）」の日本におけるアドバイザー。著書に、『おなかの中から始める子育て』（サンマーク出版）、『ママのおなかをえらんできたよ。』（リヨン社）、『赤ちゃんと話そう！　生まれる前からの子育て』（学陽書房）他がある。
（池川クリニックＨＰ）http://www1.seaple.icc.ne.jp/aikegawa/

◉胎児は知っている母親のこころ……目次

第2章……胎児の意識のはじまり 32

第5章……出生体験は性格の形成にどう影響するか　97

第6章……新生児の感覚と神経はこうして発達する 123

第8章……経験が脳をつくる

第11章……間違いが起こるとき——悲しい子ども、怒れる子ども　266

胎児は知っている母親のこころ

——子どもにトラウマを与えない妊娠期・出産・子育ての科学

はじめに

この一〇年のあいだに、神経科学と発達心理学の分野で革命的な発見があった。この発見によって、人間の初期の発達についての従来の理論が完全に打ち砕かれ、私たちが正しいと信じていた育児の伝統が真っ向から否定されたのである。事実、イェール大学、プリンストン大学、ロックフェラー大学などの世界の指導的な研究機関からも、私たちの視野を一八〇度変えるような報告があいついでいる。すなわち、「子どもの脳は、受精の瞬間から環境によってつくられる」というのである。

もちろんこれまでも、環境が脳の発達に無関係と考えられていたわけではない。しかし、環境とのかかわりは、脳の発達の一側面どころか、じつは脳の発達に絶対に欠くことのできないもの、子宮のなかに命が芽生えた瞬間から、脳の形成のプロセスに組みこまれているものだったのである。

人間の初期の発達に関していえば、神経科学が専門でない科学者たちは、その多くが大学教授など大衆の意見に影響を与える立場にあるにもかかわらず、従来の見方に固執しがちである。たとえば、遺伝子学者のほとんどが、いまだに、脳は遺伝子からの一方的な指示にしたがって発達すると信じている。心理学者の多くも、つい最近まで、子どもが三歳までに体験したことが知性や情緒や脳の構造に大きな影響を与えるとは考えていなかった。しかし、神経科学の最新の発見を見れば、こうした考えが明らかな誤りであることがわかる。人の脳は生涯を通して体験に敏感に反応するが、出生前および周産期〔妊娠後期から新生児初期まで〕という決定的な時期での体験は、脳の構造そのものを決めてしまう。私たちの脳と、そして、脳の産物である私たちの人格は、生まれもった遺伝子とその後の体験とが複雑に作用し合い、かたちづくられていく。

私たちは今、これまで直感的に知っていたことを、今や確かな事実として知っている。心と体は、そして、遺伝と環境は、決して切り離すことができない。どんな生物学的プロセスも心に痕跡を残し、どんな心理学的現象も脳の構造を変える。要するに、初期の体験が、脳の構造、性質、成長後の能力をほとんど決めてしまうのである。

子どもは、おもに世話をしてくれる一人か二人の人と、安定した関係で結ばれることができれば、情緒や認知能力がぐんぐん発達する。養育者とのそのような相互作用は、子どもに一時的でなく永久的なメリットをもたらす。なぜなら、こうした相互作用こそが、進化が生んだ脳の形成のための、第一の道具だからである。

人々を長年誤った方向へ導いてきた子どもの発達についての既成概念は、最新の発見によって打ち砕かれた。これからは、フロイトやピアジェの観念的な発達段階説に頼ることはできない。フロイトもピアジェも、三歳未満の子どもの知覚や認知力を見くびっていた。長いあいだ私たちを惑わし続けた彼らの理論も、現代の精密な脳スキャンや厳密な二重盲検試験〔訳註・結果に対する偏見を防止するために、患者、試験者、結果の評価者のいずれにも、どの患者がどの治療を受けているかを知らせない試験法〕の前では説得力を失ったといえる。

それに、私たちはもうダーウィンの進化論にとらわれる必要もない。人間は、種の繁栄と生存のために遺伝子にひたすら突き動かされる自動装置ではない。脳の発達がどれほど社会的なものであるかを知れば、もう進化論に頼るわけにはいかない。さらに、私たちはもはや、経済的な事情だけを基準に子どもを評価することはできない。貧困や犯罪が子どもに与える影響についての議論は、それよりももっと重要な要素——母親と父親が子どもとどうかかわったか——を考慮に入れないかぎり、意味をもたないのだから。

私はこの本を、過去の誤った考え方から現代科学がもたらした真実へと読者を導き、子どもが経験から受ける影響と、遺伝子から受ける影響との関連を説明するために書いた。本書ではまた、心理学——父親の態度が子どもの心にどう影響するかなど——と、生物学——子どもの体と脳で何が起こるかなど——との橋渡しをするつもりである。

一〇年前の私は、こうしたことに関する疑問に対し、答えを推測するしかなかった。しかし今では、世界の指導的な立場にある大学や研究所で、信頼でき証明可能な数々の発見がなされている。これらに裏づけられた確かな答えがそろった今、育児と教育のあり方は確実に変わりはじめるだろう。神経科学者は心理学の概念を、具体的で測定可能な目にみえるかたちに置きかえ、人間が社会性、情緒、愛情といったさまざまな能力をどのような順序で身につけるのかを明らかにした。

親はいつ、どのようにすれば子どもの成長しつつある脳に、たとえば〝自然にわき起こる善意〟のような一見とらえがたい能力を刻みこむことができるのだろうか？　そして、それはいつまでに手がければ間に合うのだろうか？　子どものなかにうつ、や暴力が芽生えはじめたら、それが本格的なものに発展する前に、摘みとることはできるのだろうか？――これらの疑問に対する深遠な答えを、神経科学と発達心理学が示してくれる。

たとえば、最新の発見を知れば、人生最初の三年間にさまざまな能力が少しずつ着実に身についていくという考え方が、まったくの誤りであるとわかる。実際、学びというのは爆発的に起こる。脳スキャンの画像を見れば、言語、音楽、数学などの各能力が、決まった順序で、脳のそれぞれの部位が激しく活動しているあいだに急激に身につくことがわかる。そのため、子どもに何かを教えるなら、その能力に応じた脳内の〝学びの窓〞が開いているあいだに行なえば効果が上がる（一九二〜一九四ページ参照）。時期を逃せば、のちに学ばせるのは不可能ではないとしても、極端に難しくなるのだ。

脳はよく、その時代の先端テクノロジーにたとえられる。昔は脳が電気回路に似ているといわれたが、今はコンピュータに似ているといわれている。確かに、脳にはコンピュータとの共通点が少なくない。しかし、脳はコンピュータよりもはるかに微妙で複雑である。それは一つには、脳がコンピュータと違い、成長し、増殖しやがては死ぬ、生きた組織だからである。

しかしそれよりも決定的な違いは、脳がホルモンと神経伝達物質とポリペプチドでできた生化学的なスープに漬《つ》かっており、そしてそのスープを媒介に、全身の各部と双方向のコミュニケーションをとっているという事実である。この媒介役《メッセンジャー》の分子のおかげで、妊娠中の母親は、胎児と親密なコミュニケーションをとることができる。そしてのちには同じ分子が、人間がうつ、喜び、不安、やすらぎといった特定の精神状態に入りやすくなる傾向を決める。コンピュータは意識をもたない。痛みも喜びも感じない。もちろん、本書の読者の方々と違い、子どものためによりよい世界をつくりたいと望んでもいない。

育児の新しいパラダイム

最新の脳科学は、人間の情緒と自意識が生後一年どころか、それよりもずっと前、すなわち子宮にいるときに生まれているという事実を明らかにした。私がはじめてこの考え方を一九八一年に『胎児は見ている』（邦訳・祥伝社、一九八二年）のなかで示したときには、かなり怪しい説だと受けとられた。おそらく、研究がまだ完全といえる段階にはほど遠かったせいで、私はむしろ科学界の懐疑的な態度をあおってしまったのだろう。

しかし、科学者たちから思わしい反応が得られなかったにもかかわらず、一般の人々、とくに母親たちからは、私の考えが容易に受け入れられた。妊婦と胎児はおたがいの考えや気持ちを感じ合っていること、母親が感じる愛も焦りも憎しみも、母親がその子どもを望んでいるかどうかも、すべて子どもに伝わるということ、親が平和で安定した環境に暮らし、さまざまな悪習慣に溺れることもなく、家族や友人に支えられていれば、子育てもよりうまくいくということ――こうしたことすべてに、母親たちはたやすく納得してくれたのである。

そしてこの一〇年のあいだに、膨大な数の科学的証拠や調査報告が、私のこの考えを、とくに出生前と出生直後の体験が人格と心の発達に決定的な影響を与えるという考えの正しさを証明してくれた。しかし、それだけではない。神経科学者たちは最新の技術をもとに、「〝きずな〟と愛着の生物学」のすがたを明確に示してくれたのである。

母親が新生児の瞳を愛情をこめて見つめると、その子の体内に社会化と共感をうながすホルモンが放出され、「愛する能力」が文字通り脳にプログラムされる（これを専門的には〝同調現象《エントレインメント》〟という）。研究によれば、子どもの脳は、生後数年間は養育者の脳によってつねに調整されており、そのおかげで、正しい神経伝達物質とホルモンを適切な順序で産生することができる。そして、この「同調」が、個人の一生の脳の構造をほとんど決めてしまう。これがうまくいかないと、子どもの前前頭皮質の神経が正常なネットワークでつながらない。前前頭皮質とは、人間の脳のなかでもっとも高度な機能をつかさどる部分であり、ここの神経ネットワークに問題があると、将来、精神疾患にかかりやすくなるのである。

「同調」がうまくいけば、子どもの脳に健康をうながすネットワークがつくられる。親や養育者が継続的に、そして、たいていは無意識に送っている言葉や言葉以外のメッセージが、生物学的要因と相互に作用して、脳の成長過程が調整される。

受精から始まる子どものあらゆる初期体験が脳の構造に大きく影響することも、最新の研究によって明らかになった。産道を降りるときも、公園で過ごすときも、子どもはすべての体験を脳の回路に組み入れている。母親が子どもを愛撫すれば、あるいは、父親が娘や息子と遊んでやれば、その生理学的作用はただちに神経ホルモンの働きに変換され、子どもの体を変容させ、脳の配線を決める。また、子どもがトラウマを負うたびに、あるいは、虐待を受けるたびに、回路の完成度は脅かされる。そして、トラウマがあまりに大きいと、脳は永久の傷を負う。妊娠中の母親が感じたことや考えたことは、アルコールやニコチンと同じくらい確実に、神経ホルモンを通して胎児に伝わる。コンピュータウイルスが、感染したすべてのシステムのソフトウェアをじょじょにむしばむように、母親の不安やうつやストレスが、子どもの脳の配線を少しずつ組みかえ、知性や人格を変えていってしまうのである。

遺伝子が運命を決めるのではない。子どもの発達に甚大な影響をおよぼすのは環境である——このことが明らかになった今、親は新たな責任を課せられたといえる。しかし同時に、親は新たな機会を手にしたともいえる。神経科学、出生前後の心理学、初期の発達についての知識から得られる教訓は、まだ一般の人々にはおろか専門家のあいだにもじゅうぶんに浸透していない。しかしこうした教訓が、これからの育児を変えていくことはまちがいない。赤ちゃんへの刺激が大切だということは以前から知られていた。しかし今では、どんな刺激を誰がどれだけ与えたらいいのか、母親の声の調子がどう影響するのか、胎児に音楽を聞かせたほうがいいのか、だとすればどんな音楽が効果的か、といった具体的なことまですべてわかってきているのだ。

私が自分の子どもを育てていたころは、こうした疑問には直感で答えるしかなかった。しかし現代の親たちは、頼れる地図にしたがえばいい。数々の決定的な研究成果によって、脳の形成に大切な影響をおよぼす複雑なしくみが、いまや鮮やかに解き明かされたのだから。

では、本論に入ろう。これから書くことは、明日の子どもの生涯にわたる健康、能力、情動、気分、人格を育てるための深遠な教訓である。本書を実際に役立てていただくために、子どもの成長の順序にそって話をしていくことにしよう。最初は、子宮時代の話である。

第1章　羊水の海で

人の心は、どのようにつくられるのか。私たちは今、この問いに対する理解を根本から変えなければならない。現在では、環境と脳とのかかわりが、脳の発達に影響を与える興味深い一要素であるというだけでなく、脳の発達に絶対に欠かせないものであることがわかっている。脳がたった一つの細胞から一〇〇〇億の細胞に成長していくプロセスで、つまり受精の瞬間からずっと、環境とのかかわりが脳をつくり続けているのだ。

神経科学者のマイロン・A・ホーファー（コロンビア大学およびニューヨーク精神医学研究所）によれば、胎児が妊娠初期から活発に動き続けている理由は、環境が脳の形成に不可欠であるという事実から説明できるという。胎児は動きを通して環境とかかわり、その経験によって脳の形成の土台をつくっていくのである。

胎児の発育にとって母親自身の食生活が重要であるのはいうまでもないが、今日では、ホーファーらが行なった研究により、それよりももっと重要なものがあることがわかっている。それは、母親の体からの入力信号である。母親の態度や感覚、感情、思考などが複雑にからまり合って信号となり、胎児の原初的体験の世界に浸透し、胎児の心の成長をたえず導いているのである。

命のはじまり

生命の火がともるのは、精子が卵子に入りこんだ瞬間である。卵子は母から子に渡される遺伝子を含んでおり、月一回ほどの周期で卵巣から放出され、卵管を降りて子宮に向かう。

卵子の数がわずかなのに対し、精子の数は膨大である。射精のたびに三億もの精子が放出され、それらがいっせいに子宮頸管を上り、卵子のもとへと競い合って卵管を突き進む。しかし、この競争を勝ち抜いて卵子に到達できる精子はたった一つである。その精子が卵子に入りこむと同時に、一連の生化学反応が始まる。その最終的な結果が、多くの場合、九カ月後の子どもの誕生である。

個体性の追求と生存競争は、こうした受精以前の段階、つまり、それぞれに個性の違う精子が卵子をめざして突き進む段階から始まる。ほとんどの精子は、卵子に向かって時速一〇センチ程度の速さで進む。ところが、なかには、わずか五分で全行程を走り抜けるスピード狂もいる。生物学者によれば、精子細胞には、〝戦士〟と〝恋狂い〟の二つのタイプがある。〝恋狂い〟たちが卵子に向かって突き進むのを、よそ者（他人の精子）が邪魔しないように、大勢の〝戦士〟は後方で隊を組み構えているのだ。

最近までは専門家のあいだでも、受精は精子頭部の酵素が卵子の殻をダイナマイトさながらに破壊し、そこから精子が入りこむことによって起こると考えられていた。しかし現在では、卵子自身が相手の精子を選ぶことがわかっている。人生最初の重大な決定はこうして行なわれる。卵子は受精というドラマに受身のかたちで参加するのではなく、自分から殻を破って、自分が惚れこんだ精子を、文字通り抱き入れるのである。

母親の遺伝子と父親の遺伝子が一つの細胞のなかで合わさったものが、受精卵と呼ばれる新たな存在である。その後、受精卵は数日かけて分裂をくりかえし、まずは桑実胚《モルラ》(morula はギリシア語で「ラズベリー」の意味)に、それから胚盤胞になる。

七日後、胚盤胞は卵管を降り、子宮後壁に付着する。しかし、ここでしばしば問題が起こる。というのは、この新しい組織に含まれる遺伝物質は、半分が父親から受け継いだものなので、母親の免疫系から異物とみなされ、攻撃されるのである。これはウイルスなどが攻撃されるのと同じメカニズムだ。結果として、初期の胎芽〔胎齢が八週未満の赤ちゃん〕の多くがここで死んでしまう。この生死を分ける戦いは、細胞に刻まれるかたちで、生き残るすべての胎芽のなかに残る。ある意味ではこれが、最初の体験の〝記憶〟である。

脳のデビュー

胚盤胞が着床に成功すると、細胞は成長し分化して、やがて骨格や腎臓、心臓、肺となるものをかたちづくる。脳のきざしが最初に現れるのは、受精後一七日ほどたって、成長中の小さな胎芽に〝神経溝《こう》〟ができはじめたときである。二一日目には、この溝の両側に〝神経褶《しゅう》〟という盛り上がりができる。そして二七日目までに、この盛り上がりが神経溝の上で閉じ、〝神経管〟と呼ばれるものができる。これが、脊髄と脳の先がけである。

二七日目ころに神経管ができあがると、その前方の端が急速に分裂を始め、一時間半ごとに倍加していく。そして、分裂と同時に分化も起こり、大脳両半球、小脳、間脳、中脳、脳橋、延髄といった脳のおもな構造ができてくる。こうして妊娠初期に、原初の脳細胞は急速な分裂を続け、最初の〝増殖地帯〟である神経管前部から、しだいに遠くへと移動し、脳を開花させる。

脳細胞はこの移住の旅*をしながら、まだ何者ともつかない一連の化学物質群に導かれ、本物のネットワークをつくりはじめる。このプロセスは、増殖があまりに急速で、あまりに複雑なので、ホルモンの濃度の異常や毒素、あるいは外部からの妨害によって、いとも簡単にダメージを受けてしまう。その結果、ときとして悲惨なことが起こる。

初期のメカニズムの一環として、原初の細胞は科学者たちが現在では〝皮質梯子（cortical ladders）〟と呼んでいるものをかたちづくる。神経細胞はこの梯子《はしご》を使って増殖地帯から、大脳皮質（思考の中枢）のできる外側へと〝昇って〟いく。しかしこのときに何らかのトラブルが起こると、細胞が到着地で梯子を降りることができず、続いて昇ってくる細胞の道をふさいでしまう。こうした交通渋滞の結果として、発達異常が起こることがある。

奇妙な動作のせいで、それぞれ〝巻きとり機（reeler）〟、〝千鳥足（staggerer）〟と呼ばれている二種類の突然変異ネズミがいる。神経生物学と精神医学の教授であり、ＵＣＬＡメディカルセンターの脳研究所の前所長であるアーノルド・Ｂ・サイベルによれば、これらはどちらも、このタイプの発達異常の結果と考えられるという。人間の場合、同様の問題が、統合失調症や側頭葉てんかん、読字障害（難読症）、ある種の性格障害の原因となることがある。先行研究の結果から、難治性の社会病質も、脳の発達における〝梯子〟段階でダメージを受けたのが原因ではないかと考えられている。

しかし、〝梯子昇り〟は、胎芽の脳細胞が直面するいくつもの関門のうちの一つでしかない。ネットワークの進化にともない、ニューロン（神経細胞）は、脳の遠く離れた部分にある特定の〝ターゲット細胞〟と連結する必要が出てくる。ところが、いざ連結しようとしたときに、まだターゲットのほうが完成していないことがあり、そのときには、とりあえず代理のターゲット細胞がつくられる。しかし、ターゲット細胞も代理細胞もない場合には、ニューロンは間違った場所と連結するか、単純に弱って死んでしまう。うまくいった場合には、やがて代理細胞は破壊され、本物のターゲット細胞が脳内の正しい位置につくことになる。

サイベルはこう述べている。「〝パートナーの交代〟と永続的な連結の確立をもって終わるこの注目すべきプロセスでは、簡単にミスが起こってしまう。このミスの結果が、重度・軽度の多様な認知障害や情緒障害などであると考えられる。こうした障害は、個人の生涯のさまざまな段階で現れる。私たちはこの複雑な現象を理解しはじめたばかりの段階だが、少なくともある種の読字障害は、この皮質の連結の交代が正常に行なわれなかった結果であると思われる」

脳のネットワーク

神経細胞はそれぞれの目的地に到達すると、次はネットワークづくりのために、〝樹状突起〟と呼ばれる枝を出す。樹状突起が神経細胞の細長い軸索にメッセージを送ると、軸索が受けとったメッセージは続いて別の細胞に送られる。

妊娠中期から、ニューロンとそこから突き出た軸索、そこに生い茂る樹状突起からなる複雑なネットワークが、シナプスと呼ばれる連結部を介してコミュニケーションをとりはじめる。シナプスは二つの神経細胞の物理的な連結部ではなく、ごく小さな隙間である。一つの細胞はシナプスの向こうへ化学的メッセンジャー（神経伝達物質）を送ることによって、となりの細胞と連絡をとる。第一の細胞から放出された神経伝達物質は、第二の細胞に活動電位という電気信号を発生させる。この活動電位がじゅうぶんに強ければ、今度は第二の細胞がまた神経伝達物質を放出し、信号を次に伝えていく。一つのニューロンは数万のシナプス結合をもつ。現在では、胎児の脳に、約一五〇種類の神経伝達物質と数兆のシナプス結合が確認されている。

原初のニューロンの数は膨大である。赤ちゃんが子宮にいるあいだに、毎秒少なくとも五万個はつくられている。脳の形成はあまりに複雑な仕事なので、ゲノム*（遺伝子の総体）全体の少なくとも半分が、体重のわずか二パーセントしかない脳をつくることに専念している。

人間の脳は、遺伝子の指示だけでまかなうことができるほど単純ではない。大人の脳には約一〇〇〇億のニューロン、すなわち神経細胞があり、それらが一兆もの、神経膠《こう》細胞（グリア細胞）からなる土台に付着している。遺伝子は脳の基本的な発達のための設計図を示しはするが、個々のニューロンが最終的にどの位置につくか、どのような経路をたどるか、ほかのニューロンとどうかかわるかといったことは、初期の環境からの入力情報に大きく左右される。

この入力情報とは、たとえば栄養や健康状態、タバコやアルコールなどの毒素の有無、継続的な音や動き、母親の気分やそれに応じて放出される神経伝達物質、子宮内の環境（双子のきょうだいがいるかどうかなど）である。こうした入力情報がすべて他人と同じということはありえない。遺伝子の組み合わせも多様だが、入力情報もそれにおとらず多様である。同じ人間が地球上のどこにも存在しないのはそのためだ。

脳の進化

この新しい考え方は、進化論から派生した発見によって裏づけられている。ダーウィンを信奉する進化生物学者たちは長いあいだ、地球上の生物の多様性は、一つの明確なメカニズムによってすべて説明できると信じていた。広く受け入れられているこの考え方によれば、あらゆる種は、遺伝子の偶然の突然変異によって進化する。つまり、新たな特徴をそなえた個体群が現れるのは、たとえば食物を集める能力、捕食動物から逃げる能力、子どもを産む能力などに特別にすぐれた生命体が、突然変異で生まれたときである。こうしたすぐれた突然変異体は、数世代のうちに、従来の種をよりすぐれたものに変えたり、まったく別の種を生み出したりする。この自然淘汰《とうた》の考え方によれば、生存にもっとも適した遺伝子をもつ生命体が自然の力によって選ばれることになる。この場合、自然は選択を行なっているだけで、遺伝子の発現〔遺伝子の情報が細胞の機能や構造に変換されること〕には何の影響も与えていない。

しかし最近になって、ダーウィン説よりも説得力のある説が登場した。それは、分子生物学者のジョン・ケアンズやバリー・ホールをはじめとする科学者たちが提唱する、〝方向性をもつ進化*〟説である。ケアンズとホールは、神が人間を創ったとしてダーウィン説に抵抗しているわけではない。彼らは研究によって、進化を引き起こす突然変異は、必ずしも偶然に起こるわけではないことを突きとめたのである。彼らは実験に実験を重ね、微生物が環境に適合するために、自ら突然変異を起こすことを発見した。まるで、体内に分子科学者が住みついて、細胞が環境の要求に応えるのを助けているかのようだ。こうした研究から科学者たちは、生物を、環境が突きつける要求に応じて遺伝子を積極的に書きかえる能力のある〝動的なシステム〟であるととらえるようになった。

今では、人のゲノムを解読した結果*、DNAの驚異的に長い配列のなかで、タンパク質をつくるための指示が刻まれているものは、わずか数パーセントであることがわかっている。九五パーセント以上のDNAは何の指示も出さず、たんに遺伝子の活動を制御するオンとオフのスイッチでできているのである。生物学と神経学の教授であるロバート・サポルスキー（スタンフォード大学）はこのことを、「一〇〇ページの本のうちの九五ページが、残りの五ページの読み方の説明に費やされているようなものだ」と述べている。

では、何がこのスイッチを作動させるのだろうか。それは、細胞内や体内からの〝使者《メッセンジャー》〟であったり、栄養や化学物質といった外部からの要因であったりする。たとえば、発がん物質が細胞に侵入し、ＤＮＡのスイッチに付着して遺伝子をオンにすれば、それががん細胞の爆発的な増加の原因となり、やがて発病にいたる。また、母親が授乳という行為を通して引き起こす一連の現象は、乳児の成長にかかわる遺伝子を活性化させる。

細胞生物学者のブルース・Ｈ・リプトンはこう述べている。「遺伝子の発現に柔軟性があることは、胎児の発達にとってきわめて重要である。胎児は子宮内で、発達や成長に必要な遺伝子情報をつねに取り入れている。しかし、危険にさらされたときは、遺伝子の指示を修正し、命の存続を可能にする行動上のプログラムを定めるのである」*

どんな生物でも、生存のための行動は二通りある。一つは成長をうながす行動、もう一つは身を守る行動である。成長をうながす行動とは、たとえば、栄養物や安全な環境を探すことや、種の保存のための交尾などである。いっぽう身を守る行動とは、危険を回避する行動である。細胞レベルでいえば、対象に立ち向かっていくのが成長行動、対象から遠ざかるのが防衛行動である。*

しかし複雑な生物（人間の胎児もそうである）の場合には、行動がかたちになるのは、多数の細胞が一致団結して働いた場合にかぎられる。リプトンはこれを〝集団（gang）〟反応と呼ぶ。この反応によって、決まっていた発達の道筋が、外の環境に応じて、成長か防衛かの方向に切り替えられる。胎児が成長と防衛のプログラムのどちらを選ぶかは、他のあらゆる生物の場合と同じく、その胎児自身が環境から何を知覚したかで決まる。

こうした知覚は、生まれたあとの子どもには、無数の経路を通って届く。しかし胎児の場合、唯一の経路は母親である。母親が、胎児と外界とをつなぐパイプの役割をはたしているのである。

リプトンはこう述べている。「母親の発する信号が胎盤を通して無条件に胎児に伝わってしまうことは、一見、自然のメカニズムの〝欠陥〟と思えるかもしれない。しかしこれは実際には、設計上の欠陥であるどころか、子どもに、まもなく入っていく世界でうまくやっていけるよう準備させるための自然の法則なのである。〝警戒は警備なり〟という古いことわざがぴったりの状況ではないか」

母親が外界の情報を成長中の胎児にどのように伝えるかは、どの遺伝子プログラムが生存にもっとも適したものとして選ばれるかに直接つながってくる。不幸な例をあげれば、妊娠中の女性が災害に見舞われて、あるいは夫から暴力を受けて、悲嘆にくれていたとしよう。その場合、その女性はお腹の子どもに、たえず悲しみのシグナルを送ることになる。そうなると、子どもの脳の発達におけるバランスは、防衛優先になる。逆に、母親が愛され、守られている環境にあることがシグナルを通して胎児に伝われば、成長をうながす遺伝子プログラムの選択がうながされる。

「この決定的に重要な〝愛か不安か〟のシグナルは、母親が環境をどう知覚したかに応じてつくられた血液中の分子を介して、胎児に伝えられる」とリプトンは述べている。子どもは、生まれたときと基本的には同じ環境で生きはじめることになる。だから、子どもが母親から成長のプログラムを受け渡されて生まれてくることは、種を環境に適応させて存続させるうえで、きわめて価値の高いことなのである。これはいってみれば自然が生んだ〝就学前教育〟である。リプトンはこうつけ加えている。「この新しい理論で重要なのは、ダーウィンの〝適者生存〟の考え方から脱却し、〝愛ある者の生存〟という新しい考え方を採用していることである」

脳の性別*

愛と家族に欠かせない要素の一つが、性別である。ほかの多くの特徴と同様に、性の分化も受精の瞬間に始まる。ご存じのとおり、子どもは、両親からXとYどちらかの性染色体（かたちがそれぞれX、Yの文字に似ているので、こう呼ばれている）を一つずつ受け継いでいる。X染色体が二つそろえば、胎児は卵巣を発達させ、女の子となる。

いっぽう、それぞれからXとYを受け継いだ場合は男の子となる。Y染色体は、卵巣となるべくプログラムされた細胞を包みこむタンパク質をつくり、それらが卵巣でなく精巣となるように指示する。その後、精巣は二種類のホルモンを放出する。一つは子宮となる細胞を吸収するためのホルモンで、もう一つ、すなわちテストステロンは、陰茎などの発達をうながすための男性ホルモンである。

Y染色体は、胎芽の成長を加速させる。これは母親の高濃度のエストロゲン〔女性ホルモン〕に邪魔されないうちに、早く精巣を分化させてしまうためである。そのため、男の子の胎芽は、女の子の胎芽よりも代謝と成長が早くなる。

膨大な研究が示すところによれば、この傾向は生涯続く。以前からいわれていることだが、男性の行動は力強く前に出る動き、すなわち前進運動を特徴とする。男の子は女の子と比べると、車やトラックなど前に動くおもちゃを好む傾向が強い。また、積み木やアクションフィギュア〈関節などが動く人形〉など、男女どちらにも好まれるおもちゃを使う場合でも、前に動かして遊ぶのを好む。さらに、前に出る態度をともなう体、あるいは言葉による攻撃的表現（フットボール、レスリング、脅迫、自慢など）にも夢中になりやすい。

　前進運動と男らしさとの関係を調べるために、マギル大学（ケベック州）とハートフォード大学（コネティカット州）の科学者*からなるチームが、まず三歳から五歳の子どもに鬼ごっこをして遊ばせ、その後長期間にわたって追跡調査を行なった。その結果、鬼ごっこで力強く前に出る動きを顕著に示した子どもほど、のちに別の評価基準によって、男らしいと評価されることがわかった。

　しかし、スピードには代償がともなう。胎生初期に代謝が加速させられると、情緒的にも身体的にも支障をきたしやすくなる。速度が増せば不安定さも増すからだ。速い性は弱い性なのである。

　男の胎児や新生児は、女の胎児や新生児よりもずっと、子癇前症《しかんぜんしょう》（妊娠高血圧症の一種で、進行すると痙攣《けいれん》を起こす）、前置胎盤、早期破水といった妊娠中の危険にさらされやすく、低体重児や未熟児として生まれるリスクも高い。ロンドン大学の研究者たち*は、母親のうつが産後一年続いた場合、女の子よりも男の子のほうがＩＱが低くなることを発見した。男性の寿命が女性の寿命より短いのは周知の事実だが、これもまた「先を急ぐ」態度の現れかもしれない。

　科学者たちの一致した見解によれば、こうした違いは脳の構造の男女差によるものである。脳の構造の違いは、胎生期間の決定的な時期（感応期）におけるホルモンの満ち干《ひ》によって生じる。神経科学者のブルース・マッキイエン（ロックフェラー大学）によれば、ラットの場合、この感応期は出生前後の数日間である。マッキイエンはこう述べている。「この期間に大量のテストステロンを与えられた雌は正常な雄のような身体的特徴と行動を示す」(『とらわれの脳』〔定松美幸訳、加藤進昌監訳、学会出版センター(以下、同書からの引用は邦訳を使用)〕)。

逆に、この時期に去勢されてテストステロンが分泌されなくなった雄は、あたかも雌であるかのように発達する。マッキイエンは次のように説明する。「ただし、遺伝的な性は変化しないので、雄はいちおう男性の染色体をもっているが雌はもたない。しかし、機能的・行動学的な性はスイッチしうるのである。実験のタイミングが重要である。成熟後に大量のホルモンを浴びても何も変わらない。それは誕生前後の感応期にしか起こりえない」(同書)。人間の場合、この感応期がラットと異なり、妊娠一二週から二〇週にあたる。

マサチューセッツ工科大学の神経生物学者、ドナルド・プファーフ*〔現在はロックフェラー大学〕は、性ホルモンが脳のどこで働くのかを調べるために、さまざまな動物に放射性物質を加えたホルモンを注射し、脳を取り出した。それから、それぞれの脳を薄く切り分け、放射能感知フィルムの上に並べた。こうして、ホルモンを集める〝受容体〟の地図をつくったのである。その位置関係は魚、ラット、アカゲザルのあいだで共通していた。

プファーフは、性ホルモンのおもな活動場所が視床下部であることを発見した。視床下部は脳幹の根本《ねもと》にある原始的な脳の一部である。ここでホルモンが活発に働いているのは驚くにあたらない。というのも、視床下部は性行動をつかさどる部分だからだ。「しかし、何よりも興味をそそるのは、ホルモンの受容体が扁桃体にも見つかったことだ」とプファーフはいう。

扁桃体は中脳〔やはり脳幹に含まれる〕の一部である。一九六〇年代に、攻撃的行動の発作に悩まされていた患者が、手術で扁桃体を破壊されたとたんにおとなしくなった、という事実がある〔扁桃体は攻撃的行動に関係する〕。このことから、性ホルモンが攻撃性と、さらに不安さえもコントロールするのではないか、とプファーフは述べている。

その後、オックスフォード大学の科学者たちが*、胎生期におけるホルモン分泌の違いによって、ラットの脳の構造やシナプス結合〔神経回路の配線〕に性差が現れることを証明した。視床下部の視索前部（卵子の形成を活性化するホルモンの分泌をつかさどる）に注目して調べたところ、感応期におけるホルモンの流れは、雌の脳でのみ、シナプス結合を促進することを発見した。成長段階のさまざまなラットの脳を薄切りにして調べた結果、神経回路ははじめから配線されているのではなく、性の分化の過程で、ホルモンの指示にしたがって組みかえられていくことがわかった。

オックスフォードの科学者たちは、続く実験で、雄ラットを去勢し、逆に雌ラットには男性ホルモンのテストステロンを投与した。* こうした操作によって行動と性的特徴に変化が現れることは以前からわかっていた。しかし、この実験によって、こうした操作が脳のシナプスにまで変化を起こさせることがわかった——去勢された雄は雌に特徴的なシナプスのパターンを、テストステロンを投与された雌は雄に特徴的なシナプスのパターンを示したのである。

こうした先駆的な研究に続く数十年のあいだに、科学者たちは、胎生初期のホルモンの満ち干がさまざまなかたちで雄と雌の脳の構造的な違いをもたらすことを、多くの動物種において確かめてきた。マッキイエンはこう述べている。「脳の研究者たちは大脳半球、つまり『考える脳』の左右はほぼ対称であるが完全な対称ではないことを以前から知っていたが、今日ではその非対称性が男性と女性のあいだでも違っていることを知っている。これは脳卒中のような大脳半球の一部にだけ影響を与える傷害が起きた場合、男性と女性では異なった機能障害になってしまうという医学的観察の説明になるであろう」(『とらわれの脳』)。

女性が平均的に言語的作業や細かな協調運動にすぐれており、男性が平均的に空間的な認知力や数学の特定分野にすぐれているのも、これによって説明できそうだ。

胎児の脳に必要な栄養

脳がつくられるうえで何が必要かを知れば知るほど、入力《インプット》されるものによって結果が決まることが明らかになってくる。最近の研究は、数々の驚くべき新事実を明らかにするとともに、以前から知られていた栄養や喫煙、飲酒、薬物摂取の影響の重要性も、あらためて強調している。

妊娠中の母親が食事や呼吸を通して摂取した栄養素や化学物質は、母親の血流に入り、胎盤からへその緒を通じて胎児の脳の発達に影響をおよぼす。母親の血液にじゅうぶんな酸素と栄養があれば、胎児は豊かに成長する。いっぽう、特定の栄養素やビタミンが不足すれば、胎児の健全な発達が阻害される。

妊娠中の食事に関する本はたくさん出版されているので、現在妊娠中の人や、これから妊娠する予定の人は早めに一冊読んでおくといいだろう。しかし、覚えておきたい基本は以下のとおりである。

＊すでに健康的な食生活を送っている人でも、タンパク質の摂取量を増やすなどの多少の調整が必要。

＊カロリーをとりすぎないこと。二人分食べなければならないというのは迷信。妊娠中の一日の栄養所要量は、妊娠前の栄養所要量プラス三〇〇カロリー程度である。

＊妊娠中にとるビタミンやミネラルのサプリメントについては医師に相談すること。妊婦に勧められることが多いサプリメントは、鉄、カルシウム、マルチビタミン、葉酸《ようさん》、ビタミンB群など。葉酸の不足は脊椎披裂《せきついひれつ》（脊椎の閉鎖不全）などの神経管の欠陥を招くことがある。

もちろん、避けるべきものもある。

＊胎児に細菌が感染する原因となりやすいもの。寿司、生ガキなど火を通していない魚介類、生焼けのハンバーガーや鶏肉、ブリーやカマンベールなどの柔らかいチーズ、低温殺菌処理していない牛乳など。

＊大量のビタミン。ビタミンの過剰摂取は胎児の発達に害をおよぼすことがある。

＊カフェイン入り飲料。一日に四杯以上のコーヒー、またはそれと同等量のカフェインをとると、流産、出生時の低体重、乳児突然死症候群（ＳＩＤＳ）などのリスクが高くなる。カフェイン

はコーヒーだけでなく、紅茶やコーラをはじめとする多くの飲料やチョコレートにも含まれていることに注意してほしい。

*ダイエット。ダイエットのせいで、胎児の体と脳の発達に必要な鉄、葉酸、その他の必須ビタミン、ミネラル、栄養素が、母子双方に不足することがある。

妊娠中の飢饉《ききん》の影響*についての興味深い研究報告がある。コロンビア大学の研究班は、精神科のデータを用い、一九四四年から一九四五年にかけての〝オランダの飢餓の冬〟に妊娠していた女性から生まれた子どもを調査した。その結果、胎生初期（後期ではない）に飢饉の冬を経験した人は、統合失調症になった率が、そうでない人の二倍だったことがわかった。徴兵時のデータを用いた別の調査では、胎生初期に飢饉の冬を経験した人は、そうでない人の二倍の率で統合失調症的な人格障害を示していることがわかった。

オメガ3で胎児の脳をつくる

子どもの脳の形成に必要な栄養素のなかでもとくに重要なのは、脂肪酸のなかでも連鎖の長いオメガ3（オメガ三系脂肪酸）*、すなわちエイコサペンタエン酸（ＥＰＡ）とドコサヘキサエン酸（ＤＨＡ）だといわれている。これらはどちらも、魚の油に多く含まれる。

科学者たちのあいだでは、オメガ3が人間の脳の進化をうながす鍵となった栄養素であることが知られている。私たちの祖先は、オメガ3を含む食料源が豊富なアフリカの湖畔地帯で進化した。オメガ3は、効率的なエネルギーの供給源として、ほかのどんな栄養素にも勝っていた。オメガ3の重要性は今日では、人間の生理学的構造を見ることによって確かめられる。というのも、オメガ3は人のすべての細胞を包む膜の基本成分なのである。とくに健康な脳のなかには豊富に含まれ、神経細胞の膜を柔軟にしてその機能を最大限に引き出している。

そのため、妊娠中の女性には、オメガ3の豊富な食品を意識してとることをお勧めしたい。オメガ3の豊富な食品には、魚、クルミ、放し飼い動物の肉などがある。ただしオメガ3をサプリメントでとる場合は、医師に相談すること。どんなにすぐれたものでも、とりすぎれば害になることがある。

有害物質の深刻な危険

適切な食事が胎児の脳の構造を永続的に豊かにするのに対し、有害物質は胎児の脳にとりかえしのつかないダメージを与える。* 食事や呼吸を通して摂取した毒素や汚染物質は、遺伝子を変化させ、胚発生のもととなり、脳の基本構造などを決める分子レベルの指示を狂わせる。

とくに放射線の危険については豊富なデータがある。放射線は、どの時期にどれだけの量を浴びたかによって、脳の奇形やダウン症候群その他の精神遅滞、多様な先天性異常の原因となりうる。

また、医師たちは以前から妊婦に飲酒をやめるようにと指導してきた。妊娠中に毎日グラス二杯以上の飲酒をすると胎児性アルコール症候群（ＦＡＳ）の子どもが生まれやすくなることは、臨床的にも明らかである。ＦＡＳは、出生時の低体重、発育不全、顔貌の異常、精神遅滞などのさまざまな神経系の問題をともなう深刻な障害である。アルコールが脳の回路と構造に致命的な打撃を与えることは、最近の研究によって確かめられている。

マウスによる実験*によって、胎生初期にアルコールにさらされると神経管の細胞の数が減ることがわかっている。神経管とは、やがて脳と脊髄となる胎芽期の組織である。また、妊娠中のラットにアルコールを与え続けると、*生まれてくるラットの大脳皮質（思考をつかさどる部分）の神経細胞が通常よりも小さくなり、そこから出ている樹状突起（脳細胞がたがいに連絡をとるための組織）の数も減る。

同じことが人間にあてはまることも確かめられている。アルコール依存症の母親から生まれた乳児の脳波を見ると、脳の動きがきわめて不活発であることがわかる。この傾向は、言語能力や記憶力、論理的な思考に決定的な役割をはたす脳の左半球でとくに著しい。*

妊娠中の喫煙の害も、飲酒と同様にかなり以前から叫ばれている。妊娠中の喫煙は、早産や出生時の低体重の原因となるからである。現在では脳科学によって、タバコに含まれるニコチンが脳細胞の成長を阻み、細胞間にメッセージを伝えるドーパミンなどの重要な神経伝達物質の再吸収〔回収〕をさまたげることがわかっている。こうした悪い影響は、たとえ胎児がさらされたニコチンの量が一般には有害だと考えられていない程度であったとしても、長期にわたる明らかな結果として現れることがある。

たとえば、シカゴで行なわれたある研究*によって、妊娠中に毎日一〇本以上のタバコを吸っていた母親から生まれた男の子は、タバコを吸わない母親から生まれた男の子と比べると、行動障害を示す率がはるかに高いことが確かめられた。また、アトランタのエモリー大学の研究者は、妊娠中に喫煙していた母親から生まれた男の子は、犯罪行動を起こすリスク*が高く、その傾向が大人になっても続くことを発見した。さらに妊娠後期に毎日二〇本以上のタバコを吸っていた母親から生まれた男の子は、タバコを吸わなかった母親から同時期に生まれた男の子と比べると、非暴力犯罪で逮捕される率が一・六倍、暴力犯罪で逮捕される率が二倍、生涯にわたって犯罪をくりかえす率が一・八倍だった。こうしたことから、喫煙が胎児の脳の正常な発達を妨げることは明らかである。

コカイン*などのドラッグも胎児にとって危険である。イェール大学のリンダ・メイスによれば、毎年ドラッグの害を受けた子どもが三七万五〇〇〇人も生まれている。〝クラック・ベビー〟など薬物常用者の母親の犠牲となった子どもについては、ずっと以前から報告がある〔クラックはコカインを加工して強化したもの〕。最近になって、発育遅延や学習障害、行動障害とドラッグとの関係が脳科学によってようやく裏づけられた。コカインは、胎生初期には大脳皮質の外周へのニューロンの移動を乱し、胎生後期にはシナプスの形成を阻害する。コカインはニコチン以上に、脳内の神経伝達物質のバランスを狂わせる。そのため、コカインにさらされた子どもに、注意力、記憶力、情報処理能力、学習能力などの欠陥や運動発達の遅れがあったとしても、何の不思議もない。

胎児への感染症の影響

いっぽう、カリフォルニアにあるロヨラ・メアリーマウント大学の科学者たちは、母親が妊娠中にインフルエンザにかかると、子どもがうつ病にかかるリスクが高くなることを発見した。*リチャード・A・マチョン率いる研究班は、ヘルシンキでA2シンガポール型インフルエンザが流行した時期に生まれたフィンランド人男女を、同じ病院でその九年前に生まれた男女からなる対照群と比較した。その結果、妊娠中期にウイルスにさらされた男性の一六パーセントと女性の八パーセントが、のちに重度の情動障害と診断されていることがわかった。いっぽう対照群では、情動障害と診断されたのはわずか二パーセントだった。同研究班は、シンガポール・インフルエンザと統合失調症との関連性も見出している。

妊娠中のほかの病気や症状*と、長期的な脳の損傷とのつながりも認められている。梅毒、エイズ、ヘルペスなどの感染症にさらされると、子どもは深刻な中枢神経系の病気に冒されることがあり、死にいたることさえある。母親が淋病やクラミジアにかかっていると、子どもが産道を通るときにそれらに感染し、目の感染症や慢性肺炎を発症することがある。

妊娠中の風疹が子どもの精神遅滞や脳性麻痺、聴覚喪失といった神経系の障害の原因となることはかなり前から知られている。さらに、妊婦の風疹が統合失調症、あるいは自閉症などの子どもの精神科系の障害のリスクを高めることも、最近の研究により確かめられている。

母親の気分や感情と胎児

栄養素や化学物質や生化学物質（食品、毒素、病気のもとになる有害な微生物）が胎児の発達に影響をおよぼすことは、ずっと以前から知られていた。そのためこの点については、すでに明らかであった事実がやっと裏づけられただけである。しかし最新の研究では、もっと微妙だが同様に重要な、もう一つの事実が明らかになった。それは、母親の気分や感情が胎児の脳の発達に大きな影響を与えるという事実である。いわば親は知らず知らずのうちに、子どもに重大なインプットを与えているのだ。このことについては第3章でくわしく解説しよう。

まとめ

受精から出産までのさまざまな生理学的現象は、子どもの心に生涯残る痕跡をもたらす。重さ一三〇〇グラムほどの大人の脳は、一〇〇〇億のニューロンすなわち神経細胞と、その土台をなす一兆の神経膠《こう》細胞（グリア細胞）からなっている。

脳の発達を決めるのは遺伝子だけではない。現在では、命が芽生える瞬間からずっと、環境的な要因が脳の発達を修正し続けていることが明らかになった。

「遺伝か環境か」論争には決着がついたといえる。環境は、人格や能力や好みや脳の回路がかたちづくられる過程で、人が生まれながらにしてもつ遺伝子の発現を、大きく修整することがわかったのである。

育児のポイント

＊どの子どもも望まれた子どもであるのが理想的である。
＊妊娠はできるだけ計画的に。
＊妊娠中は正しい食生活を心がけ、タバコやアルコールはやめて、ゆったりとした、楽しい気分で過ごすこと。
＊妊娠中は、自分のことを愛し、大切にし、守ってくれる人といっしょに過ごそう。そうすれば、自分はお腹の子を愛することに専念できる。

第2章　胎児の意識のはじまり

前ハーバード大学教授でシカゴの放射線学者であるジェイソン・バーンホルツは、この二〇年間で五万枚を超える胎児の超音波画像を撮り続けてきた。これらの画像を見て彼がとりわけ驚いたのは、胎児が、とくに妊娠四カ月を過ぎると、新生児とさして違いがなくなることだった。

バーンホルツは、「胎児の顔には情緒的な反応*が見られる。しかめ面をしているとすれば、それには理由があるようだ。胎児が新生児とまったく同じように〝腹をすかせて〟泣いているのも見たことがある。胎児は何も感じないものと考えられていたが、それは間違いだ」と述べている。

事実、この一〇年のあいだに、科学的証拠が続々と登場し、私たちは胎児の精神的および情緒的な能力を考え直す必要にせまられた。数々の研究によれば、胎児は目覚めているときも眠っているときも、母親が行なうこと、考えること、感じることのすべてと「同調」し続けている。受精の瞬間から、子宮のなかでの体験はつねに脳をかたちづくり、人格や情緒の傾向や思考力の下地をつくっているのである。

胎児の感覚の起源

現在では、胎児の感覚についてもある程度わかっている。妊娠二八日前後で胎芽は六ミリ程度になり、のちに心臓となる小さな血管が鼓動を始める。そして、このときには脳の基本的な三つの部分がすでにつくられている。六週前後でおよそ一二ミリになると、目と鼻と耳がつくられはじめ、触れられると反応するようになる。一九週目から二〇週目に初期の脳波が現れ、二二週目には大人と同様の脳波が継続的に現れるようになる。四カ月目までには周囲の世界を探検する能力が飛躍的に発達し、へその緒で遊んだり、指しゃぶりをしたりするようになる。また、ヨウ素化したポピーシード〔ケシの種〕オイルなど嫌な味のする物質を子宮内に注入すると、胎児は顔をしかめて泣き出す。逆に甘い味の物質を注入すると、通常の二倍の量の羊水を飲みこむようになる。五カ月目には、大きな音に対し、手を上げたり耳を覆《おお》ったりして反応するようになる。

思考と意識のはじまり

胎児が何かを考えていると断定することはできない。しかし、神経科学者ドミニク・パープラ（ニューヨークのアルバート・アインシュタイン医科大学）の研究によって、胎児には、学ぶのに必要な脳の構造*そして意識さえもが、妊娠五カ月から六カ月のあいだのある時点ですでにできあがっていることがわかった。また、別の科学者たちが行なった脳波の研究によって、妊娠後期になると胎児は睡眠と覚醒の周期をくりかえすようになり、夢を見ているときに特有な生理学的徴候*さえ示すようになることもわかった。

妊娠後期における胎児に感覚や知覚があることは、どんなに疑い深い人にももう疑う余地はないだろう。しかし、細胞生物学での研究によれば、ある種の意識、すなわちまわりの世界に対する原初的な意識は、胎児期のもっとも早い時期からすでに存在している。

受精時の心理*を最初に論文にしたのは、ほとんど無名に近い精神分析学者、ザビーナ・シュピールラインである。彼女の論文「人として生まれるための破壊 Die Destruktion als Ursache des Werdens」は、一九一二年にウィーンで、フロイトの主催する小さな精神分析家サークルに向けて発表された。

シュピールラインの説明によれば、二つの配偶子〔精子と卵子〕の融合は破壊と創造を同時に引き起こす。雄は雌のなかに溶けこみ、雌は雄の侵入によって破壊され、異質なものを含んだことによって新たなかたちをおびる。構造に変化が起こるのだ。ふつうはゆっくりと周期的に起こる細胞の破壊と再生が、ここでは急激に起こる。誕生時の破壊と再建というこの厳しい試練を、人間が何らかのかたちで知覚しないはずはない、シュピールラインはそう考えた。

この考えをさらに発展させたのがイザドル・ザージェル*である。彼は一九四一年、受精をめぐる感情も重要であると述べた。ザージェルによれば、セックスに愛と官能がともなっていれば、そして、卵子が〝両手を広げて〟精子を迎えるならば、誕生する子どもにも恩恵があるという。

こうした考え方は長いあいだ、うさんくさいものとされていた。受精が何らかのかたちで体験として記憶されるという発想は、前世やＵＦＯの存在と並んで非科学的とみなされた。ところが、シュピールラインやザージェルは、じつはすばらしく先見の明のある理論家だったのである。今日、細胞の記憶に関する証拠が、マサチューセッツ工科大学や国立精神保健研究所をはじめとする最高レベルの研究機関によってつぎつぎと示されている。これらについては第９章でくわしく述べよう。

　こうした研究報告を集めた結果、現在では、脳がかたちづくられる以前から、体験にもとづく記憶が個々の細胞に蓄積されていることがわかっている。これは胎内生活のドラマといってよい。受精時の興奮は、ほんのはじまりにすぎない。

　もう一つの決定的な出来事は、胎芽の子宮壁への着床である。胎芽と子宮がつながると、胎芽の外側の細胞が増殖し、毛細管と血管からなる指状のネットワーク、すなわち絨毛膜絨毛《じゅうもうまくじゅうもう》ができ、それらが子宮の内層に浸透する。着床に成功すれば、この絨毛膜絨毛が胎芽に栄養を注ぎこむようになり、やがてはそれが胎盤となる。しかし胎芽は、母親の免疫系から異物とみなされて、攻撃を受ける。子宮の内層が膨張して胎芽を飲みこもうとしたり、白血球が大群となって襲ってきたりするのである。胎芽が死んでしまうか、あるいは、子宮の（通常は）後壁に地盤を固めることができるかは、この戦いに打ち勝てるかどうかで決まる。

　こうした生理学的な現象*がその後も続き、それらすべてが、現代の細胞生物学の観点で説明するなら、若い胎芽によって〝経験〟され、おそらくは感覚や情緒や人格の先がけとなる。その詳細についてはまだ推測の域を出ないが、最新の学説によれば、喜びや苦しみや恐れや葛藤といった人間のもっとも深いところにある感覚は、生命のはじまりに根ざしている。

胎児が成長するにつれ、* ポジティブな体験もネガティブな体験も、急速に発達している感覚器官を通して入ってくるようになる。つまり、聞くこと、味わうこと、嗅ぐこと、触れること、動くこと、見ることを通して、まわりで起こることを体験するようになるのである。胎児は八週目前後で、触れられると反応して動くようになる。二〇週目ごろから音にも反応するようになり、二八週目ごろには違う音色を聞き分けられるようになる。このことは、早産児の脳波が視覚と触覚のパターンを継続的に示すことからわかる。

胎児には早くも七週目に触覚があることが報告されている。頬に撫《な》でつけられた毛に反応するのが観察されているのだ。一七週目には皮膚の大部分に、三二週目には全身の皮膚に感覚が生じる。

視覚も胎内で発達する。一〇週目から二六週目まではまだ上下のまぶたがつながっているが、明るさや暗さを感じており、母親のお腹がライトで照らされると反応する。

胎児の音の世界

近年の発見によって、子宮は静かな場所だという考え方は完全に過去のものとなった。研究者たちによれば、子宮はじつはこだまの鳴り響く部屋* のようなものであり、そこでは音が重要な役割をはたしている。妊婦の子宮に水中聴音器を挿入して音を測定すると、平均的な部屋と変わらない騒音レベルだという。母親の静脈を血液が流れる音や、胃や腸を食物が通る音、母親の声などが、母親の体と羊水の海が防壁となってはいるものの、胎児に届いている。

子宮のなかははじめから音で満たされているが、胎児がそれを知覚できるようになるのは、聴覚器官が発達し、聞くことができるようになってからである。ほかの感覚と同様に、また意識そのものと同様に、聴覚は胎児の脳の成長にともなってゆっくりととぎすまされていく。研究者によれば、人間の聴覚機能は、二〇週目には大人と同程度になる。アイルランドの研究者によれば、胎児は一九週目で音に反応し、二七週目には母親の声にとくに敏感になるという。

ここで一連の驚くべき研究を紹介しよう。心理学者のアンソニー・デキャスパー（ノースカロライナ大学）は、新生児がこれまで考えられていたよりもずっと賢い存在であることを示した。

デキャスパーは、まず一六人の妊婦に三種類の童話*を朗読してもらい、テープに録音した。三種類の童話とは、「王様とネズミとチーズ」と、脚色の違う二種類の「ぼうしをかぶったネコ」である。次に、出産までの六週間半のあいだ、第一グループの妊婦には一つめの童話を、第二グループの妊婦には二つめの童話を、第三グループの妊婦には三つめの童話を、一日三回音読してもらった。そして、出産後、新生児一人ひとりに、その子の母親がくりかえし音読していた童話と、残る二つの童話のうちの一つとを聞かせ、どちらを好むかを選ばせた。

新生児自身に票を投じてもらうためにデキャスパーが考えたのは、〝おしゃぶり測定器〟だった。哺乳瓶の乳首をコンピュータ制御のテープ再生機に連動させたのである。これを用いれば、新生児は吸い方のリズムを変えるだけで、自分の母親が録音した二種類の童話のどちらにでもスイッチを切り替えることができる。

さて、結果はどうだったただろうか。出生後数時間以内にこのテストが行なわれたときには、新生児一六人のうち一三人が、聞きなれた童話を聞くことができるように吸い方のリズムを自ら調整したのである。これは、胎児に記憶する能力があることを示す有力な証拠だ。

この研究の応用として、心理学者のロビン・パントーンは、出産間近の妊婦を集めて二つのグループに分け、出産まで毎日決まったメロディーを歌ってもらった。[*] そして、このときも全員に、本人がいつも歌うメロディーと、別のグループの母親が歌うメロディーの二種類を録音してもらった。出生後、〝おしゃぶり測定器〟をつけられた新生児は、例外なく、聞きなれたメロディーを自ら選んだ。

言葉の習得

デキャスパーの研究からわかるように、人間の脳は子宮にいるときからすでに言語を学びはじめている。[*] このことから、新生児がなぜ生後四日ですでに言語とほかの音とを区別することができるのか、そして母親の声を好むようになるだけでなく、なぜ母親の用いる言語まで好むようになるのかがわかる。

新生児は言語をイントネーションやリズムなどの特徴にもとづいて区別する。フランス語と英語と日本語では、こうした特徴の違いがはっきりしている。たとえば、フランス語は母音の音の長さがほぼ均一だが、英語の母音の音の長さは、そこにアクセントがあるかないかでかなり違ってくる。また、日本語のリズムは、モーラ（拍）という、音節よりも短い音の単位でつくられる。研究者によれば、人間の脳は早い段階で一度だけ、それが何語であれ母語を学ぶための準備が整えられるという。

このことは新生児のようすを観察すれば納得できる。新生児は出生後すぐに、ほかのどんな音よりも人の話し声に興味を示す。そして、言葉の意味がわからなくても、言葉に含まれるイントネーションやリズムの意味を直感的に理解しているように見える。さらにまわりの環境にふれていくうちに、聞きなれた言葉と同じ種類の言語だけに興味の対象をしぼりはじめる。研究者によれば、出生直後の新生児は、人間のあらゆる言語のあらゆる音を聞き分けることができる。しかし、急速に神経が発達する出生後一年のうちに、自分がいつも耳にしている言語以外は聞き分けることができなくなるという。

胎内で聞いた言葉は、特定のしゃべり方や方言のもとになる。最近の神経学研究によれば胎児の脳細胞は、脳が急速に成熟に向かう妊娠二四週目以降には、とくに外界の音に反応して成長する。この期間に、思考の中枢である大脳皮質のニューロンは、言語の音に反応して、樹状突起とそこから生じるシナプスに特定のパターンをかたちづくる。

マーシャル・R・チャイルズ博士はこう述べている。「母親が特別な努力をしなくとも、胎児は聞こえてくるあらゆる言葉から学んでいる。胎児は母親の言葉の音のパターンを習得するだけでなく、これらの音のパターンを状況にあてはめて理解してもいる。胎児が母親の心の状態をそのまま体験していることはまちがいない。ストレスやリラックス、睡眠や覚醒、またエアロビクスといった状況にともなう母親の精神状態、安心、怒りなどを、すべて胎児も体験しているのである」

胎児は母親の声のトーンや大きさ、速さ、リズムの変化を聞き分けることによって、母親の心の状態や外の世界に対する印象をもつようになる。言葉はそれをとりまく状況があって使われるものなので、そこには必然的に話し手の気持ちがともなう。

「母親の言葉は、無味乾燥な語彙《ごい》と文法の組み合わせではない。母親の言葉は、母親自身の体験と切り離せない関係にある。そしてこの切り離せない関係こそ、胎児が体験し、脳の神経の構造に組み入れるものなのである」とチャイルズ博士は述べている。

子宮のなかで聞いた言葉と脳の構造との関係は、子宮のなかで言葉を聞かなかった子どもの例によって裏づけられる。言葉を話すことのできない母親から生まれた子どもは、ストレスを受けたとき、奇妙な泣き方をするか、まったく泣かないかのどちらかである。そのようすからは、まるで大切な何かが抜け落ちてしまったかのような印象を受ける。

胎児の痛み*

胎児が痛みを感じるかどうかについては長いあいだ議論が分かれていた。というのも、痛みとはそもそも主観的なものであるうえ、胎児は感じたことを説明することができず、痛みを客観的に測定する手段もなかったからだ。

しかし、この一〇年のあいだに、胎児も子宮の外にいる人間と同じようにはっきりと痛みを感じていることを示す証拠が続々と現れた。とくに説得力があるのは解剖学的な証拠である。痛みを感じるかどうかは、痛みのもとから脊髄をへて脳にいたるまでの神経経路があるかどうかで決まるからだ。

この痛みの経路は、かなり早い時期につくられる。まず妊娠八週目に末梢組織から脊髄までがつながる。一〇週目には、大脳皮質がかたちづくられ始める。脳は神経線維が増えるにつれ、形と構造ができてくる。そして、一六週目までに痛みの経路が完成し、二八週目までには配線もほぼ完了する。実際、解剖学的に見れば、胎児は誕生後の人間よりも痛みに敏感なはずである。というのも、入力された痛みをさえぎるための抑制経路ができあがっていないからだ。

研究によれば、早産児も痛みに対して明らかな反応を示す。二三週目で生まれた子どもは、かかとを針で刺すなどの刺激を与えると、顔をしかめたり、拳《こぶし》をにぎりしめたり、脚を引っこめたりといった明確な反応を示すのである。早産児が痛みに反応したという報告は、ケアをしている母親や看護師からもたびたび寄せられている。

痛みの有無は、ストレス反応からも推測することができる。胎児はトラウマに対して強いストレス反応を示す。このストレス反応は、胎児のコルチゾールやβ－エンドルフィン、ノルアドレナリンといった特定のホルモンや神経伝達物質の量を調べることによって測定できる。ストレス反応そのものが痛みの有無を示すわけではないが、痛みがあるのにストレスがないとは考えにくい。また、新生児の手術中に、高濃度のストレスホルモンが測定されている。このことからも、ストレスは胎児の痛みの指標として信頼できそうだ。

こうした発見によって、穏やかならぬ事実が浮き彫りになった。小児科学、産科学、婦人科学の教授であるニコラス・M・フィスク*（ロンドン、インペリアル大学医学部、クイーン・シャーロッツ・アンド・チェルシー病院）いわく、「胎児は現在、まるで何も感じないかのようにあつかわれており、痛みをともなうはずの処置が、麻酔や鎮痛薬なしに行なわれている」のだ。

胎児は、一対の卵子と精子の時代から、すべての感覚の機能がととのう妊娠六カ月までのあいだに、少しずつ意識を発達させながら、たがいに補い合う二つの方法で世界を体験している。一つは、すべての細胞にある分子レベルのさまざまなセンサーを通す方法、もう一つは、脳の組織的なネットワークを通す方法である。そして、意識をもつために必要な次のステップで、中枢神経系と脳を構成する完全な神経ネットワークを築き上げる。しかし、初期の無意識の体験は、細胞のなかにいつまでも残るので、私たちは生きているかぎり、その影響を受け続ける。

権威ある人から認められようと躍起になっている人は、受精前後の細胞の苦闘を無意識に再現しているのかもしれない。荒れ狂う風に吹かれる夢や静かなオアシスの夢は、幼児期の体験と結びつけて解釈されることが多いが、その方法ではどうしても解釈できないことがある。そのようなときは、もしかしたら夢の手がかりは、命のはじまりのころにあるのかもしれない。

まとめ

痛覚、視覚、聴覚などの感覚や意識は、生まれてから芽生えるのではない。感覚や意識は、もっとずっと前から存在している。最初は命が誕生した瞬間の細胞の体験を通して、続いて、感覚器官や脳を構成する神経ネットワークを通して感覚や意識が芽生えるのである。

私はよくこんな質問を受ける。「命のはじまりはいつですか?」このとき、質問者が本当に知りたいのは、人の一生のなかで、意識や自我が芽生えるのはいつか、ということだろう。答えは、質問者がどのような証拠を求めているかによって違ってくる。

胎芽の体験についてはまだ謎が多い。それでも、胎芽が受精の瞬間から細胞レベルの出来事を記憶し、それに反応しはじめることは確かだ。胎児は妊娠三カ月から六カ月のあいだに、さまざまな刺激に反応するようになる。また、光から遠ざかったり、羊水穿刺《せんし》〔訳註・腹壁より探針を刺して、妊婦の子宮内の羊水を採取すること〕の針を避けようとしたりなどの、意志による動きを見せるようになる。胎生五カ月から六カ月の妊娠中期の終わりごろに、胎児は、感覚を受けとり、処理し、反応する感覚的な存在から、はっきりとした意識と初歩的な認知力をもつ知的な存在へと変化する。

私の考えでは、受精から六カ月をへた胎児はまちがいなく、知覚し、感じ、気づき、記憶する人間である。

育児のポイント

＊子宮のなかで、受精の瞬間から愛に包まれていた子どもは、そのことが生涯にわたる恩恵となる。

＊胎児の情緒と精神を最大限に発達させるために、妊娠期間を通して適度な刺激を与えてあげよう。

第3章　母親のストレスと胎児のこころ

「わたしはとても不幸な女です。夫は妊娠しているわたしを少しも支えてくれません。今、五カ月になりますが、絶望的な気分です。たった一人で子どもを育てるなんて、とても耐えられません。だって、赤ちゃんが泣いてばかりいたり、知的な遅れがあったりしたら、どうしたらいいんでしょう。ストレスはつのるばかりです。外を歩いていても、すぐに涙がこぼれそうになります。だから、家に戻ったとたんに声をあげて泣いてしまいます。夫はほとんど家にいません。だから、家事を手伝ってくれることもありません。わたしはパートに出ていますが、午後だけなので、たいていは一人で家にいます。

夫は野心家で気が短いタイプです。出世欲が強く、毎日長時間働いています。そして、仕事が終われば、スポーツクラブにスカッシュに経営者養成講座二つ。週末にはスカッシュにもっと精を出すだけ。『お願い、一日はわたしのために家にいて』と頼んでも、聞き入れてはくれません。夫はわたしのことなんかどうだっていいんです。わたしが涙を見せればちょっとすまなそうにするだけです。夫はもう長いことわたしの体に触れてもくれません」*

この夫は、こうした態度をとることによって、妻の気持ちを傷つけているだけではない。また、結婚生活を危うくしているだけでもない。彼は生まれてくる子どもの脳の配線を決め、その子がうつや行動障害、異常な攻撃性、その他多くの病気にかかるリスクを高めているかもしれないのだ。誰かが彼に忠告してあげなくてはいけない。

子宮のなかで母親の過度のストレスや不安やうつの影響を受けた子どもは、生涯消えない問題をかかえこむリスクが高くなる。これは、近年行なわれた数多くの研究によって証明されている事実である。

以下は研究者たちが発見したことのほんの一部である。

＊統合失調症の子どもをもつ母親*は、そうでない母親の二倍の率で、妊娠六カ月から七カ月のときにうつ状態にあったと自ら認めている。

＊妊娠中にストレスをかかえていた母親の子どもは、穏やかな気持ちで過ごした母親の子どもに比べると、多動、運動性の問題、注意力欠陥*をもつリスクがはるかに高くなる。

＊羊水穿刺《せんし》（ストレスの高い処置である）をしながら超音波診断を行なうと、*羊水穿刺をせずに通常の超音波診断を行なうよりも、胎児の動きが激しくなる。

＊情緒が不安定な母親からは、睡眠や消化に問題のある子どもや、癇《かん》の強い子ども*が生まれる率が高くなる。

こうした報告は枚挙にいとまがないが、それも当然といっていい。というのも、母親の感情や気分はホルモンや神経伝達物質の分泌に影響し、それらは血液の流れに乗って胎盤を通り、胎児の発達中の脳に届くからである。

胎児の脳は、アドレナリンやコルチゾールなどのストレスホルモンに長いあいださらされると、不必要なときに、「戦うか逃げるか」の反応を起こす習慣がつきやすい。しかも、この習慣は生涯続く。いっぽう母親がつねに喜びや愛を感じていると、胎児の脳は〝幸せホルモン〟と呼ばれるエンドルフィンや、オキシトシンなどの神経ホルモンで満たされ、生涯にわたって幸福感をもちやすい素因ができる。

昔から、元気な子を産むためには妊娠中は穏やかな気持ちで過ごすのがよい、といわれていた。それはまったく正しい。最近の発見によって、妊娠中の母親の感じたこと、そして考えたことまでが、子どもの脳の配線に直接影響することがわかったのである。

母親のストレスの影響

ジョアンは妊娠に気づいたとき四五歳で、思春期をひかえた娘が二人いた。不運にも娘の一人は学習障害があり、特別に手をかけてやる必要があった。また、ジョアンの母親は死期の近い病人で、ジョアン自身は生活のためにフルタイムで働かなければならなかった。

しかし、いかに大変だとはいえ、結婚はしているし、三人目の子どもを育てることができないとはいえない。もう一人子どもを産まなければならないと思うと憂鬱《ゆううつ》だった。その後、彼女のストレスはいっそう深刻になる。妊娠に気づく前に飲んでいた尿路感染症の薬が、先天性異常の原因となりやすいことを知ったからである。お腹の子は母親の不安に反応し、狂ったように動きまわった。そのあばれ方は、上の二人を妊娠しているときには経験したことのないものだった。

ジョアンがストレスを感じていたことは疑いようもない。ストレスとは、人の心身の健康に対する脅威である。この脅威には実体がある場合もあれば、想像にすぎない場合もある。つまり、変化に適応するために直面する内的な要求と外的な要求のどちらもがストレスとなる。同じことを経験しても、それがストレスとなる人もいれば、ならない人もいる。それは、経験したことを人がどう受けとめるかにかかっている。

ストレス反応を仲介するホルモンの代表格は、グルココルチコイド（視床下部、脳下垂体、副腎皮質から分泌される）とカテコールアミン（副腎髄質から分泌される）である。これらのホルモンは、体にとって諸刃の剣となる。* 一時的には外界への適応と生存に役立つのだが、慢性的なストレスのもとで分泌され続ければ、体をむしばみ、病気の進行を速める。

妊婦が不安を感じていると胎児の動きが激しくなることは、かなり以前から報告されている。この事実は、過去数十年のあいだに、動物実験や人間の脳の研究*によって裏づけられた。そして、さらに最新の研究によって、生物学の脳の発達過程のなかにしっかりと定着した。

研究者のあいだではずっと前から、心理的なストレスによって過剰に産生されたホルモンが、胎盤を通じて胎児の発達に影響するらしいといわれていた。しかし、そのことを証明するために人間のデータを集めるのは困難をきわめた。というのも、この現象には、あまりにも多くの要素が複雑にかかわっているからである。

問題を単純化するために、一九五〇年代から六〇年代にかけて、科学者たちはまずサルとラットを使ってこの現象を調べた。ある実験では、雌のラットに、ブザーの音（条件刺激）を聞かせた直後にショックを与え、そのショックを器具の操作で避けられるよう訓練した。

次に、そのラットを交尾させ、妊娠させた。続く妊娠期間には、ショックを与えずブザーの音だけを聞かせた。このときラットには対ショック用の器具が与えられないので、回避の反応ができなくなり、ストレスが生じる。これは外的なショックなしに生じるストレスであるため、純粋な心理的ストレスといえる。

ショックを与えられたラットのみに特有というわけではない行動から生じる混乱を避けるため、研究者たちは、訓練されていない（つまり、ショックもストレスも与えられていない）ラットを対照群として用意し、それらも妊娠させた。そして、ラットたちが出産すると、ストレスを受けた（訓練された）母ラットから生まれた子ラットの半分を正常な（訓練されていない）母ラットに与え、その逆も行なった。この実験方法は〝交差養育〟と呼ばれ、遺伝、出生前の体験、育児の影響の違いを測定するためのすぐれた方法である。*

その結果、ストレスを受けた母から生まれた子と正常な母から生まれた子とのあいだには、どちらの母に育てられたかにかかわらず、はっきりとした行動の違いが現れた。ラットが苦手とする広い場所に置かれると、ストレスを受けた母から生まれた子のほうが排泄回数が多く、動きが鈍くなったのである。これらはともにネガティブな感情の現れである。

研究者たちはさらに、ストレスを受けた母は、正常な母とは子育ての仕方が異なることを発見した。ストレスを受けた母は、育てている子ラットのネガティブな反応を引き出すような行動をしたのである。また、ストレスを受けた母から生まれた子ラットのほうも、正常な母から生まれた子ラットと比べると、正常な母のネガティブな反応を引き出すような行動をした。

その後数年間にわたり、科学者たちは、ストレス要因の種類*を操作や拘束や光の照射など、いろいろに変えてこの実験を行なった。サルに対しても同様の実験を行なったが、結果は同様だった。動物の種類にかかわらず、妊娠中の心理的ストレスは、母子の双方に、永続的なマイナスの変化をもたらすことがわかったのである。

また、別の研究によって、こうした発見が人間にもあてはまることがわかった。たとえばパシック・ワダワ（カリフォルニア大学アーバイン校）は、母親のストレスの影響を測定するために、胎児一五六例について調査を行なった。まず妊娠中の女性の血液をとり、精神状態を調べるために質問票に記入してもらった。それから、母親のお腹の上から胎児を軽く刺激し、その影響を調べるために胎児の心拍数を測定した。その結果、ストレスの高い母親の胎児は、心拍数が著しく増加し、その後正常に戻るまでにかなり時間がかかった。ここでいうストレスの高い母親とは、血液検査で高濃度のストレスホルモンが認められ、不安が強くまわりからの協力があまり得られないと質問票に回答した母親である。いっぽう、望んだ妊娠をして、適度な自尊心があり、周囲の協力にも恵まれた母親の胎児は、穏やかで、心拍数が正常値に戻るのが早かった。
また、すでにストレスレベルの高い母親は、新たなストレスにも反応しやすく、ホルモンを放出して胎児にマイナスの影響をおよぼす。別の研究によって、胎児の心拍数の増加が長引くと、のちの人生で心臓病や糖尿病にかかるリスクが高くなるらしいということもわかっている。
さらに別の研究によって、カート・A・サンドマンとワダワらは、出生前のストレス*と、低体重や早産*といった出生時の問題とのあいだに相関関係があることを発見した。彼らは九〇名の妊婦を観察し、ストレスを次の五つの評価規準に分類した。

*生活の変化——転職、結婚や離婚、引越しなど。

*日常の悩み——金銭的な問題、働きすぎ、病気の身内の世話、日常のささいな問題の蓄積など。

*慢性的なストレス——ふつうに生活しているのになぜか感じる不安や、人生を先行きの見えないもの、自分の力では変えられないもの、負担の多いもの、と感じてしまう不安。こうした不安をかかえてしまう人には慢性的な問題があるのかもしれない。

*心と体の症状——ストレスが蓄積した結果として現れる腰痛や神経過敏、うつなど。これはただのストレスではなく〝重圧《ストレイン》〟である。

*妊娠そのものにかかわる不安——生まれる子どもの健康に対する不安、陣痛や分娩への不安、産科医をはじめとする医療・看護の提供者に対する不安など。

サンドマンとワダワによれば、この五つのストレス要因のなかで、とくに二つが出産時の問題を引き起こしやすい。妊娠中に「生活の変化」によるストレスをかかえていた女性は低体重児の出産率が高く、「妊娠そのものにかかわる不安」をかかえていた女性は早産率が高い。また、ここにタバコやアルコールや薬物などの影響が加わると、生活の変化によるストレスと妊娠そのものにかかわる不安は、それぞれさらに低体重児の出産と、早産に結びつきやすくなる。

事実、この相関関係は、統計学的にも有意である。この二つのストレスからくる不安がそれぞれ大きくなるほど、子どもの出生時の体重と母胎にいる期間は、明らかな相関関係を示して減少する。サンドマンとワダワによれば、アーバイン在住の患者はかなり裕福であるため、ある種のストレスはもちにくいと思われる。そのため、もっと人口枠を広げて調査を行なえば、さらに顕著な結果が得られることが予想される。

このテーマをさらに掘り下げたミシガンのある研究班は、低所得世帯での金銭的な問題や家庭問題*、あるいは未婚女性の妊娠が深刻なストレスとなり、流産のリスクを高めることを発見した。しかし、この発見には明るい側面もあった。というのは、妊婦がストレスをかかえていたとしても、周囲の精神的な支えがあれば、最悪の結果をまぬがれることもわかったのである。環境がもたらすマイナスの要因は、何が問題なのかを認識し、周囲からじゅうぶんな援助を得ることによって、打ち消すことができるようだ。

こうした発見は、数々の大規模な出生前ストレスの研究ともつじつまが合う。たとえば、デンマークの女性を対象としたある研究*では、妊娠一三週における不安やうつなどの慢性的なストレスと早産のリスクとの関連が確かめられている。また、アラバマの妊娠女性に関する研究*では、母親のストレスや不安やうつと、出生時の低体重とが関連づけられている。さらに、妊娠中期から後期の生活環境の変化が、低体重児の出産につながるという報告もある。

ストレスホルモンと子どもの脳

ストレスの影響に関するこうした発見は、明らかにホルモンの満ち干《ひ》に、ひいては脳の構造に根ざしている。生理的なストレスに対する反応のなかで、じゅうぶんに証明されているのは、自律神経系のバランスの乱れや、視床下部─脳下垂体─副腎系（ＨＰＡ）で分泌されるホルモンの乱れなどである。妊娠中にこうした乱れが生じると、明らかに胎児の健康に影響する。このことは、さまざまな動物を用いた研究によって確かめられている。

たとえば、妊娠中のラットを拘束すると、その子どもは生後一〇日目に視床下部のβ－エンドルフィン値が上昇し、四二日目には気分に関連する分子が脳内の受容体に結合しにくくなる。妊娠初期に胎児が過剰なホルモンにさらされると、その分子に対する感度が生涯にわたって低くなる。事実、妊娠初期および中期のラットの胎児に、快楽物質（β－エンドルフィン）や副腎皮質刺激ホルモン放出ホルモン（ＣＲＨ）やコルチゾールなどのストレスホルモンを大量に投与すると、行動に永続的な変化が起こることが確かめられている。

子ラットがホルモン漬けになった理由がストレスをかかえた母ラットのせいだとしても、人工的に投与されたせいだとしても、結果は同じである。そうした子ラットは対照群の子ラットよりも低体重で生まれ、ストレスのあるラット特有の声を発する。また、学習能力、記憶力、成長にも生涯にわたるマイナスの影響がおよぶ。科学者たちはウサギを使った実験で、子どもが母親のストレスの影響を受けずにすむ方法に成功した。母親にあらかじめ快楽物質の遮断薬を投与しておくと、胎児が子宮のなかでホルモン漬けになるのを防ぐことができたのである。

人間の場合もまったく同じであることがわかっている。とくに意義深いのは、カリフォルニア大学アーバイン校の研究班による発見である。同研究班は、妊娠女性五四人の血液中のストレスホルモン値を測定した結果、ストレスの高い生活環境が副腎皮質刺激ホルモン（ＡＣＴＨ）を最大三六パーセント、コルチゾールを最大一三パーセント増加させることを発見した。また、妊娠女性五四人に対して行なった別の調査では、母体のＣＲＨの血中濃度が高くなるほど、出産までの期間が短くなることを発見した。つまり、子どもを早産した母親は、月満ちて子どもを産んだ母親よりもずっと、血液中のＣＲＨ値が高かったのである。

母親の過度のストレスは、子どもの学習能力にも影響する。学習能力の決め手の一つは、入ってくる情報に慣れる力である。私たちは、同じ音やにおいに長時間反応し続けなければならないとしたら、感覚が疲れきってしまう。また、あらゆる方向から情報が押し寄せてきたら、気が散りすぎて、真新しい情報を受けとり、そこから学ぶことが難しくなる。アーバイン校の研究班は、胎児の心拍数を測定することによって、妊娠後期の母親のストレスが大きいほど、くりかえされる刺激に胎児がずっと反応し続けることを発見した。心穏やかな母親の胎児の場合、同じ刺激がくりかえされても、しだいに慣れて、時間とともにあまり反応しなくなる。

この発見とあわせて考えるとうなずけるのは、過度のストレスが脳の生理機能に影響する*ことを示す研究である。研究者たちは、脳の海馬《かいば》と呼ばれる部分におけるニューロンとシナプスの成長の抑制と破壊、そして、ある種の神経受容体がつくられる量の減少などを測定した。その結果、影響を受けやすい子どもの場合、出生前のストレスが、脳の配線を組みかえる原因となり、ストレスに過敏な性質をつくり、生涯にわたり興奮しやすくなったり、行動障害を発症しやすくなったりすることがわかった。すでに遺伝的な要素ももつ子どもの場合には、出生前の極端なストレスが、多動症や自閉症など各種の発達障害のリスクを増大させることもわかった。

母親のストレスと子どもの性の特徴

発達神経科学の驚くべき発見の一つは、ストレスホルモンの過剰分泌が脳の性差に影響する*という事実である。私たちの脳と体が性的な特徴をおびるのは、一つには、出生前の臨界期〔訳註・ある反応の成立と保持にとって不可欠な、発達過程における一定時期〕にアンドロゲンという性ホルモンが適正量分泌されるからである。このことは以前から知られていた。

ところが、実際には、もう少し複雑な筋書きがある。男女の脳には違いがあるが、それ以前に、誰もが男女共通の行動様式にとって必要な回路をもっている。発達に必要なホルモンは、はじめは子宮内での感応期に、二度目は思春期に遺伝子と協力して働き、男または女の行動様式をつくりだす。ただし、男らしさ、女らしさの程度には個人差があり、ほとんどの人が、男らしさの極限と女らしさの極限とのあいだのどこかにいる。

神経科学者のジャーク・パンクセップ*は、説得力ある著書『感情の神経科学 *Affective Neuroscience*』のなかで、性には、胎児の脳をホルモンがどう流れるかによって、男女の二種類だけでなく、〔男性らしい女性と女性らしい男性を加えた〕四種類ある、と述べている。

先に述べたアンドロゲンはじつは、二次的にできる二種類のホルモンであるエストロゲンとデヒドロテストステロン（ＤＨＴ）がかかわる一連の形成現象にはずみをつけているだけである。エストロゲンは一般に女性ホルモンと考えられているが、子宮内では男性らしさをつくる働きをしている。テストステロン〔男性ホルモン〕がこのエストロゲンに変化した場合にのみ、胎児の脳は最終指示を受けとって男性の構造をおびていく。またいっぽう、テストステロンがデヒドロテストステロンに変化した場合にのみ、胎児の体は女性らしさへと向かう。「こうした生化学的プロセスの要所で起こった〝エラー〟が、ホモセクシュアリティやバイセクシュアリティなどの誘因となる」とパンクセップは述べている。

この現象をはじめから見ていこう。すべての胎芽は女性のかたちでスタートする。そのなかでＹ染色体をもつ胎芽は、妊娠期のある決まった時点でホルモンのシャワーを浴びる。それによって発達の方向が変わり、体と脳が男性の性質をおびるのである。ところが、何らかの理由によって、発達中の男性の脳が感応期にテストステロンのシャワーを浴びそこなうことがある。あるいは、テストステロンをエストロゲンに変える酵素が不足もしくは欠如していることがある。そうした場合に、このプロセスが正常に進行しなくなる。逆に女性の脳が感応期に過度のエストロゲンにさらされると、男性の性質をおびてしまう。

たとえば、一九四〇年代から五〇年代にかけて、合成エストロゲン製剤のジエチルスチルベストロール（DES）が、流産予防剤として妊娠中期に用いられていたが、この製剤を投与された母親から生まれた女の子は、概して男まさりだった。また、この逆が起こることもある。感応期にエストロゲンだけが不足し、デヒドロテストステロンはじゅうぶんであった男性は、見た目は男性なのに、脳の回路は女性型であるということがある。

遺伝子の欠陥や環境中の毒素がこうしたホルモンのバランスを乱す要因となることはまちがいない。しかし、ラットを使った最近の実験によって、ほかにも驚くべき要因があることがわかった。それは母親のストレスである。

ストレスのない正常な母ラットから生まれた雄は、成長すると、そのうち八〇パーセントが性的に〝正常な雄〟となり、残りの二〇パーセントのみが雌雄どちらの性的特徴もほとんど示さない、いわば〝できそこないの雄〟となる。しかし、母ラットが妊娠中にストレスにさらされると、この数値が劇的に変化する。ストレス母から生まれた雄の場合、成長後に性的に正常な雄となるのはわずか二〇パーセントなのである。そして六〇パーセントが、バイセクシュアル（正常な雌の前では雄らしくふるまい、正常な雄の前では雌のようにふるまう）または完全なホモセクシュアル（交尾時に雌特有のポーズである前湾姿勢をとる）のどちらかになる。残りの二〇パーセントは、ストレスのない母から生まれる雄の場合と同様に、どちらの性的特徴も示さない。

この研究報告は、別の実験とあわせて見ると、さらに説得力を増す。それは、ストレスホルモンが、雄ラットの胎児の脳の雄化をさまたげる方向に働くことを示す実験である。トラブルは、母親のストレスのせいで、β-エンドルフィンが過度に放出され、それによってテストステロンの放出時期が早まったときに起こる。パンクセップはこう述べている。

「母親がストレス状態にあると、起こるべき現象の順序が乱れ、テストステロンの分泌量のピークが、正常な場合よりも数日早く訪れてしまう。そのときには脳組織はまだ構造をつくるためのメッセージを受けとる準備ができていない。これはいわば、構造をつくるカメラのシャッターが、レンズのふたを外す前に切られるようなものだ。テストステロンがじゅうぶんに分泌されても、時期が早すぎれば、雄らしさのイメージがしっかりと脳に刻まれないのである*」

研究者たちは、雌のラットにおいても、雄の場合ほど劇的ではないが、注目すべき影響を認めている。ストレスのある母から生まれた雌は、ストレスのない母から生まれた対照群の雌ほど熱心に子どもの世話をしない。これがおもしろいことに、雄の場合には反対の現象が起こる。ストレスのある母から生まれた雄のラットは、ふつうの雄よりもかいがいしく子どもの世話をするのである。

このラットについての発見を人間にもあてはめることができるだろうか。今のところ決定的な証拠はない。しかし、まだ議論の余地の残る研究からであれば、母親のストレスと子どもの性的特徴との関連性をうかがい知ることができる。たとえば、ギュンター・ドルナーは、第二次世界大戦下でドイツが劣勢となりつつあった時期、すなわちドイツがストレスに満ちていた時期に生まれたドイツ人男性は、平和時に生まれたドイツ人男性よりも、同性愛者である率が高いことを発見している。また、別の調査では、同性愛者は異性愛者よりも、自分の母親がストレスに満ちた妊娠生活を送っていたと認めている率が高いことも発見している。

ストレスが人間の性の決定にはたす役割を正確に知るためには、さらなる研究が必要である。とはいえ、これまでの研究報告から知りえたことの意義は大きい。性を決めるのは遺伝子だが、脳内の性の回路と性的特徴は、遺伝子と子宮内の環境との相互作用によってつくられるのだ。もちろん、とくに性的欲求に関しては、その後の体験の影響で決まる部分もあるが。

母親のうつの影響

「わたしは七カ月の胎児のとき、母とともに三歳の兄の死を悼《いた》んでいました。わたしはある日、自己催眠の深いやすらぎのなかで、『チャーリー、どうして死んでしまったの?』と何度も何度も叫んでいました。自分が潜在意識のなかでこんなふうに思っていたなんて、そして、自分が母の罪悪感と悲しみを味わっていたなんて、それまでまったく気づきませんでした*」

妊娠中のストレスが深刻な影響をもたらすものであるなら、妊娠中のうつもまた望ましからぬ結果をもたらすものであることは想像にかたくない。ボストンのある研究班は、一一二三人の母親を対象とした研究*のなかで、妊娠中のうつの程度を、意欲、食欲、不眠、孤独感の程度をもとに評価した。そして、母親の妊娠中の状態を知らされていない小児科医に、生まれてきた子どもの状態を評価してもらった。

同研究班は、うつの母親から生まれた子どもは概して泣きやすく、なだめるのに骨が折れることを発見した。また、母親のうつが重症であるほど、新生児の癇《かん》が強くなることもわかった。

これは研究者にとってじつに納得のいく発見だった。というのも、うつの母親は、ストレスホルモンであるノルアドレナリンの血中濃度が高いのである。血液に含まれる生化学物質の例にもれず、ノルアドレナリンも明らかに胎盤を通過して胎児の血流に入る。事実、別の調査によって、神経質な新生児は血中のノルアドレナリン値が高いことが確かめられている。* さらに、うつの症状は、喫煙、体重増加の不足、アルコールやコカインの常用といったほかの多くの望ましくない状態を引き起こすもとになりやすい。

研究者によれば、妊娠中のうつは産後も続くことが多い。しかもこの症状は、癇の強い子どもをもつことでいっそう悪化する。自分がうつ、、というだけでも、新生児と上手にかかわることが難しくなるのに、その子が泣いてばかりいれば、母親はよけいに打ちのめされ、ますます母子の〝きずな〟づくりが難しくなる。この自らを悪い方向へ強化していくシステムを断ちきらないかぎり、妊娠時代に端を発するうつと癇癪《かんしゃく》の永久の悪循環がスタートしてしまう。

一〇代の妊娠に関する最近の調査*を見ると、このことがよくわかる。穏やかならざる経緯をともなう一〇代の妊娠は、うつをはじめとするネガティブな感情の引き金となりやすい。ペンシルベニア州立大学の科学者たちは、調査の結果、妊娠とともにうつと不安の始まったティーンエイジャーの母親は、蘇生術を必要とする子どもやアプガー指数*〔訳註・新生児の心拍数・呼吸・筋緊張・反射性・

皮膚の色を評価する指数。巻末原註を参照〕の低い子どもを出産する率が高いことを発見した。

いっぽう興味深いことに、こうしたティーンエイジャーは、驚くほど出産が軽いことが多い。一般には、妊娠中のポジティブな感情のほうが、安産につながると考えられている。それなのになぜ、うつとストレスをかかえる若い母親が、それほどまでに安産なのだろうか。研究者はそれをこう説明している。〔アメリカにおいては〕こうしたティーンエイジャーの多くは、地域主催の出産準備クラスに参加している。彼女たちはそうした場で励ましを受け、ネガティブな感情を克服する方法や、子どもの健康を増進する方法を学んでいるという。

妊娠と暴力

児童虐待が深刻な社会問題であることは、最新の調査報告や毎日のニュースを見れば明らかだ。だが、その陰には、ほとんど話題にされていないもう一つの虐待がある。それは、妊娠女性が家庭内で受けている暴力である。さまざまな母集団や所得層にわたって行なったいくつかの調査によれば、アメリカでは妊婦の約一五パーセントが家庭内暴力を受けている。*

この見落とされがちな問題は、深刻なうつや不安の原因となり、出産や分娩にもマイナスの影響をもたらす。暴力を受けている妊婦は、苦痛や不安をやわらげるために、酒やタバコに溺れたり、薬で自己治療しようとしたりすることが少なくない。また、彼女たちは感染症や貧血症にも冒されやすい。さらに、暴力を受けている女性は、自分の立場を恥じるあまり、妊婦検診を積極的に受けようとしない。あるいは受けることを加害者に阻まれるケースもある。

驚くまでもないが、暴力を受けた女性の子どもは、出生前ストレスの最悪の影響を受ける。とくに低体重児出産や早産のリスクはきわめて高い。出生時の極端な低体重はII型糖尿病の危険因子となる。だがそれも、初期の体験が生涯に影響することを示すほんの一例にすぎない。

妊娠中に暴力を受けていた女性は、産後も引き続き暴力を受けることが多い。加害者は多くの場合、夫や恋人なので、子ども自身も、のちに虐待を受けるリスクが高くなる。

この問題を解決するためには、子どもの虐待や近親相姦の問題の場合もそうであるように、事実を明るみに出さなければならない。そのためにまず、身内や友人はもちろん、医師や看護にあたる者が気づいてあげるべきだろう。調査によれば、個人的な人間関係で起こる暴力は、年齢、人種、婚姻の有無、社会経済的な階級とは関係がない。それよりも、うつの病歴はないか、アルコールや薬物を常用していないか、救急病院を頻繁に訪れていないか、頭や首、腹、胸などに不審な傷やあざがないか、などに目を向けるべきだろう。古いものと新しいものの入り混じったたくさんの傷やあざも暴力のサインである。

虐待は妊婦と胎児にとって深刻な問題だが、適切な介入が行なわれ、それが妊婦本人に拒絶されることがなければ、解決は可能である。ティーンエイジャーの妊婦の場合と同様に、早い時期からのサポートがあれば、妊婦はよりよい妊娠生活を送ることができ、子どもへのダメージも帳消しにすることができる。

身近に暴力を受けていると思われる人がいて、その人を助けたいと思うなら、相手が打ち明けやすい雰囲気をつくってあげることを忘れないでほしい。そのためには、相手の気持ちを尊重し、判断をさしはさまずにただ聞いてあげる必要がある。そんな状況からは「抜け出しなさい」などというような一方的ないい方をしたのでは、逆効果になって、相手はどんな助けも受けようとしなくなるかもしれない。

今現在、暴力を受けている妊婦に対しては、早急に家族や友人、地域などが手をさしのべ、人生の危機を切り抜けさせてあげることが何よりも重要である。いっぽう長期的な解決策としては、複数の機関からの適切な介入制度を充実させることである。そのためには、職業訓練、教育やカウンセリングの充実などが必要となる。

暴力をめぐる状況のなかでもとくに解決が難しいのは、レイプされて妊娠した女性の場合である。アメリカにおける望まない妊娠の数は、年間三〇〇万件と推定されるが〔訳註・日本では、年間の人口妊娠中絶の数は約二九万件（二〇〇五年）〕、そこに含まれるレイプによる妊娠の割合は、そう高くはないだろう。とはいえ、被害者の女性とその子どもにとっては、あまりにも深刻な問題だ。レイプによる妊娠の犯罪者は被害者の知り合いである場合が多く、アメリカにおいては恋人が二九・四パーセント、夫が一七・六パーセント、友人が一四・七パーセントである。統計によれば、被害女性の五〇パーセントが中絶を選び、三二パーセントが出産して育て、一二パーセントが流産し、六パーセントが養子に出す。

レイプによってできた子どもの発達に関する研究はまだ行なわれていない。しかし、そうした子どもの母親もまた、妊娠中に深刻なトラウマとストレスと葛藤に苦しんだ女性であることを考えれば、彼らが出生前のトラウマとストレスの影響をまともに受けると思ってまちがいないだろう。

望まれずに生まれた子ども

「わたしは、末の娘が自分の存在を必死で認めてもらおうとしているのを、長いあいだずっと感じていました。わたしには四人の子どもがおり、末の娘は兄と一三カ月半しか離れていません。そして、わたしは出産の三カ月前まで、その子が生まれてこなければいいのに、と思っていました。娘はファイベータカッパ〔成績優秀な学生からなる米国最古の学生友愛会〕の会員ですが、プライベートではとても賢いとはいえない生活ぶりです。自分を卑下しているとしか思えません。娘がひどく落ちこんで、三日間泣き続けているのを見たこともあります。

じつはわたし自身、望まれない子どもでした。両親の結婚後九カ月で生まれ、母はわたしを育てるために、ピアニストとしてのキャリアを断念しなければなりませんでした。そのうえ、母はわたしを産むとき、重い病気にかかっていました。だから、わたしは新生児室に放っておかれたに違いありません。幸せに生まれた人にはわからないでしょう。世界が自分の味方か敵かを心の奥で判断しなければならない人がいるということを」*

この女性は、望まれずに生まれた子どもがどんな影響を受けるかを直感的に知っている。だが、これは科学的に証明された事実でもある。研究者たちはずっと前から、望まない出産と、出産時の低体重、新生児死亡率の高さ、健康や発達上の問題とを関連づけていた。
疫学者のアン・コーカー（サウスカロライナ大学）は、望まない妊娠によって生まれた子どもが[*]生後一カ月以内に死亡する率は、望まれた子どもの場合の二倍以上であることを発見した。この調査が対象としたのは、既婚で、ほとんどが中間所得層に属する、妊婦検診を受けていた女性である。

いっぽうプラハの科学者たちは[*]、妊娠中に二度中絶を認められなかった女性が一九六一年から六三年にかけて出産した子ども二二九〇人の発達について調査を行なった。これらの望まれずに生まれた子どものグループを、望まれて生まれた子どもたちと、成人するまで比較し続けたのである。その結果、ここでもまた、望まれなかった子どものほうが、身体的または情緒的な障害をもっている率が高いことが明らかになった。また、両者の差は年々広がることもわかった。九歳のときには有意な差が認められなかった多くの項目で、一六歳と二一歳のときには有意な差が認められるようになったのである。

ミシガン大学社会調査研究所のウィリアム・G・アクシン、ジェニファー・S・バーバー、アラン・ソーントンの三人は、これらの報告に触発され、望まれずに生まれた子どもに関する研究を始めた。彼らはまず、こうした子どもの二三歳の時点での自尊心を評価した[*]。その結果、望まれない子どもは、望まれた子どもと比較して、ほぼ例外なく自尊心が低いことが明らかになった。

ミシガンの科学者たちによれば、こうした子どもは生まれてから親の世話をじゅうぶんに受けていないことが多く、虐待を受けていることさえ珍しくないという。「子どもを望まなかった両親は、そうでない両親と比べると、自分の心と時間を子どもに注ごうとしないものと思われる。そのことが、子どもの自尊心の低さにつながるのだろう」と彼らは述べている。

妊娠中の喪失感*を克服する——かつて赤ちゃんを失った経験をもつ母親のために

以下は二人の母親の言葉からの抜粋である。

「考えるたびに恐くなります。わたしの母は男の子を二人死産しています。どんなにつらかったでしょう。わたしももうすぐ子どもを産むのだと思うと、恐くてしかたがありません。できれば自然分娩で産みたいけれど、わたしの体がそれに耐えられるとは思えません」

「わたしはこれまで、息子が自分のなかで生き続けているなんて思ってもみませんでした。でも、ちゃんと生きていたんです。しかも、とてもたくましく。病院の先生たちは、息子がこんなに長いあいだ私の心のなかで生きていたことに驚いていました。息子が安心感をもたらしてくれて、わたしはすっかり変わりました。今、わたしには息子の声が聞こえます。ママ、ぼくのことはもういいよ、赤ちゃんを産んでよ、といってくれているのです」

生まれる前の子ども、あるいは、生まれてまもない子どもを亡くした家族は深い悲しみに沈む。

それは彼らにとって、もっと大きな子どもや配偶者、あるいは親を亡くすのに劣らないほどつらい経験だという。この悲しみは、それを味わったことのない人には容易に理解できない。この悲しみの影響の大きさを知っていれば、「また子どもをつくればいいじゃないか」とか「時が解決するよ」といった軽い言葉はかけられないはずだ。

カリフォルニアの心理学者ゲイル・ピーターソンは、こうした経験が次の妊娠に影響するのではないかと考えた。そして、臨床研究の結果、想像以上の影響が明らかになった。

前回の妊娠で周産期に子どもを失った女性は、新たな妊娠を受け入れるのが難しくなる。ピーターソンはそれを、子どもをふたたび失う不安と、次の子どもを愛することに対する罪悪感のせいだと説明する。「前回の経験は、胎児への愛着に影響するだけでなく、妊娠中と出産時における不安やパニック状態を強める原因となります。子どもを失った経験のある女性は、流産、早産、出産時の合併症のリスクがきわめて高くなるのです」とピーターソンは述べている。

さらに驚くべきことに、ピーターソンは、こうした影響が世代を超えて受け継がれることを発見した。女性は子ども時代を通して、自分の母親の子どもを失った悲しみに影響され続けていることがあり、その場合、やがて自分自身の妊娠や出産のとき、そして、子どもとの親子関係において、不安に襲われやすくなるのである。

たとえば、ピーターソンの被験者のある女性は、母親が二度の死産に続いて五度の帝王切開を経験していたという。「この女性は子ども時代を通して、母親の癒されていない悲しみを感じていました。そして、自分で何かを決めるときにも、母親の不安から自由になれたことは決してなかったのです」とピーターソンは述べている。この女性は、母親が産むことのできなかった男の子を身ごもったことで、不安と罪悪感にさいなまれ、生まれてきた子どもと〝きずな〟を結ぶことが難しくなったのだ。

だが、ピーターソンの研究報告には明るい側面もある。こうした女性たちが、自分の深い意識のなかにある悲しみを探り当てるのにピーターソンが手を貸したところ、彼女たちはネガティブな感情から解放され、ひいては、妊娠と出産時の問題を解消することができたのである。

「妊娠が癒しと解決のチャンスを与えてくれたのです」

まとめ

妊娠女性の情緒の乱れは、コルチゾールやノルアドレナリンをはじめとするストレスホルモンを増加させる。増加したストレスホルモンは、遺伝子の働きを狂わせ、ニューロンやシナプスの過度の破壊をうながして、脳の構造と機能を変え、子どもの将来のストレス処理能力を低下させる。

この知識をぜひ活かしてほしい。ストレスによるダメージを知っていれば、妊娠中にはできるだけ不安を取り除く努力をすることができる。なにも妊娠中に、遠くへ引越したり、株に大金を投資したり、母親とけんかしたり、リスクを冒して転職したりすることはない。それよりも、ゆったりと入浴したり、明るい音楽を聴いたり、親しい友だちとゆっくりおしゃべりをしたりして、楽しく過ごすのがいいだろう。

育児のポイント

＊悲しみやストレス、うつや心の重荷は、思いやりのある誰かに聞いてもらい、気持ちを理解してもらおう。それだけで母子の明るい未来が開けるかもしれない。

＊妊娠しているときは、人生のほかのどんなときよりも、精神的なサポートを必要としている。自分の希望や不安を心おきなく話せる人を見つけよう。

＊動揺もストレスも一時的なものであれば、心配にはおよばない。母子双方に深刻な影響をもたらしやすいのは、慢性的なストレスである。

＊ストレスホルモンの満ち干が脳の構造に絶大な影響を与えるとわかった今、これから親になる夫婦は、ぜひ穏やかな妊娠生活を送るようにつとめてほしい。

第4章　子宮は学びの場

私たちはどこで、愛、拒絶、不安、喜びなどの先がけとなる情緒を最初に味わうのだろうか。それは、私たちが最初に出席する学校、すなわち母親の子宮のなかでである。生徒がこの学びの場に持参するものは、遺伝子から贈られた知能や才能や好みである。しかし、そこで実際何を身につけることができるかは、「教師」の人柄に大きく左右される。たとえば、教師には興味や忍耐力や知識があるだろうか。生徒と時を共有しているだろうか。生徒を愛し、教えることを楽しんでいるだろうか。また、教師自身は幸せだろうか。悲しんだり、気が散ったりしてはいないか。それから、教室の環境はどうだろう。うるさすぎたり、あるいは暑すぎたり寒すぎたりはしないだろうか。教室は平和で静かな場所だろうか。ストレスが渦巻いてはいないだろうか。

命が愛に包まれて芽生えるか、あるいは憎悪や不安や暴力のなかで芽生えるか、この違いは大きい。膨大な数の研究報告から、私は今、そのことを確信している。母親が子どもを心から望んでいたか、まったく望んでいなかったかによっても、大きな違いがある。また、母親が家族や友人に支えられていると感じ、悪い習慣に溺れることもなく、安定したストレスのない環境に暮らし、適切な妊婦検診を受けているなら、そうでない場合とは確実に違ってくる。

こうしたことはすべて、母親自身に影響する以上に、生まれてくる子どもへの教育効果に大きく影響するのである。

親になる準備

子どもをもつ動機としてもっとも多いのは、子どもを育てたいという欲求である。子どもは、家族に大きな喜びをもたらし、親を人間として成長させてくれる。また、親に、人間関係について考え直すチャンスと、もう一度一人の人間の成長に深くかかわるチャンスを与えてくれる。

親になることは、自分自身の子ども時代の体験をふり返る機会でもある。ポジティブな親は、子どもと幸せに時を分かち合うことができる。しかしネガティブな親は、自分が手に入れることのできなかったものを子どもに与えることで、人生の埋め合わせをしようとする。

男女をとわず多くの人が、子どもを育てることを、自分という人間の存在の証《あかし》であるとみなしている。子どもをもてば、祖先からのつながりが確実になる。また、親や仲間との、そして、社会全体との一体感をもちたいという欲求が満たされる。しかしどんなに有望な親でも、不純な動機で、あるいは間違った人間関係において、もしくは人生の難しい時期に子どもをもつことを選んだなら、よい親にはなれないかもしれない。よい親になるためには、自分がなぜ親になりたいのかをじっくりと考えてみる必要がある。親になりたいのは純粋な気持ちからだろうか。そして自分には、子育てという楽しいけれど苦労の多い、しかも一カ月や二カ月で終わらず、一生涯続く仕事に取り組むことができるほどの強い動機があるだろうか。

パートナーを喜ばせるために子どもをもつという人がいる。大切な人を失った悲しみを埋めるために子どもをもつという人もいる。私たちは親という大仕事を始める前に、その動機を真剣に考えてみるべきだ。心に靄《もや》がかかった状態で育児を始めれば、満足な育児ができないだけでなく、子どもを愛し慈しむ能力も発揮できず、子どもを危険にさらすことになる。

いうまでもなく、リスクの高い親は、自分自身の問題が整理できるまでは、子どもをつくることは見合わせなくてはならない。では、どんな人がリスクの高い親なのだろうか。それは、深刻な心理的あるいは社会生活上の問題のせいで、気持ちが乱れている人や、自分のことしか考えられない人、あるいは大人になりきっていない人である。

リスクの高い父親は、相手の女性と子どもに対して、妊娠中も産後も、冷淡で突き放した態度をとる傾向がある。こうした父親は、自分の心の問題を、浮気をしたり、妻に暴力をふるったりといったかたちで表に出すことになりやすい。いっぽうリスクの高い母親は、産前には流産しようとしたり、産後には育児を放棄したりする。調査によれば、こうした親の子どもは、早産、出生時の低体重、のちの健康問題のリスクが高くなる。

こうした母親の典型が、フランスの女優であり、六〇年代のセックスシンボルであったブリジット・バルドー*である。彼女は自分の体験を赤裸々につづった自伝『ブリジット・バルドー自伝　イニシャルはBB』(邦訳、早川書房)のなかで、身ごもったとき、「私から養分を吸い取って大きくなっていた腫瘍のような」子どもを厄介払いしたかった、といっている。情緒が不安定でうつの傾向のある、すなわちリスクの高い男女は、ほかの人間を育てようとする前に、まず自分の問題を解決しなければならない。

　これから子どもをもとうという人は、まずは自分自身の心をしっかりと見つめなければならない。人を喜ばせたいから、あるいは、悲しみを埋めたいから、という気持ちで子どもをもてば、やがては自分の状況や人を恨む気持ちが芽生えるかもしれない。

　この問題については、ウィリアム・アクシン率いる研究班（ミシガン大学）[*]が調査を行なった。その結果、望まれずに生まれた子どもは自尊心が著しく低くなることがわかっただけでなく、希望していたよりも早く生まれた子どもも自尊心が低くなることがわかった。というのも、親がまだ子どもをつくりたくないと思うのは、たいていそれなりの事情があるからだ。それはたとえば、学位を取ることであったり、病気であったり、仕事上の問題であったり、不安定な夫婦関係であったりする。親が子どもはまだほしくなかったと思っていると、生まれた子どもにじゅうぶんな愛を注ぐことが難しくなる。

　親が愛情をこめてしっかりと育てることは、子どもが自尊心を築くうえできわめて重要である。愛情深い育児の効果ははかりしれない。同研究班の二三年間にわたる調査によれば、その効果は、子ども時代から思春期をへて、成人にいたるまで続くのである。

「養育者」と「管理者」との違い

子どもをもつことは、「信じる」行為だということができる。それはある意味、自分たちのためだけでなく、世界のために、よりよい明日を信じることだからである。とはいえ、私たちが胎児や幼い子どものことをもっとよく理解し、そのあつかい方を改善していかないかぎり、信じる心は報われない。なぜなら私たちは無意識のうちに、自分が親から育てられたとおりに、神経症的な子育てをしてしまうかもしれないからだ。

子育ての決め手の一つは、柔軟な態度だ。子育て上手な親とは、子どもの欲求や要求に柔軟に応えることのできる親である。いっぽう子どもに合わせて自分を変えることができず、むしろ子どもが自分に合わせることを期待する親は、適切な子育てをするには頑《かたく》なすぎるかもしれない。

両親がともに働かなければならないことの多い近年では、子育ては一昔前より難しくなっている。働く親は、子どもの世話や家事などを他人の手にゆだねざるをえない。そして、なんとか生活を続けるために、あらゆることを綱渡り状態でこなし、私生活をまるでビジネスのように〝管理〟することになりがちだ。

仕事をもっているかどうかにかかわらず、親は子どもが生まれる前に、生活のバランスを整えておく必要がある。これから父親や母親になる人は、自分たちの役割をよく考えておこう。職場を離れることのできる時間を増やし、家で子どもと過ごす時間を増やすことができるように、ぜひ、しっかりと計画しておいてほしい。

私の知り合いにこんな夫婦がいる。彼らはともに一流企業の役員で、マンハッタンに二つの翼《よく》に分かれている家を買った。そして、片方の翼を夫妻のスペースとし、もう片方を生まれたばかりの子どもと住みこみのベビーシッターの住まいにあてた。だが、子どもを夫婦と同じ翼で育てることにしていれば、子どもの将来にとってずっとよかったのではないかと思う。そうしていれば、夫婦は家にいるときは、オムツを替えたり、食事をさせたり、子守唄を歌ったりといった、ごくあたりまえの育児をすることができた。そうすれば、子どものなかに、よりよい自意識や安心感や愛情、よりすぐれた認知力、親を手本とした倫理基準が育ったはずだ。そして両親自身も、自分の子どもをよく知る機会ができただろう。

人は外で働いている時間が長くなると、家にいる時間でさえも、用事を人に頼みたくなる。現代の私たちの生活は、あまりに多忙で、あまりに複雑だ。私たちには家庭があり、仕事があり、ローンがあり、なおざりにはできない人間関係がある。家庭の用事だけでも、料理に洗濯、買い物にPTAの会合に、とつきることがない。高いキャリアをもち、週六〇時間働かなければならない夫婦にとって、つねに心のこもった育児をしろというのは無理な相談かもしれない。

だから、私はこうアドバイスしたい。子どもをもちながら、昇進を望まないこと。会社にフレックスタイムの制度があれば、数年間はそれを利用すること。もしも、人を雇って家の掃除と子どもの世話のどちらかを任せようと考えるなら、迷わず掃除のほうを任せなさい。そしてできることなら、夫婦のうちのどちらかが、数年間は休職することを考えてほしい。もちろん、二人そろって休職できればそれにこしたことはない。一時的に収入が減るとしても、それが必ず子どものためになる。最近では、仕事も育児もこなして生活を楽しむのが理想であるようにいわれがちだが、現実には、何もかも同時に手に入れることなどできないのだ。

少なくとも子どもの側から見れば、パパもママも仕事をやめてずっと家にいてくれるほど幸せなことはない。だがたいていの親は、そこまで裕福ではない。それでも自分の気持ちのうえで、管理者から養育者*に変わることは誰にでもできる。多忙な生活のなかに、大切な子どもが成長するためのゆとりをつくる努力は、誰もができる努力なのである。

管理者から養育者へと上手に変わるために、両者の違いを以下に述べておこう。

＊養育者は子どもに合わせる。管理者は子どもを自分に合わせようとする。
＊養育的な母親は妊娠中、自分が子どもを積極的に育てているという意識がある。管理的な母親は、子どもは自分とは切り離された存在、自分の体を使って勝手に成長する異物とみなしている。
＊養育的な親は、胎児との積極的なコミュニケーションや協力が、ありありとした現実のものであると信じている。管理的な親は、子どもの成長と誕生を、自分とは無関係な機械的プロセスだと考えている。

もちろん、ここで述べた〝養育者〟と〝管理者〟は両極端のタイプであり、現実には、ほとんどの親が、このあいだのどこかに位置することになるだろう。そのため将来の親は、子どもが生まれるまでの数カ月間に、自分のための目標を達成することと、大切な子どものために最高の育児をすることとのバランスを、よく考えておくことが必要だろう。

「心のクモの巣」を取り去る

子どもの心身の発達は、両親の情緒に影響されるのだろうか。これはあらためて問うまでもないことで、最近の研究に通じている人にとっては（もちろん、経験的に知っている人にとっても）、答えは火を見るより明らかだ。それでも、これは何度でも強調しておきたい問題である。両親は自分の育てている子どもの心身の特徴に著しい影響をおよぼす。これは専門家の論文審査にたえた過去数十年分の文献が証明する事実なのである。

こうした事実が明らかになった今、未来の親は、子どもが生まれる前に、心のクモの巣を取り払っておかなければならない。パートナーとの意見の違いなどを明るみに出して、内なる葛藤を解決しておかなければならないのである。

この〝心の大掃除〟は、キャンディス・フィールズ・ウィトリッジが治療に用いている方法だ。ウィトリッジは公認の看護助産師であり、カリフォルニア州トリニティ郡の山間部にある女性専門の先進的な医療センター、マウンテン・クリニックの創設者の一人である。彼女はこう述べている。「胎児の意識について、これほどの知識が与えられた今、私たちは妊婦検診のあり方と、出産時に女性と家族をサポートする方法を改善するための、これまでにないチャンスと責任を手にしているといえます。体と心と魂にとってより幸福な誕生のために、私たちは心構えとケアのわざを大きく改善し、技能や直感力を磨いていかなければならないのです」

ウィトリッジによれば、よりよい出産のためには、〝「クモの巣」一掃セッション〟*というプログラムがきわめて有効である。このセッション・プログラムは、妊娠三六週目に、妊婦本人やその夫、出産時に中心となって妊婦をサポートする人に向けて行なわれている。

すばらしい出産をもたらした、こんな話がある。その日、出産日を間近にひかえたとても仲のいい夫婦が私の診察室に来ていた。この夫婦は二人だけの生活が長く、やっと親になることを決めてからは、子どもが生まれるのを心から楽しみにしていた。ところが、その日は、どういうわけか夫のようすがおかしかったので、私は会話の流れのなかで軽く聞いてみた。「ジョーンの出産のことで、何かご心配でも?」すると彼は一瞬の沈黙のあと、ひかえめながら真剣な口調で答えた。「はい……もし、ジョーンが本当は弱虫だったらどうしようって」

妻は目を丸くした。「続けてください」と私はいった。「〝弱虫〟ってどういうことですか?」

彼は、ゆっくりと、しかし、しっかりとした口調で話しはじめた。「これまで口にしたことはないのですが、私は妻をとても信頼しています。妻は一家の柱です。長年のあいだに、私は決して弱音をはいたりすることのない妻をすっかり信頼するようになっていました。ですが、先日、男の友人たちと話していると、皆が口をそろえて私にいうのです。女は子どもを産むときはがらりと変わるよ、女は本当は弱くって、男に頼りきっているってことがわかるよ、と」

彼はいったん言葉を止めてから、最後にこういった。「私は土壇場で何もしてあげられないかもしれません。妻が私をいちばん必要としているときに、期待に応えてあげられないのでは、と心配です」

妻は、つらそうに心のうちを話す夫から一度も目をそらさなかった。そして、ほほえんでやさしくいった。「知らなかった。わたしをそんなふうに思ってくれてたのね。嬉しいわ。だって、わたしはいつも強くありたい、信頼されたい、と思っているんだもの。でもね、わたしもこのあいだ、女友だちと集まって話をしたの。そしたら、皆が教えてくれたわ。ジョーン、お産は原始的な体験よ、とても強烈なものなの、だから、何も考えず、大いなる力に身を任せ、導かれるままにしているのがいちばんよ、って。わたしもその通りだという気がするし、そう思うとわくわくしてくるの。だから心配しないで。わたしは恐くなんかないし、この体験を味わいつくしたいと思ってるの。だから、あなたはただ、そばで見守っていてくれれば、何もしなくていいのよ。ただし、気を失うのだけはかんべんしてね」二人は笑い、手を握り合った。

ジョーンの出産はすばらしいものだった。ふだんは責任感の強い彼女が、ただただ自然に身を任せた。彼女の陣痛は自然で、賑やかで、奔放で、官能的で、そして、短時間で終わった。夫はジョーンを崇《あが》めるようなまなざしで見つめながら、自分の役目をしっかりとはたした。この出産は二人にかわいい女の子をもたらしただけでなく、これからの二人の人生と二人の関係を、劇的に変えた。

もしも、事前に夫の不安が明るみに出ず、そのまま出産までもちこされたなら、この出産はまったく違うものになっていただろう。考えられるシナリオはこんな感じだろうか——妻の陣痛が始まり、叫び、うめき、部屋中をのたうちまわる（ここまではジョーンが実際にやったことでもある）。夫はそれを見てパニックになり、こうなったのは誰のせいなんだ、こんなのは絶対おかしい、ジョーンがこんなふうになるはずがない、と考える。すると、妻は夫のようすがおかしいことに気づき、持ち前の強さを奮い起こして、痛みを隠そうとする。その結果、彼女の子宮口は六センチ開いたところで止まってしまい、結局、帝王切開を受けることになる——。私たちはこのようなケースを、〝出産の進行の「停止（failure）」〟と呼んでいる。だが、それは実際には〝心のゴミの「出しそこない（failure）」〟であることが多い。

生きているあいだに、私たちはたくさんのゴミをためこんでいく。有害な考え、自分を縛り傷つける思いこみ、ネガティブな考え方、といった心のゴミを。私たちはそのことにもっと気づき、自分の問題のありかを知らなくてはならない。その努力をすればするほど、自分の心の毒を子どもに移すことが少なくなる。同じ理由で、私たちの心に思いやりや愛ややさしさがあればあるほど、子どもの心に受胎の瞬間から、自尊心と信頼と愛をしみこませていくことができる。

胎児との対話

親と胎児とのコミュニケーションは、出生直後からスタートする親子関係の土台となる。しかし、この考え方は、正しいといえるだけの根拠があるにもかかわらず、あまり受け入れられてはいない。フロイトも、出生後の出来事に固執するあまり、親と胎児との関係がいかに大切かを見のがしていた。

私はじつはつい最近になって、フロイトの根本的な誤りがどこにあるのかを確信した。それはギリシア悲劇「オイディプス王」の芝居を観にいったときのことである。「オイディプス(エディプス)・コンプレックス」という言葉を世に広めたフロイトは、この悲劇の本当の意味を理解していなかったのである。

この有名な悲劇を今一度思い出していただきたい。オイディプスはテバイの王ライオスとその后イオカステの息子であった。王と后の悲運は、二人が結ばれたときから決まっていたようだ。王ライオスは実の息子の手で殺されるという神託を受けていた。そして、この不吉な予言が現実になるのを恐れ、イオカステとの交わりを絶っていた。ところが、ある晩、イオカステの策略で酒に酔い、交わりをもってしまう。

イオカステは思い通り子を身ごもる。しかし、神託を恐れる王ライオスは、息子が生まれたらすぐに殺せと命じる。イオカステは夫に従い、生まれた息子を家来に渡し、戸外に放置して死なせるように命じる。家来は赤子をキタイロンの山に連れていき、踵《かかと》から木に吊り下げる。すると、羊飼いが赤子を見つけ、コリントスの王ポリュボスのもとへ連れていく。子のないポリュボスは赤子を引きとり、オイディプスと名づけた。オイディプスとはギリシア語で「腫《は》れた足」の意味である。

フロイトはこの神話を、オイディプスは母親と結ばれて父親を殺したいという無意識の願望をもっていた、と解釈した。しかし、フロイトは明白な事実を見のがしている。幼いオイディプスが出生前と出生直後に体験した苦しみをまったく理解していないのである。オイディプスは父親から殺されかけ、母親から裏切られて捨てられ、踵から吊り下げられて死にかけたのである。その後拾われ、大切に育てられたとしても、出生の起源が消え去ることはない。

精神分析学者たちが幼い男の子の母に対する愛をどのように説明しようとも、オイディプスについていえば、彼が出生前と周産期の出来事によって深刻なトラウマを負った男であることはまちがいない。私自身も精神科医の仕事を通して、同様のケースに何度も出会っている。たとえば数年前、拙著『胎児は見ている』を読んだという若い女性が、私のところへきて娘さんの話をしてくれた。以下にそれを紹介する。

娘のマリオンは、生まれたとき、わたしのことを怒っているように見えました。わたしがそういうと、産科の先生も看護師さんも笑うだけでした。「赤ちゃんには感情なんかありませんよ。きっとガスが溜まっていたせいでしょう」なんていうんです。わたしはバーニー先生の本を読むまで、このことをすっかり忘れていました。マリオンは今一二歳です。わたしはふと、そうだ、この子に聞いてみよう、と思いました。

「ねえマリオン、生まれたとき、怒ってなかった？」

「怒ってたわよ」

「どうして？」

すると、マリオンはこう答えたのです。『だってママ、男の子をほしがってたんだもの』わたしはびっくりしました。娘のいったことは本当です。妊娠中、わたしは男の子がほしくてほしくて、そのためにお祈りまでしていたのですから。なぜかはわかりません。でも、とにかく男の子がほしかったのです。産科の先生から、お腹の子は女の子ですよ、といわれたときは、本当にがっかりでした。でも、それはそのときだけのこと。数時間のうちに、わたしはお腹の娘を愛するようになっていました。だから、娘がわたしの気持ちを、生まれたあとで読みとったのだとは思えません。

そして、今回、わたしが自分の愚かさを認めたとき、驚くべきことがふたたび起こったのです。わたしは娘が小さいころからずっと、娘とのあいだに見えない壁があるのを感じていました。それが何だったのかはわかりません。娘は手のかからない子でしたから。でも、わたしがどうがんばっても、娘の心に入っていけない感じがありました。それが驚いたことに、おたがいの心のうちを包み隠さず話し合ったとたん、壁が消えてしまったのです。わたしは今、やっと娘との〝きずな〟を感じています。

マリオンの話はオイディプスの話とは比較にならないほど幸せな話だ。しかし、どちらの話も、出生前のコミュニケーションが子どものその後の人生にどれほどの役割をはたすかを物語っている。では、母親の考えたことや感じたことが、どうやって胎児に伝わるのだろうか。じつは、コミュニケーションの経路《チャンネル》は一つだけではない。子どもは受精の瞬間から母親と、そして母親を通して外の世界と対話している。すべてのチャンネルが開いていれば、胎児はステレオを聴いているかのように、豊かなメッセージを受けとることができる。

以下は、母親と胎児の対話の三つのチャンネルである。

◎第一のチャンネル——分子（ホルモン）によるコミュニケーション

母親の感情を乗せた分子、すなわちアドレナリンやノルアドレナリンその他のストレスホルモン、神経ホルモン、性ホルモンなどが、胎盤からへその緒を通して胎児に届く。この意味で胎児は、母親の心臓や肝臓と同様、母親の体の一部だといえる。

◎第二のチャンネル——感覚によるコミュニケーション

母親がお腹をなでたり、話したり、歌ったり、歩いたり、走ったりすれば、胎児は感覚器官を通してその情報を受けとる。

新生児の場合、泣くことを通して母親に〝語り〟かける。すると、母親は泣き方からすぐにその意味を判断することができる。「おはよう、ママ。ぼく目がさめたよ」と「お腹が痛いよ」とでは、声の調子が明らかに違うからだ。

胎児の場合は、母親のお腹を蹴《け》ることを通して、母親に語りかける。好きな音楽が聞こえればエネルギッシュに、しかし、やさしく蹴る。工事現場のけたたましいドリルの音やロック・コンサートの音が聞こえれば、動揺して乱暴に蹴り続ける。そして、明らかに、胎児とのこうしたコミュニケーションが上手な母親とそうでない母親がいる。そのどちらになるかは、母親自身の育った環境、あるいは今現在の境遇による。うつや不安をかかえる母親、暴力を受けている母親、ドラッグでハイになっている母親は、胎児の語りかけに耳を傾けることも、ポジティブなメッセージを送ってあげることも上手にできないだろう。

◎第三のチャンネル——直感によるコミュニケーション

人と話しているとき、ふと後ろが気になり、ふり返ってみると誰かがこちらを見ていた、という経験はないだろうか。あるいは、遠く離れて暮らす双子のうち、一方が病気をしたり、危険にさらされたりすれば、もう一方がそれを自然に知る、という話を聞いたことがないだろうか。この場合、両者はへその緒でつながっているわけでも、ふれあっているわけでもない。しかし、こうしたコミュニケーションが現実に起こることがある。とくに、精神的に強く結ばれている二人のあいだで起こりやすい。こうした二人は波長が合っているのだといわれることもある。

ほかのどんな二人よりも強く結ばれているのは、母親とお腹の子だとは考えられないだろうか。だとすれば、こうした直感的なコミュニケーションが、母親と胎児のあいだに存在するとしても、何ら不思議はないだろう。直感という経路を通して、母親の思考や意図や情緒は胎児に伝わる。また、同じ経路を通して、母親が夢のかたちで胎児からメッセージを受けとることもある。

胎児は、出生前のコミュニケーションというこの複雑なシステムを通して、自分と母親と世界について学ぶのである。

胎児のための「音楽のレッスン」

もうずいぶん前になるが、私はある女性からおもしろい手紙を受けとった。その女性は、妊娠中にいつもテレビで「M＊A＊S＊H」という番組を見ながらラマーズ法の練習をしていたという。『M＊A＊S＊H』のテーマ曲はリラックスするための合図となりました。この曲を聴くと、夫とのトラブルもほかの嫌なことも全部忘れることができて、本当にハッピーな気分になりました」そして、息子が生後六カ月のころ、彼女はあることに気づいた。「M＊A＊S＊H」のテーマ曲がテレビから流れると、息子はそれまで何をしていたとしても、ぴたりとやめて、テレビを夢中で見つめるようになっていたのだという。

また、私の患者のなかにこんな体験をした女性もいる。彼女は妊娠中にいつもピーター・ポール・アンド・マリーのある歌を歌っていた。子どもが生まれると、この歌は魔法のような効果を発揮した。その子がどんなに激しく泣いていても、母親がこの歌を歌いはじめれば、あるいは、この歌を流すだけで、簡単に泣きやんだのである。

音や動きが子宮のなかの子どもに伝わることに疑問をもつ人はいないだろう。赤ちゃんが母親の声や言葉を、そして母親がくりかえし音読した物語を認識するという証拠は、かなり前から受け入れられている。しかし、最近では、コミュニケーションのもっとも有効な手段は音楽であるらしいことが、多くの研究によってわかってきている。この研究自体はきわめて新しいのだが、音楽を通した胎児とのコミュニケーションの技法は、じつは母性そのものと同じくらいに古くから存在している。

たとえばウガンダの田舎では、女性は妊娠期間を通して歌と踊りを続け、出産後は同じ歌で子どもを寝かしつける。ナイジェリアでも、妊娠中に踊りと歌の儀式を行なう。日本では、歌と太鼓〔でんでん太鼓など〕で胎児とコミュニケーションをとる習慣があった。

妊娠中の歌の効果を他に先がけて研究した一人は、産科医のミシェル・オダンである。彼はフランスのピティヴィエという小さな町で、妊婦を集めて歌のグループを結成し、たびたびピアノを囲んで歌ってもらった。オダンによれば、このグループの女性たちは、いっしょに歌うたびに親しさを増していき、母親一人ひとりとそれぞれの子どもとの〝きずな〟も深まっていったという。一般の妊婦と比べると、歌のグループの女性は、出産が軽く、出産直後から子どもと強い〝きずな〟を結ぶことができたという。

オダンの発見に興味をもったのは、助産師のロサリオ・N・ロサダ・モンテムロである。彼女はスペインのヴィラマルサントの医療センターで、母親を教育するためのプログラムを開始した。彼女は同僚とともに、妊婦が歌うための環境を整えた。「当センターは現在、基本的な知識を身につけていただくためのクラス、ウォーキング、ピクニック、ゲーム、映画、赤ちゃんのお父さんと過ごす会に加え、週に一度、二時間、歌う会*をもっています」とモンテムロはいう。

モンテムロによれば、病院という場所はいつもばたばたしており、出産時にプライバシーや親密さや静かさが保たれにくい。だからこそ、未来の母親が歌の会に参加するメリットは大きいのだという。また、そうした環境だからよけいに、「母親に自分の強さを見出してもらう方法を、私たちが考案する意義があるのです。自分の強さを見出した母親は、自分と赤ちゃんと夫こそが出産の主役なのだという自信をもつことができるようになります」と彼女は述べている。また、そうした母親は、産後に子どもと〝きずな〟を結ぶことができるという自信や、母乳哺育ができるという自信ももてるようになるという。その成功の確率を高めるのが、歌うことのような〝プラスアルファ〟なのだという。

歌が胎児に何かを教えているとすれば、これまでの発見を見るかぎり、それは〝きずな〟や愛の基盤なのだろう。モンテムロによれば、出産をひかえた女性の多くは、仲間をつくり、「同じ不安や夢、疑問、恐れ、悩み、そしてその解決策を分かち合う」ことを求めている。歌うことを通して築き上げた母親たちの一体感は、胎児たちにも伝わるのである。

ヴィラマルサントの歌の会のレパートリーには、スペイン語やバレンシア方言の伝統的な子守唄も含まれている。母親たちはここで覚え、ともに歌った歌を、生まれてきた子どもに歌ってあげることができる。モンテムロはこう語っている。

「揺り椅子のリズムをまねた子守唄もレパートリーに入れています。歌の会に参加した女性のなかには、自分のお母さんやおばあさんが歌を歌って幼い子どもを寝かしつけていたのを思い出したという人がいます。また、自分自身があやされ、寝かしつけられていたときのことを思い出したという人もいます。そんなとき彼女たちは、揺り椅子が動いて木の床《ゆか》を鳴らす単調でリズミカルな音を聞きながら、母親の心臓の鼓動を思い出していたのでしょう。参加者たちは、お母さんやおばあさんが歌っていた古い子守唄や民謡を、楽しそうに夢中で覚えていました。伝統的な子守唄を覚えながら、そのメロディーや歌詞を通して、お腹の赤ちゃんをあやしたいという願いをかなえていたのです」

モンテムロの考案した方法の効果はまだ立証されていないが、すでに注目べき発見がある。モンテムロの報告によれば、歌の会に参加した女性たちは、胎児もまた自発的で調和のとれた動きで歌に参加しているのを感じているという。研究者の報告によれば、こうした子どもたちには出生後に、ものを知覚する力が強い、親との〝きずな〟を結びやすい、生後一カ月でよくほほえむようになる、などの特徴があるという。さらに母親たち自身は、妊娠中に歌った子守唄は、生まれた後もその子をなだめて寝かしつけるのにすばらしく効果的だと報告している。

モーツァルト効果

研究によれば、音楽の能力は子宮という教室でとくに養成されやすいものであるらしい。たとえば、ロンドンの研究者ミケーレ・クレメンツは、ビバルディなどのバロック音楽*やモーツァルトの曲には、胎児の心拍数を増加させ、お腹を蹴る回数を減らす効果があると報告している。

音楽家が自らの才能の起源を子宮時代にたどっている例も珍しくない。数年前、ハミルトン交響楽団の前指揮者であるボリス・ブロットが、自分の音楽的才能のルーツをテレビで語っていた。彼は若いころ、指揮をしていると、チェロの旋律が勝手に頭に飛びこんでくることがあったという。「譜面をめくる前から、次の旋律がわかるのです」彼はのちにこの不思議な体験を母親に話し、その意味を知った。彼が〝直感的に〟知っていた旋律はすべて、プロのチェリストである母が、彼を妊娠中に演奏していた曲だったのである。

また、心理学者のフランセス・ラウシャー（ウィスコンシン大学）は、出生前にモーツァルトやバロック音楽を聞かせると、生涯を通じて時間・空間認知力が向上すると報告している。ラウシャーはかつて、国際的な舞台でチェロを演奏するほどの神童だった。彼女はその後、音楽の世界を去り、心理学の博士となったわけだが、結局、音楽の研究に打ちこむようになったのである。

ラウシャーは、今では有名になった実験のなかで、モーツァルトの「二台のピアノのためのソナタ・ニ長調K448」*を、ラットの母子に、まずは妊娠中に、続いて出産後に聞かせた。その結果、モーツァルトを聞かせられた子ラットは対照群の子ラット（事前にホワイトノイズとフィリップ・グラスのミニマル・ミュージック〔同一音型がえんえんと反復される〕のどちらかを聞かせておいた）よりも速く正確に迷路を進むことができた。ラウシャーはこのことから、音楽には脳内の時間・空間認知力をつかさどる部位の特定のニューロンを刺激する効果があるという仮説を立てた。要するに、モーツァルトを聞いたラットは頭がよくなっている、と考えたのである。

ラウシャーは人間に対しても調査を行ない、モーツァルトを聴いてIQテストを受けた大学生*は、聴かずに受けた大学生よりも高得点をとることを発表した。また、別の実験によって、就学前の子どもにモーツァルトを聴かせると、[*]言語、空間認知、数学の能力が伸びることもわかった。現在、コロラド、ジョージア、フロリダの州立保育所では、子どもたちに毎日モーツァルトを聴かせている。

さらに別の研究[*]によって、クラシック音楽、とくにゆったりとしたテンポのバロック音楽やバロック形式の楽曲（メロディーが豊かで、一分間に五五拍から七〇拍の安定したリズムが特徴）は、脳を活動過多のベータ状態から明晰でリラックスしたアルファ状態へと変化させることがわかった。クラシック音楽はエンドルフィンの放出をうながし、血液中のストレスホルモンを減少させることによって、母子双方によい影響を与えるのである。

ロチェスター大学の音楽教育学教授であるドナルド・シェトラーも同様の発見をしている。彼の研究はまだ予備段階であり、さらなる確認が必要ではあるが、「子宮のなかで音楽を聴いた子どもは、そうでない子どもよりもすぐれた言語能力[*]が身につく」という彼の報告は注目に値する。シェトラーの三〇人の被験者全員が「きわめて歯切れの良い発話能力」をそなえていたという。シェトラーはさらに、子宮のなかで音楽を聴いた子どもは、「きわだった集中力を示し、大人の発音を正確にまねることができ、対照群の子どもよりも早くから発声が明瞭になる」と報告している。

出生前大学？

これまで大勢の研究者たちが、胎児になんとか情緒を育む以上の教育をほどこすことはできないものかと考えてきた。すなわち、胎児に〝学問〟をほどこして、知能その他の多様な能力を伸ばすことはできないかというのである。

たとえば、カリフォルニア州ヘイワードの産科医レネ・ヴァン・デ・カー*は、〝出生前大学〟なるものを開設した。そこでは、未来の親が、触れることと話しかけることとを組み合わせた複雑なシステムを通して、胎児に〝教育〟をほどこしている。

ヴァン・デ・カーがこのシステムを開発したのは、ある患者から、お腹の上から赤ちゃんをつつくたびに赤ちゃんが蹴り返してくる、と聞いたのがきっかけだった。ほかの患者たちにも同じことを試してもらうと、いつも同じ結果が得られた。また、お腹の上から胎児に継続的に刺激を与えると、胎児も継続的に反応することがわかった。

ヴァン・デ・カーはさらに観察を続けたのちに、胎児に注意力と各種の知的能力を植えつけることを目的に、出生前大学を始めた。妊娠五カ月ごろに行なう最初の授業では、親たちは赤ちゃんのキックにお腹を押し返して反応するよう指導される。ヴァン・デ・カーによれば、〝きわめて優秀な〟生徒は反応が正確である。母親が二回押せば二回蹴り返し、三回押せば三回蹴り返すというのである。

妊娠七カ月では、五分間の言葉の授業を一日二回行なう。親が「叩く（pat）」「こする（rub）」「揺さぶる（shake）」などの言葉を発しながら、その動作で胎児に働きかけるのだ。そして出産間近になると、一歩進んで、生まれてすぐに活用できる、「熱い（hot）」「濡れた（wet）」「目（見る）（eye）」などの言葉を教えるようになる。

ヴァン・デ・カーは、追跡調査を行なうことによって、出生前大学の〝卒業生〟は、対照群の子どもよりもおしゃべりを始めるのが早く、機敏で、頭をもち上げられるようになるのも早いことを発見した。また、学校へ通うようになった〝卒業生〟は、一般の子どもと比べると、社会性が高く、標準的な試験でつねに好成績をおさめているという。

これは確かに興味をそそられる研究ではあると思う。しかし、私としては、親が胎児に、自分がその子を愛しているという事実以上の何かを、〝教えこむ〟ことはお勧めしない。

胎児の脳のパワーを高める

神経科学の最新の発見によれば、胎児に伝わる音やリズムなどの刺激は、脳に刻印を押すだけでなく、文字通り脳をかたちづくる。

この証拠の多くは動物実験から得られている。有名な神経科学者、マリアン・ダイアモンド（カリフォルニア大学ロサンジェルス校）が行なった実験を紹介しよう。妊娠中のラットを、さまざまな遊び道具を置いた広い飼育箱*で仲間といっしょに育てたところ、そのラットから生まれた子どもは、そうした豊かな環境で育てられていないラットから生まれた子どもよりも、大きな脳をもち、複雑な迷路を進むことができた。

この発見は人間にもあてはまる。

ダイアモンドはこう述べている。「西洋の社会はやっと最近このようなことを実践することに注目するようになりましたが、何世紀ものあいだアジアの人たちは、発育途上の胎児に、楽しい考えごとをさせ、行動を損なうような怒りを避けさせながら、豊かな条件を与えるよう、妊娠した母親を励ましてきたのです」(『環境が脳を変える』〔井上昌次郎・河野栄子訳、どうぶつ社(以下、引用は邦訳を使用)〕)。胎児の脳細胞は栄養が足りなかったり、アルコールにさらされたりすると縮小するが、ダイアモンドによれば、刺激を与えられた場合は逆に拡大するらしい。

とはいえ、ダイアモンドは、胎児に与える刺激は穏やかなものにとどめるべきだと警告してもいる。

「全細胞数の五〇%から六五%もの大量のニューロン消失が、胎児の発育期間におこりますが、妊娠中の豊かな条件が、これをいくらかでも阻止できるのかどうか、についてはいまだにわかっておりません。たいていのニューロンは、つくられたのちは増殖しませんから、ニューロンの過剰産生は胎児でおこることが明らかです。つまり、過剰な数は安全要因なのです。したがって、初期のニューロン機能にかかわりのないものは、『取り除かれる』のです。(……)豊かな後天環境が、神経細胞の数を変えることまでは示されておりませんが、私たちの結果からわかったのは、後天環境は、大脳皮質のなかにすでに存在している神経細胞の大きさ——細胞体であれ、多数の膜の突出物つまり樹状突起であれ、シナプスであれ——を容易に変えることができる、というものでした。神経細胞を健全な状態におくために、刺激がたいせつであることは、多くの動物種で証明されています。けれども、同じ重みで重要なのは、あまりにも刺激が多すぎると、おそらく好ましくない効果がある、ということです。となると、『じゅうぶんなのはいつなのか、多すぎるのはいつなのか』

という、永遠の疑問が生じます」（同書）。

有名な小児科医、T・ベリー・ブラゼルトン（ボストン小児病院附属医療センター）によれば、乳幼児は過剰な刺激にさらされると*——教えられすぎたり、構われすぎたり、まわりがうるさすぎたりすると——泣いたり、睡眠時間を引き延ばしたり、腹痛を起こしてぐずったり、刺激から逃げようとしたりといった反応を示す。だとすれば、胎児はいつも不快を伝えることができるわけではないのだから、刺激を与えすぎないように注意することがさらに重要となる。

「神経系というものには、可塑性《かそ》に『朝』があるばかりでなく、『午後』もあれば、『晩』もある」とダイアモンドはいう。「たえまない情報の流れを、発育途上の脳に送り込むのではなく、中間に整理統合と同化の期間をおくことがぜひ必要です」（前掲書）。

まとめ

神経科学の発見はまぎれもない事実を教えてくれる。それは、胎児の成長と効果的な脳の発達のためには、三つのコミュニケーション経路（分子〔ホルモン〕・感覚・直感）を通して胎児を刺激してあげる必要がある、ということだ。

しかし、それ以上に大切なのは、子宮という教室は、親密さや愛や信頼を覚えるのにふさわしい場所であり、頭の体操をさせたりIQを押し上げたりする場所ではない、ということである。愛とやさしさに包まれて育てば、ほかの能力などあとから容易に身につくはずだ。

育児のポイント

＊積極的に育児に取り組まなくては、本当の親業をしているとはいえない。これは母親にも父親にも同様にあてはまる。

＊できるだけ多くの経路を使って胎児とコミュニケーションをとる努力をすること。父親も同様である。

＊目新しい電子機器や騒々しい音楽などで胎児を刺激しないこと。胎児も大人と同じで、やすらぎを求めている。

＊子どもに出生前から何かを教えこもうとしないこと。胎児に伝えてほしいのは、両親がその子を愛しているということ、そして、その子を家族に迎えるのを楽しみにしているということ、それだけだ。

＊忘れないでほしい。「管理」すべきものは仕事であって、子どもは、慈しんで育てるもの。

第5章　出生体験は性格の形成にどう影響するか

六歳のリッキー・バーク君は、私の診察室にやってきたとき、何カ月も恐ろしい悪夢に悩まされていた。いつも眠ったと思うまもなく、のたうちまわり、金切り声や叫び声を発し、声をかぎりに何かを罵《のの し》るのだった。それから、一見落ちついたようになるのだが、よく観察すると、ラテン語のような謎めいた言葉をぶつぶつとつぶやいている。そして、ふたたび叫び出し、ついには全身を震わせ、びっしょりと汗をかいて目覚めてしまう。

バーク家はトロント出身の敬虔《けいけん》なカトリック教徒で、いたって平和に暮らしており、ほかの子どもたちは悪夢にうなされることはなかった。リッキー自身も、毎夜の苦しみをのぞけば、とくに生活に問題があるようには思われなかった。何軒もの医者を訪ねてまわったが、原因はつかめず、試した治療も功を奏さず、結局、どの医者もサジを投げた。こうなったら悪魔祓《ばら》いのもとへ連れていくしかないのでは、と家族は考えはじめていた。

ところがある日、リッキーの家族はラジオで、私の同僚が夢について語っているのを耳にする。そこでリッキーの問題の原因が明らかになり、謎が解けたのである。リッキーの母親は妊娠中、合併症をいくつもかかえていた。そして、予定日より七週間ほど早く陣痛が始まり、真夜中に病院に駆けこんだ。担当医は厄介な医療処置に疲れきり、いらいらをつのらせて悪態をついた。リッキーが仮死状態で生まれると、病院付きの司祭が呼ばれ、祈りの儀式がとり行なわれた。リッキーが悪夢にうなされて発していた言葉は、医師の悪態と司祭の祈り、すなわち人生のはじまりに耳にした言葉だったのである。

感情をともなった出来事は、とくにそれが心の傷となるような出来事であれば、記憶に残りやすい。出生時の体験は記憶されるという考え方、そして、それが人格の形成に影響するという考え方を最初に発表したのは、現代精神医学の父、ジグムンド・フロイトである。フロイトは「出生という行為が最初の恐怖体験であり、それゆえに、将来のあらゆる恐怖反応の根源であり原型なのである」と述べている。彼によれば、出生時の記憶の断片は夢のなかに散りばめられるという。

今日では、出生体験と関係しているのは、恐怖や不安だけではないことがわかっている。出生は心を変容させる出来事、いってみれば心のペースメーカーであり、ひそかに私たちのその後の人生を動かしている。この世界にどのように入ってきたかが、この世界でどう生きるかに、決定的な影響を与えるのである。

出生の場面

どんなかたちであれ、出産の場に立ち会ったことのある人なら、新生児が快・不快を感じるという明白な事実に疑いをもつことはないだろう。新生児は、私たちと同様に、やさしさや温かさ、心のこもった愛撫を喜び、強い光や電子音、冷たく情緒に欠ける雰囲気には不快を示す。そして、後者はどれも、病院での出産にありがちな要素なのである。

バンコクのファ・チュウ総合病院の産科医であり、出生体験のエキスパートであるチャイラット・パントゥラームポーンは、こう述べている。

「胎児は子宮のなかで、七二デシベルの母親の体の音を聞き、温かさを感じ、母親の心臓の鼓動と声に親近感をもつようになる。ところが、出生時には、母親の絶叫、ナースステーションで鳴り響く電話のベル、胎児モニターの電子音、『いきんで、いきんで！』などの叫び声、医療スタッフの大声での会話を聞かされる。こうした分娩室は、騒音過多で、新生児にふさわしい環境ではない。このような環境のなかでの誕生は、いってみれば、のどかな田園から、いきなり車と機械のひしめくニューヨーク市のど真ん中に連れていかれるようなものだ*」

そして、不快な状況はこれで終わりではない。胎児は、子宮壁を通過してくるかすかな光によって、昼と夜のサイクルを覚えていた。ところが分娩室では、産道から頭が出かけたとたんに強烈な光にさらされる。また、子宮内の温度は母親の体温より若干高めで、平均すれば三七度程度である。ところが、分娩室の多くはそれより約一四度も低い。そのため、表面の脂肪や皮膚の薄い新生児にとっては、凍えるほどの寒さなのである。新生児はこの環境で体温を維持できるほど、体温調整機能が発達していない。

また胎児は、羊水のなかで、回転したり、手足を動かしたり、体や頭や背中をまわしたり曲げたりする感覚に慣れていた。体が成長するにつれて子宮は窮屈になるが、それでも、羊水に囲まれているために、容易に指を口に運び、しゃぶることができた。しかし、出生で状況は一変し、空間と重力に耐えなければならなくなる。液体の助けがないので、指を口に運び、しゃぶることがとてつもなく難しくなる。分娩室の騒然とした雰囲気のなかで、新生児はつつかれたり、もち上げられたり、置かれたりすることを通して、はじめて急速な動きというものを体験する。そのうえ、分娩時に母親が鎮痛剤や麻酔剤を投与されようものなら、身体機能への抑制効果によって、新生児のストレスはいっそう深刻になる。しかしこれが、とくにトラブルのない出産なるものの実態なのである。産科医がトラブルを疑えば、ここに胎児心拍数モニター、帝王切開、鉗子《かんし》分娩などの処置が加わってくる。

新生児はこうした未知の不快な環境のなかで、自己の最大の変化にも対処しなければならない。つまり、このときから、酸素を胎盤からへその緒を通じて受けとるのでなく、空中から吸いこみ、肺で処理しなくてはならなくなるのである。

要するに、現代の出産にはストレスがつきものなのである。そのため、未来の親の課題は、出生時の心身へのダメージをなくすために、どうすればわが子を、トラウマやストレスのもっとも少ない状態で迎えることができるか、ということにつきる。母子が楽しく〝きずな〟を結ぶために、いったいどうすれば、母子双方にとっての不快を最小限に抑えることができるのだろうか。

赤ちゃんにやさしい出産をめざして

今日、意識ある産科医たちは、出生時のストレスを最小限にするために、子宮に近い出産環境を整える努力をしている。こうした動きの火付け役となったのは、グラントリー・ディック－リードとフェルナンド・ラマーズである。彼らは、一九四〇年代から五〇年代にかけて、自然出産のすばらしさを説き、出産時の痛みをやわらげるための呼吸法を指導した。今日では、〝ラマーズ法〟という言葉は、〝妊娠〟という言葉とほとんど変わらないくらいよく耳にする。母親だけでなく父親も参加するラマーズ法は、医療技術に頼らず両親が主役となって行なう出産の代名詞なのである。

一九七〇年代には、フランスの産科医ミシェル・オダンらが、無菌の温水のなかで出産する、いわゆる水中出産を提唱しはじめた。一九七五年には、フランスの産科医フレデリック・ルボワイエが画期的な著書『暴力なき出産』（邦訳、アニマ2001）を出版し、〝やさしい出産〟の方法を紹介した。ルボワイエの方法では、分娩室は薄暗く静かで温かい状態に保たれる。赤ちゃんは生まれるとすぐに母親のお腹の上に置かれ、軽いマッサージによって呼吸がうながされる。へその緒は拍動が完全に停止してから切られ、その後、新生児は温かい湯に入れられる。

新生児によりよい環境を

こうした赤ちゃんにやさしい出産法は、現在では、世界じゅうの先進的な出産施設で標準的な出産方法として採用されている。また、新しい世代のパイオニアによって、さらなる改良も続いている。たとえば、バンコクのチャイラット・パントゥラームポーンは、新生児をなだめ落ちつかせるための新生児刺激プログラムを考案したことで知られている。このプログラムの要点は以下の六つである。

＊照明を弱め、視覚刺激を減らす。照明を暗めにすることで、新生児は家族をはじめとする人々の顔を探しやすくなる。また、弱い照明には心を穏やかにする効果、リラックスさせる効果、ひいては血液循環を高める効果がある。こうした環境のもとでは、新生児は人と目が合っていることに気づき、とくに母親と父親のほほえむ顔に敏感になる。

＊周囲の騒音その他の聴覚刺激を減らす。医療機器の音を極力抑えれば、新生児は母親に近づいたとき、聞きなれた心臓の鼓動と声を聞き分けることができる。

＊スキンシップをうながす。数々の研究によれば、人間の子どもも、ほかの哺乳類と同様に、出生直後に母親とふれあうことを必要としている。

ある調査では、出生直後に母親と同室で過ごし、母親と頻繁にスキンシップを行なった子どもは、その後、幸福かつ健康である率が高いことがわかった。また、比較文化的研究*では、スキンシップの少ない社会は、攻撃的な行動の発生率が高いことがわかった。パントゥラームポーンのプログラムでは、安定した情緒の育成のために、母親は産後すぐに新生児を抱いたり、なでたり、やさしくたたいたりすることを指導される。

＊温かさを保つ。白衣と手袋をつけている人にとって快適な〔低い〕温度に設定されたエアコンは、子どもが生まれてくるまでに切るべきだ、とパントゥラームポーンは主張している。パントゥラームポーンは、フレデリック・ルボワイエ考案の、出産の少しあとに新生児を温かい湯に入れる方法も勧めている。

＊思いやりをこめてあつかう。子宮の温かな羊水から外の世界に出るのはショッキングな体験だ。この変化をやわらげるためには、新生児をきつくくるまずに、胎生初期にしていたように手足を自由に動かせるようにしてあげる。また、母親のお腹の上に置いてあげ、子宮内で聞いていた音を聞かせてあげる。

＊母乳を与える。胎児は子宮のなかで手足の指をしゃぶったり、少量の羊水を飲んだりしている。吸うという行為によって、自発的に心を落ちつけているのである。この行為は、出生後も母乳哺育を通して続けさせてあげなくてはいけない。さらに初期の母乳哺育は、味覚、嗅覚、触覚、視覚の発達をうながす刺激にもなる。

出生時の神経ホルモンの分泌をうながす

本来、出産のときには、母親と子どもの苦痛をやわらげるバランスでホルモンが分泌される。この絶妙なバランスは進化のたまものである。ところが、技術ばかり高度（ハイテク）で、ふれあいの少ない（ロータッチな）＊現代の産科学は、このバランスを狂わせる。自然な出産では、母親も子どもも適量の脳内ホルモンを産生するが、攻撃的で医療技術の介入の多い出産では、ホルモンの産生量に狂いが生じてしまうのである。

分娩のときに放出されるホルモン*はどれも、ほかの哺乳動物と共通にもつ原始的な脳、すなわち視床下部や脳下垂体などでつくられる。いっぽう出産時に抑制的に働くようなメッセージは、脳の新しい部位、すなわち新皮質をへてやってくる。

ミシェル・オダンによれば、出産時には、「母親があたかも別の星にいる生き物のようにふるまうときがある。これは、いってみれば、内なる旅をしているのである。こうした意識の変化は、新皮質の活動の低下と解釈できる。このようなときは、新皮質に加わるどんな刺激も、出産の進行の妨げとなる。こうした妨げはさまざまなかたちで起こる。よくあるのは、出産中の女性に話しかけることだ。女性はきついお産の最中で、心はもう別の星に行っているのだと想像してほしい。彼女はあえて叫び声をあげ、あえてほかのときなら絶対にしないふるまいをしている。彼女はこれまで教えられたことも、これまで本で読んだことも、今は完全に忘れている。そんなとき、誰かが部屋に入ってきて、考えることを迫るような問いかけをするのはどうだろうか。それは危険な刺激といえる」。

私はミシェル・オダンの仕事に敬服している。しかし、この点にだけは彼に賛成できない。私は、愛するパートナーが出産に立ち会う価値は、未来の母親の「考える脳」を刺激しすぎる危険を上まわると思っている。それよりも問題にすべきは、現代のハイテクな出産施設そのものである。明るい光や大きな音も、デリカシーに欠ける機器や、何度となく行なわれる検査も、新皮質を刺激するのである。

出産する女性に必要なのは、まわりからのサポートと安心感だ。安心感が得られなければ、「戦うか逃げるか」の反応を引き起こしやすくなる。そして、この反応が起きると、アドレナリンの放出量が増加する。現代の医療施設の騒音や照明、そして、医療スタッフの介入は、ストレスホルモンであるアドレナリンを過剰に産生させるもとになる。しかし、効果的な出産のためには、はじめからアドレナリンが大量に放出されては困るのだ。というのも、アドレナリンは、最後の最後に胎児を外に押し出すときに、急激に放出される必要がある。それなのに最初からアドレナリンが出続けていたのでは、最後の効果がなくなってしまうのだ。

この最後の子宮収縮のときに母親のなかでアドレナリンが分泌されれば、赤ちゃんも同じくアドレナリンを分泌する。その結果、オダンによれば、「子どもは意識のしっかりした状態で生まれてくるので、目はぱっちりと見開かれ、瞳孔も開かれている。そして、母親は子どものそんなまなざしに魅せられる。この見つめ合いは、よい母子関係のスタートを切るために重要なものであり、このときにおそらく、愛情ホルモンすなわちオキシトシンの放出がうながされる」。

オキシトシンという脳内ホルモンは、出産の最中にも子宮の収縮をうながすために、適量が放出され続けなければならない。そして、出産直後に放出量のピークを迎えれば、胎盤をスムーズに排出することができる。このピークを狂わせないためには、どうしたらいいのだろうか。それは、出産直後に温かな環境で母親が子どもを抱き、肌に触れることである。それができなければ、オキシトシンの最後の波はやってこないかもしれない。

オダンはこう述べている。「オキシトシンの役割は子宮を収縮させることだけではない。このホルモンを哺乳動物の脳に注入すると、雄ラットや交尾の経験のない雌ラットでも、子どもの世話をしたがるなど母性的な行動を示す。介入のない自然な出産をした場合にはその直後に、女性は一生のうちでとくに大量のオキシトシンを放出する」

また、出産のときには母子双方がエンドルフィンというモルヒネのようなホルモンを放出する。エンドルフィンは喜びと従属感を高め、その効果は出産後一時間以上持続する。「エンドルフィンの効果が弱まらないうちに母子がたがいに近づけば、深い〝きずな〟が順調にスタートする」とオダンは述べている。

出産が終わってからの数分間あるいは数時間は、本当に神聖な時間である。各種の脳内ホルモンが正しい順序で放出されれば、「母子双方に絶妙なホルモン・バランスがもたらされる。そして、この微妙なバランスは長くは続かず、二度と起こることはない」とオダンはいう。ストレスの多い出産、介入の多い出産では、このバランスが得られにくくなるのである。

出産を楽にするために、[*]ぜひ夫婦そろって出産準備クラスに参加することをお勧めしたい。また、出産時に助産師やドゥーラなどの出産のプロに立ち会ってもらうと、すばらしい効果がある。ドゥーラとは、妊婦が夫から受けるサポートをさらに補ってくれる女性で、妊婦がリラックスして快適に過ごすことができるように、そして、無事に出産を終えることができるように、上手に導いてくれる出産サポーターのプロである。病院で出産する場合にも、ドゥーラは最初から最後まで妊婦に付き添い、必要があれば、妊婦に代わって医療スタッフに発言してくれる。つまり、夫婦が望むかたちの出産が実現できるように、支援してくれる存在なのである。そのため、私は、未来の両親に、医師に加えてドゥーラの手を借りることを強くお勧めする。

〔訳註・アメリカやカナダなどではたくさんのドゥーラが活躍している。日本では今のところまだなじみがないが、一部の会社がドゥーラの派遣サービスをはじめている〕

出産の方法*と子どもの性格との関係

出産の方法や、出産で用いられた医療技術、医療スタッフの介入などは、生まれる子どもにどんな影響を与えるのだろうか。いうまでもなく、人間はきわめて複雑な動物なので、こうした問題を一般論で片づけるのは危険すぎる。とはいえ、以下に述べるのは、出生前および周産期心理学の現場で働く臨床家たちが共通して発見したことである。

もちろんどの臨床家も、出産方法と人格のあいだに一対一の因果関係が成り立つとは考えていない。出生前と周産期の要因は、人格そのものを決定するのではなく、ある人格になりやすい素因、つまりアレルギー感度ならぬ〝心的感度〟を決めるのである。この感度は、のちの人生でどのような体験をするかによって、問題とはならないほどに弱まることもあれば、人格に悪い影響をおよぼすほどに強まることもある。

＊医療技術の介入のない自然な経膣《けいちつ》分娩――現代では、このあたりまえの方法で出産すること

が難しくなってきている。しかし、この方法が子どもにもたらすメリットははかりしれない。この方法で生まれると、自信があり、エネルギッシュで、自分の力を信じることのできる子どもになりやすい。こうした子どもは、愛情あふれる母親に迎えられたなら、世界はすばらしいところだと信じ、自分はその一部であると信じて人生のスタートを切ることができる。母親や社会や地球全体とのつながりを感じることができるのである。

＊無痛法・麻酔法――病院での出産の約八〇パーセントに採用されている。麻酔の影響を受けて生まれた子どもは、そうでない子どもよりも、出生後に母親と〝きずな〟を築くのが難しくなる。それはおそらく、麻酔のせいで感覚が麻痺し、注意を向けたり見つめ合ったりといった〝きずな〟づくりに必要な動作が難しくなるからだろう。

麻酔は母親にとって必要な量が投与されるので、新生児は体重が軽いぶん、過剰な量を吸収することになりやすい。そのうえ、新生児は体脂肪の比率が高いので、麻酔を長時間体にとどめることになる。部分麻酔あるいは全身麻酔をかけられた母親から生まれた子どもは、のちの人生でストレスを受けると、混乱したり、無力感を味わったりしやすくなる。

＊陣痛誘発剤、陣痛促進剤を用いた分娩――陣痛を誘発するアトニン（オキシトシン）を投与して子宮収縮を誘発あるいは強化する方法は、病院での出産の二〇パーセントないし四〇パーセントに採用されている。

陣痛の開始と進行には、おもに胎児の体の状態で決まる自然のリズムがある。しかし誘発剤や促進剤を用いると、この自然のリズムがくずれ、タイミングも進行のペースも狂ってくる。胎児は薬によってリズムがかき乱されると、まずショックを受け、混乱し、恐怖を感じる。続いて、(トラウマが増していく順にいえば)止められた、さえぎられた、押し入られた、侵略された、支配された、と感じるようになる。薬で誘発されて生まれた子どもは、ストレス下で怒りや憤りを感じやすくなる。

＊鉗子《かんし》分娩――鉗子を使って胎児を外に引き出す方法である。鉗子分娩にはたいてい麻酔も使われるが、鉗子ではさまれる痛さは、麻酔で抑えきれるものではない。鉗子分娩で生まれ、その後、催眠療法を受けた患者は、出生時に退行すると、この分娩を、痛くて、侵略的、暴力的だと表現する。鉗子で引き出された体験は、出生直後の母子の〝きずな〟づくりを難しくする。

この方法で生まれた人は、スキンシップを嫌い、なでられたり抱きしめられたりすることに恐怖心をもつ傾向がある。また、ストレスが頭、首、肩の痛みとなって現れる傾向もある。

＊帝王切開――帝王切開はアメリカではもっとも多く行なわれている手術であり、その実施率は、一九七〇年代に二パーセントから三パーセントだったのが、一九九〇年代には二五パーセントに増えている。現在では、出産の半分は帝王切開で行なっているという病院さえある〔日本では二一パーセント(二〇〇五年)〕。多くの専門家によれば、帝王切開率が増加したのは、出

産時の合併症が増えたためではなく、胎児モニターによる不必要な警告が増えたため、それから、産科医を訴える訴訟の数が激増したためである（アメリカの法廷では、医者が新生児を救うために最善をつくしたかどうかが、帝王切開を行なったかどうかで決められることが多い）。

帝王切開で生まれる子どもは二通りに分類される。まず、陣痛を起こして産道を途中まで降りたものの、何らかの理由によって、膣口から出てくることができなかった子ども。こちらは少数派である。そして多数派は、はじめから〝帝王切開児〟となることが決められていた（医師と母親が事前に、諸般の事情から帝王切開が最善の方法であると判断していた）ために、産道を降りる経験をまったくしていない子どもである。

はじめから決められていた帝王切開児には、三つの心理的傾向がある。一つめは、生まれるときに子宮収縮がもたらすマッサージを味わいそこねたせいで、体のふれあいを過剰に求める傾向である。これは、抱きしめられたいという衝動に任せて行動する傾向ということもできる。二つめは、わざわざ自分を困難な状況におとしいれ、誰かに救ってもらいたがる傾向。そして三つめは、「別れる、捨てられる」といったことに過敏になる傾向である。

子宮収縮を途中まで経験した帝王切開児には、この三つの傾向に加え、行き詰まりを強く感じる傾向、つまり、仕事の途中で、自分はこれをやり遂げられない、成功させられない、と感じてしまう傾向がある。作家が書けなくなる、いわゆる〝ライターズブロック〟も、多くは出生時の体験に根ざしているのかもしれない。

＊へその緒がきつく首にからまって生まれた場合――この状態で生まれた人は、窒息を過剰に恐れる傾向がある。また、首や声帯に心身症の症状が現れやすい。

＊逆子――逆子で生まれる子どもは全体の五パーセントである。逆子だった子どもは、頑固で強情になる率が高い。彼らの人生の筋書きは「私は信じたこの道だけを行く」である。さらに、子宮にいるときに何度も矯正の試みがなされたとすれば、「自分は間違っているのではないか」と始終感じる傾向が加わる。

最近フランスで講演を行なったときのことである。私はそこで、ステファニーという若い女性ミュージシャンと会った。彼女は、子どものころから、グリム童話の「ルンペルシュティルツヒェン」という話にとりつかれていたという。この童話は次のように終わる。


「あなたの名前はクンツ？」

「違うね」

「あなたの名前はハインツ？」

「違うね」

「じゃあ、あなたの名前はルンペルシュティルツヒェン？」

「悪魔が教えやがったな！　悪魔が教えやがったな！」と小人は叫び、右足で激しく地面を踏んだので、右足は腰まで土のなかに埋まってしまった。小人は怒りにまかせて左足を両手でつかみ上げ、自分の体を真っ二つに引き裂いてしまった。

ステファニーはなぜかいつも、「体が二つに引き裂かれる」ことを考えては不安になっていた。そして、ルンペルシュティルツヒェンのイメージをくりかえし思い描いているうちに、自分が逆子だったといわれたことを思い出した。出生時に味わった引き裂かれる不安は〝忘れられていた〟のだが、ルンペルシュティルツヒェンの話にとりつかれるかたちで顕在化したのである。無意識のうちに童話のイメージと自分とを完全に同一視していた彼女は、やがて自分が誰かをすれ違いざまに引き裂いてしまいそうな気がして、そんな自分の攻撃的で暴力的な側面に恐怖を覚えるようになった。

ステファニーの例が教えてくれるように、出生時の生理的な出来事は、感情的で象徴的なパワーに満ちている。出生をめぐる状況が素材となって、人生のシナリオの第一稿がつくられる。そして、そのシナリオが心の奥から、その後の考え方や行動をあやつる。心理療法をはじめとする心の成長をうながす仕事の使命は、人生のはじめにつくられた自己破壊的なシナリオを探り当て、それを人生を肯定する建設的な新しいシナリオに書きかえるのに手を貸してあげることである。

出生時のトラウマ

医療技術の介入の程度が大きく、母親の不安レベルの高い出産は、出生時のトラウマ（バーストラウマ）の原因となる。私はこのことを、私自身の臨床医としての経験と、他の学者による研究報告から確信するにいたった。

親も医者も異常だとは思っていない子どもの態度が、じつはバーストラウマによる症状だということもよくある。たとえば、乳児が一日に泣く時間のトータルは、二時間から六時間が正常の範囲だと一般には考えられている。ところがじつは、バーストラウマが皆無であれば、乳児は一日に二〇分程度しか泣かないのである。しかも、要求や不快を伝えるため以外で泣くことはめったにない。

ではいったいなぜ、これほどバーストラウマの発生率が高いのだろうか。カリフォルニアの心理学者ウィリアム・エマーソンは、社会の産業化にともない、出産関係の技術が進んだせいだと指摘する。しかし、出産時に用いられる高度な技術と産科医による介入（手術、鉗子の使用など）だけがバーストラウマの原因ではない。現代の生活に蔓延するストレス、胎児性アルコールおよびドラッグ症候群の増加、望まれない妊娠、夫による妊婦への暴力などもすべて原因である。エマーソンによれば、母親自身が出生時にトラウマを負っていると、難産になりやすいので、子どももトラウマを負いやすくなる。

出産のタイミング＊

産科医たちの一致した見解によれば、あらゆる有害な出生体験のなかで、もっとも有害なのは早産である。正常な妊娠期間は四〇週間だが、六パーセントから八パーセントの子どもが三八週未満で生まれている。最近では医学の進歩のおかげで早産児の平均余命が延びたが、助かった早産児の多くが、呼吸障害、脳性麻痺、知的障害などをかかえている。

早産児の約半数は、陣痛が時期尚早に始まったために生まれている。そのような場合、当然ながら医師たちは、出産をできるだけ予定日に近づけようと努力してきた。しかし、そこで医療技術を駆使しても、ほとんどは失敗に終わっていた。なぜだろうか。それは、医師たちがそもそも、なぜ早い時期に陣痛が始まってしまうかを理解していなかったからである。どのようなメカニズムで出産のタイミングが決まるのか。そして、そのメカニズムを乱す要因は何か。こうしたことを科学者たちは知らなかったのである。

しかし、ここ数年のあいだに、ロジャー・スミス（オーストラリア、ニューキャッスル大学）をはじめとする研究者たちが、出産のタイミングを決めるメカニズムを解明しはじめた。おかげで、早産を防ぐことが、すなわち胎児が子宮外で健康に育つことができるほど成長するまで出産を遅らせることが、可能になりつつある。

スミスはこう述べている。「科学者たちのあいだでは以前から知られていたことだが、妊娠中のほぼ全期間を通して、子宮は本質的には、他とはつながりのない平滑筋細胞でできたゆったりとした袋である。この袋は底の部分が、子宮頸《けい》という固く閉じた輪で締められている。子宮頸が固いのは、強靭な膠原線維《こうげんせんい》のおかげである」

こうした構造は、妊娠期間の初期から、胎盤が母親の血液中に分泌するプロゲステロン（黄体ホルモン）によって保たれている。しかし、胎盤は子宮収縮をうながすエストロゲンも分泌する。はじめのうちは、プロゲステロンの分泌量に対し、エストロゲンの分泌量は少ない。出産が始まるのは、このバランスが変わったとき、つまりエストロゲン値がプロゲステロン値を上まわり、子宮収縮が始まったときである。

エストロゲン値が上昇すると、子宮の筋肉細胞はコネクシンというタンパク質を合成する。するとコネクシンは、それまで独立してゆったりとしていた筋肉細胞を、収縮が可能なネットワークにつなげる。エストロゲンもこの筋肉細胞を刺激し、オキシトシンを受けとる大量の受容体を稼動させる。そうすることによって子宮収縮を強化し、陣痛を誘発するのである。同時に、胎児の副腎はコルチゾールというホルモンを産生する。コルチゾールは胎児の肺から水を取り除く物質の放出をうながす。水分を除かれた肺は出生と同時にふくらむので、新生児は呼吸ができるのである。

しかし、科学者たちはこの順序を理解するようになっても、まだ何が引き金となってこのプロセスが始まるのかを理解していなかった。エストロゲンの産生量を増やすように働いてこのプロセスのスイッチを入れるものは、いったい何だろうか。この疑問に対する答えの一部は、ヒツジを使った実験によって確認されている。

妊娠中のヒツジを調べた研究者たちは、次のことを発見した。まず胎児の脳の視床下部が副腎皮質刺激ホルモン放出ホルモン（ＣＲＨ）を分泌する。続いてＣＲＨが、脳の底部にある下垂体を刺激し、副腎皮質刺激ホルモン（ＡＣＴＨ）を胎児の血流に放出させる。そのＡＣＴＨは胎児の副腎に指示を出してコルチゾールを産生させ、コルチゾールは胎盤の酵素を活性化させて、プロゲステロンをエストロゲンに変える。

　人間の場合もこのプロセスはほぼ同じだが、一つだけ違う点がある。人間の場合、ＣＲＨは胎児の脳からでなく、胎盤から分泌されるのである。ロジャー・スミスは大学院生のマーク・マクリーンとともに、血液サンプルを詳細に分析し、人間についてのこの発見を確認した。しかし、彼らは同時に驚くべき発見もした。妊娠一六週から二〇週（研究室の実験でＣＲＨ検出が可能なもっとも早い時期）のＣＲＨ値によって、だいたいの出産時期が予測できることがわかったのである。つまり、この時期にＣＲＨ値の高い女性ほど（子宮収縮がうながされるので）早産しやすく、低い女性ほど予定日前後まで陣痛が起こりにくいことがわかったのである。マクリーンとスミスは、母親の血液中のＣＲＨ値によってセットされる〝時計〟を発見したことになる。

　この研究が将来にもたらす恩恵ははかりしれない。妊娠初期にＣＲＨ値の検査を行なうことによって、早産のリスクの高い妊婦を特定し、状況を詳細にモニターして、リスクを抑えるための指導をすることができるからである。たとえば、栄養指導が功を奏するかもしれない。キャロライン・マクミレン（オーストラリア、アデレード大学）は、ヒツジを使った実験で、栄養不足が早産の原因となることを発見している。また、イスラエルでの研究によって、ヨーム・キップール（ユダヤ教の贖罪《しょくざい》の日）に断食したユダヤ教徒の妊婦は、同じ地域に住む断食しないベドウィンの女性よりも早産率が高いことが確かめられている。

　私はこれらの発見は二つの点で意義深いと思う。一つは、胎児の器官である胎盤の、出産の準備と開始にはたす重要な役割を明らかにしたこと。そして、もう一つは、胎盤が産生するＣＲＨの量の多少は何が原因で決まるのか、という疑問を提示したことだ。私は、そこには母から胎児に伝える身体的メッセージと情緒的メッセージの組み合わせが関与しているのではないかと思っている。そして、いつの日かこの説が研究室で証明されることを期待している。

出生体験と、子どもの自滅的な態度や暴力との関連

出生体験の影響はあまりに大きい。いくつかの研究報告では、極端な難産すなわちトラウマに満ちた出産*を、子どもの成長後のドラッグ常用や暴力、さらには自殺にまで結びつけている。たとえば、有名な心理学者リー・ソークは、ティーンエイジャーの自殺を、難産時のトラウマと関連づけている。ソークは、一九五七年から六七年にかけて生まれた自殺者五二人の出生記録を、対照群の一〇四人の出生記録と比較した結果、自殺者は、母親が妊娠初期に妊婦検診を受けていない率、母親が妊娠中に慢性病を患っていた率、出生後一時間以上呼吸困難におちいっていた率が高いことを発見した。

これに関連した研究*として、ベルティル・ヤコブソン（ストックホルム、カロリンスカ研究所）は、バーストラウマの種類と自殺の手段との関係を発見した。たとえば、死因が窒息である自殺者は、その具体的な方法が縊死《いし》であれ溺死であれガス死であれ、対照群の四倍もの率で、出生時に酸素不足におちいっていたことがわかった。ヤコブソンはさらに、成人の麻薬依存者には、出生時に

母親にアヘン剤、バルビツール剤、クロロホルムが高率に投与されていることを発見した。

さらに最近の研究報告は、トラウマを含む出生時のトラブルが脳に損傷を与え、衝動的で攻撃的な行動の素地をつくることを示している。*デンマークのある研究では、暴力犯罪者一五人と窃盗犯罪者二四人が、胎児期と出生時の出来事をもとに、非犯罪者一七七人と比較された。その結果、子宮破裂、臍帯《さいたい》脱出〔訳註・胎児より先にへその緒が子宮外に出ること。子宮口と胎児の頭や体でへその緒が圧迫され、酸素が運ばれなくなる〕、難産などの出生時のトラブルによって成長後の暴力犯罪率が高まること、そこに両親がすでに精神疾患を患っていたという条件が加わると、さらにその率が高まることがわかった。

また、ロサンジェルスの南カリフォルニア大学とコペンハーゲンの予防医学研究所から集まった研究者チームは、出生時のトラブルに、初期に母親から拒絶された体験が加わると、一八歳までに暴力犯罪を犯すリスクがきわめて高くなることを報告している。研究者たちはこの結論に到達するにあたり、一九五九年九月から一九六一年一二月にかけてコペンハーゲンの国立大学病院で生まれた男性四二六九人を調査した。研究者たちは、被験者を、鉗子分娩、臍帯脱出、子癇《しかん》前症（痙攣《けいれん》のもとになる妊娠高血圧症候群）、長時間出産などのトラブル別に分類した。また、妊娠期間と満一歳時の人口統計学的情報、家族についての情報、心理社会的情報も集めた。さらに、妊娠が望まれたものであったかどうか、母親が中絶を試みたことがあるかどうかにも注目した。

犯罪状況については、被験者が一七歳から一九歳までの状況を、デンマーク国内の犯罪者の全記録を用いて調べた。また、研究の性格上、殺人、殺人未遂、暴行、レイプ、武装強盗、武器の不法所持、暴力をほのめかす脅迫はすべて暴力犯罪に分類し、窃盗、詐欺、偽造および改竄《かいざん》、恐喝、不法侵入などは非暴力犯罪とした。その結果、被験者全体のうち、一四五人（三・四パーセント）が暴力犯罪者、五四〇人（一二・六パーセント）が非暴力犯罪者に該当し、残りの三五八四人（八四パーセント）はどちらにも該当しなかった。このサンプルにおける犯罪率の計一六パーセントという数字は、イギリス人男性から抽出したグループにおける犯罪者率の一七パーセントとほとんど変わらない。

ところが驚くべき発見は、出生時のトラブルと、初期に母親から拒絶された体験とをあわせもつ男性は、被験者全体のわずか四・五パーセントであったが、この小グループにおける暴力犯罪者の割合は一八パーセントに達していたということである。いっぽう出生時のトラブルと、貧困などの不利な社会的環境とのあいだには特別な関連は認められなかった。

同チームの研究者たちは、「一般精神医学アーカイブス *Archives of General Psychiatry*」誌の記事*のなかで、出生時のトラブルは、「脳の機能障害とそれにともなう神経学的および神経心理学的欠陥の原因となることがあり、そうした障害が直接的または間接的に暴力的傾向につながる」と述べている。しかし研究者たちは、出生時のトラブルは、初期の家庭環境が愛情あふれるものであれば、暴力的傾向にはつながらない、と強調している。

つまり、出生時のトラブルのマイナスの影響は、愛情のこもった育児で克服できる、ということである。人生最初の一年間の良い育児と親子の〝きずな〟が、暴力犯罪のリスクを減らすのである。不幸にも出産時にトラブルが起きてしまったときのために、親はこのことを心にとどめておくべきだろう。

生まれた順序*

出生と脳の話をしめくくる前に、きょうだいの出生の順序についても触れておく必要がある。専門家のあいだには、遺伝と環境だけで人格をじゅうぶんに説明できないときは、きょうだいのなかでの出生順を考慮に入れていないからだ、という意見がある。長年にわたってこの証拠を集めたフランク・サロウェイによれば、きょうだいは、親の愛と注目をダーウィンの生存競争さながらに競い合うなかで、家庭内での独自の居場所を築き上げる。

サロウェイは、膨大な数の歴史上の人物の記録にもとづいて、次のような結論を出している。まず第一子は、はじめから地位が安定しているため、親の価値観に忠実で、きわめて保守的な大人となりやすい(月をめざすアポロ計画に抜擢されたアメリカ人宇宙飛行士は全員が、天性のリーダーであり、長男であった)。第二子以降は、注目を得るためには長子とは違った戦略を立てなければならないため、より独創的、反抗的、共感的になりやすい。真ん中の子どもは、自信に欠けるが仲介役が得意であることが多い。末子は甘やかされがちなので、わがままになりやすいが、おおらかで人気者であることが多い。

私はサロウェイの意見の多くの点に同意する。だが、出生の順序には彼の発見以上の意味があると思う。過去の研究は社会科学的な枠組みのなかで行なわれたが、現在では、胎児に関する研究から、新たな証拠が続々と生まれつつある。注目すべきなのは、妊娠を重ねるごとに、子どもの出生時の体重が増加していくことだ（第一子と第二子の体重差は平均一三八グラムである）。[*] そのため、第一子には体重に比して大きな胎盤があることになるので、第二子以下よりも多く栄養を受け取る。

第一子は、脳の成長に不可欠な連鎖の長いオメガ三系脂肪酸を、第二子以下よりも豊富に摂取していくものと思われる。事実、母親が供給できるオメガ3の量は、妊娠を重ねるごとに減少していくことが多い。この傾向は、オメガ3を食事から摂取することの少ない欧米ではとくに顕著である。母親が子どもに供給する分をしっかりと補っておかなければ、妊娠するたびに蓄えが減っていくことになる。

子どもに影響する要因には、親の期待や好みもある。親の期待は子どもごとに違うし、また親は好みで、きょうだいのなかでどの子がお気に入りかを決めてしまう。一般に、第一子は父親の、第二子または末子は母親のお気に入りになりやすい。真ん中の子どもは両親から注目されにくいので、もっとも幸福感をもちにくい。

まとめ

神経科学の発見を見れば、出生体験が、脳の基本構造、無意識、人格のもとになる要素をかたちづくるうえで、どれほど重要な役割をはたしているかは明らかである。出生体験の影響がいつまでも続くのは、それが私たちの体のすべての細胞に刻まれているからでもあり、ストレスや痛み、〝きずな〃や愛への適応に関係する脳の配線を決めているからでもある。

ホルモンの流れを順調にして、赤ちゃんが外の世界に気持ちよく出てこられるように、できるだけ子宮内に近い出産環境を選んでほしい。子宮のように温かく静かで平和で快適な場所で出産できれば、母親も赤ちゃんもリラックスできるし、何より、〃きずな〃を最初から順調に結ぶことができる。

とはいえ、出生時にトラブルが起きてしまったとしても、子どもの一生の不幸が決まってしまうわけではない。出生前および周産期のトラウマは、愛情のこもった育児で克服できるのである。

育児のポイント

＊出産準備クラスは、できれば子どもの父親といっしょに参加すること。

＊妊娠中も出産のときも、不必要な医療処置はできるだけ避けること。たとえば、赤ちゃんを見るためだけに毎週超音波検査を受ける必要はない。

＊助産師の採用を検討しよう。

＊出産のときは、本当にいてほしい人だけに立ち会ってもらおう。

第6章　新生児の感覚と神経はこうして発達する

新生児に対する小児科医たちの誤解*は、かなり昔に始まっている。一八九五年、ペンシルベニア大学で小児疾患の病気の臨床学教授をしていたJ・P・C・グリフィスは、次のように述べた。「生まれたばかりの子どもには、植物と同じ程度の知性しかない。新生児には明暗の区別がつく以外には何も見えていない。聞こえてもいないようだ。じつのところ、直接的には何も知覚していないのである」

一九四六年には、前世紀最大のベストセラー『赤ちゃんと子どもの育て方 *Baby and Child Care*』〔訳註・『スポック博士の育児書』（邦訳、暮しの手帖社）の原書の初版。現在では改訂されて内容が変わっている〕の著者ベンジャミン・スポックが、赤ちゃんがむずかったときのことをこう説明している。「赤ちゃんはお母さんに腹を立てているわけではありません。そもそも赤ちゃんにはまだお母さんが人間だということも、自分が人間だということもわかっていないのです。赤ちゃんは生後一カ月は内臓と神経の塊にすぎないのです」

しかし、今日では世界じゅうの研究機関で、これとは正反対の事実がつぎつぎに発見されている。感覚器官は出生時から機能しているので、新生児はまわりの世界を知り、世界とかかわることができる。また、声や顔の筋肉や動きといった表現の手段も自分でコントロールできるので、新生児は、ほんの数十年前にいわれていたような、反応することも感じることも気づくこともできない生き物とは、まるで違うのである。

一九七〇年代に入ってようやく、科学者たちは従来よりも注意深く新生児を観察するようになった。心拍を記録する電極、おしゃぶりと連動させて吸い方のパターンを記録する電子装置、視線追跡装置、ビデオカメラなどを用いることができるようになってはじめて、新生児が積極的に学習やコミュニケーションを行なっていること、まわりの世界に敏感に気づいていること、驚くほど意図的に行動していることがわかったのである。

研究者たちが最初に注目したのは、新生児の感覚だった。感覚については、系統的な試験によって次のことがわかっている。

*出生の数分後、分娩室で、明暗のはっきりした部分のある物体、たとえば人の顔などを意図的に見つめる。
*見つめていた物体がゆっくり動くと、数分間はそれを目と頭で追う。注意のとぎれない表情で、ほかの活動を停止して、その物体だけに集中する。
*三次元的な視覚をもち、ある程度目と手を協調させて動く。
*自分の母親とほかの子どもの母親を、母乳のにおいや腋のにおい、その他母親が発するあら

ゆるにおいによって区別することができる。

＊食べ物に関連した香りのうち、ミルクのような香りや果物のような香りがすると、ほほえみの表情を浮かべ、吸ったりなめたりするような口の動きをする。生臭いにおいや腐った卵のにおいがすると、不快そうな顔をし、しばしば、ものを吐くような動作をする。

＊生後一週間までに、母親の声をほかの女性の声と区別できるようになる。生後二週間では、母親の声と顔の主体が同じであることに気づく。

＊生後数週間で、父親に対して、母親に対するのとまったく違う態度をとるようになる。父親には、もっと目を見開いて、もっと陽気に、もっと顔を輝かせて接する。

＊生後八週間で、物のかたちや色の違いがわかるようになる（たいていいちばん好きなのは赤、次が青である）。

＊生後四カ月で、生き物とそうでないものとの動きを区別できるようになる。

＊生後五カ月で、唇の動き＊が言葉に対応していることに気づく。

感覚の劇的な発達＊

こうした発見は、新生児の能力や才能について毎日のように届けられる膨大な情報の一部にすぎない。科学者たちはこの二〇年のあいだに新生児の感覚機能に関する数々の研究を行ない、乳児心理学や行動小児科学の教科書を書きかえてきた。こうした研究がもたらした膨大な数の動かぬ証拠によって、新生児は、かつていわれたような知性も感覚もない細胞の塊ではないことが、疑いようのない事実となった。

これまでの研究を総合すれば、正常な新生児は、明らかにすべての感覚器官を機能させてこの世界にやってくる。感覚ごとに発達程度の違いはあるが、どの感覚も機能しており、刺激に対して反応することが確かめられている。研究者たちは、反応（脚を引っこめる、首をまわす、驚いたような動きをする、まばたきをするなど）を測定することによって、子どもの各発達段階における感覚機能の発達程度を確かめてきた。

たとえば、ジェイコブ・E・スタイナー*（エルサレム、ヘブライ大学）は、味とにおいに対する新生児の反応を調べた。一連の実験では、甘いもの、すっぱいもの、苦いものを、まだ口から栄養をとったことのない生まれたばかりの正常な新生児に与えた。その結果どの新生児も例外なく、甘い刺激に対しては、顔の緊張をほぐし、ほほえみに近い喜びの表情を浮かべた。すっぱい刺激に対しては、いかにもすっぱそうに唇をすぼめ、苦い刺激に対しては、不快そうに口をあけた。また、水を与えた場合は、無表情で飲みこんだ。

においを嗅ぎ分ける能力にかぎっていえば、新生児は大人よりすぐれているようだ。これについては、数年前にエイダン・マクファーレンが実験を行なっている。この実験では、母親に頼んで、授乳の合間にブラジャーにガーゼを入れておいてもらった。次に、そのガーゼを子どもの顔の横に、片側が自分の母親のガーゼ、反対側がほかの子どもの母親のガーゼとなるように置いた。すると、ほぼすべての子どもが、自分の母親のガーゼを嗅ぎ分け、そちらに顔を向けたという。

前節で述べたが、新生児は生後一週間までに自分の母親の声をほかの女性の声と区別できるようになり、生後二週間で母親の声と顔の源が同じであることがわかるようになる。このことを鮮やかに示したのが、イギリスの研究者ジェネヴィーヴ・カーペンターである。カーペンターは生後二週間の子どもに四通りの働きかけを行なう実験をした。

1. 母親がふつうに話しかける。
2. 母親以外の女性がふつうに話しかける。
3. 母親がほかの女性の声をまねて話しかける。
4. 他人が母親の声をまねて話しかける。

新生児は、母親が自然な声で話しかけた1のときにもっとも熱心に耳を傾け、3と4のときには動揺を見せた。聞きなれた要素と聞きなれない要素の混ざった声を聞かされて、不安をかき立てられたのである。これは聞き分ける能力がすでに相当発達している証拠といえる。

ほかの実験では、新生児に、声だけが届いて視界には入らない位置から*、男女一人ずつに同時に話しかけてもらった。すると新生児は例外なく、女性の声のほうに顔を向けた。

小児科医T・ベリー・ブラゼルトン（九五ページ参照）によれば、赤ちゃんは父親に対しても特別な関心を示す。*ブラゼルトンは、「驚くべきことに、生後数週間になると、子どもは父親に対して、母親に対するのとはまったく違う態度をとるようになる。父親に対するときは、もっと目を見開き、もっと陽気になって、もっと顔を輝かせるのである」と述べている。ブラゼルトンの考えによれば、赤ちゃんは、父親に母親以上の強い期待を感じとり、それゆえに、より極端な反応を返すのである。

情緒のレーダー

新生児は光や音やにおいや味を知覚し、それを解釈できることがわかった。しかし、じつはそれだけではなく、新生児は情緒的なニュアンスを読みとることもできるのである。生まれたばかりの新生児は、大人の顔をじっと見つめ、大人の発声や動きに調子を合わせるような反応をする。大人がほほえむとほほえみ、大人に調子を合わせて動く。また、予想を裏切られると——たとえば、母親に向かって甘えるような声を出したのに、母親がまったくの無表情でいれば——すっかり落ちこんでしまう。

ブラゼルトンによれば、新生児は生後四週間までに、明らかに情緒的な反応を見せるようになる。「新生児の態度は一つの言語である。新生児は態度を通して、機嫌が悪くなってきたこと、がっかりしはじめていること、刺激が多すぎてうんざりしていることなどを伝える。新生児は、私たちが生きていて味わうおよそすべての感情を、態度で表現しているのである。事実、生後四週間から六週間になると、手や足の指がどう動いているかを見れば、その子どもが物、母親、父親、他人のいずれを見つめているのかがわかる。手足の指の動きで、見つめている対象がわかるのである」

生まれたときの能力

赤ちゃんは知覚し感じているだけでなく、積極的に世界に参加している。赤ちゃんは驚くほど多くの能力をそなえて子宮から出てくるのである。

ニューヨーク大学医療センター臨床小児科学助教授、ランディ・ワッサーマンによれば、赤ちゃんは、無意識にものをしっかりとつかむ力をもって生まれてくる。この強い力のおかげで、大人が抱き上げるのも抱きしめるのも容易になる。この握力の強さはおそらく、おっぱいの源である母親が木から木へと飛びまわっていた時代のなごりだという。

生後二、三カ月になると、たいていこの強靱な握力は失われるが、かわりに別の能力が見られるようになる。それは目と手を協調させて動かす能力である。目と手の協調運動ができるようになるためには、当然ながら、それに必要な視力が発達している必要がある。ニューヨークのベス・イスラエル医療センター発達・行動小児科長、アスマ・サディクによれば、新生児に見えているのは、二〇センチ以内のものだけである。医者や心理学者によっては、三〇センチから四五センチくらいまで見えている、という意見もある。いずれにしても、新生児には色の区別はつくが、物はぼんやりとしか見えていない。未熟な目と手の協調運動は出生時から行なっているが、生後五カ月ころまでにもう少し視覚が発達すると、物を手から手へともち替えたりできるようになる。生後六カ月になると目の焦点がしっかりと定まるので、世界とかかわっていくうえで、目と手の協調運動が大きな役割をはたすようになる。

赤ちゃんはもちろん、最初から親の気分や反応に調子を合わせている。しかし、いろいろな能力が発達してくるにつれて、自分に有利なものだけに同調するようになる。ニューヨークのマウント・サイナイ医療センターのコミュニケーション障害センター所長、アーノルド・シャピロによれば、受容言語能力、すなわち、相手がいったことを理解する能力は、話す能力よりもはるかに速いスピードで発達する。そして、話しはじめるときは、たいてい自分にとっていちばん大事なことを伝えようとする。英語の場合、赤ちゃんの最初の言葉で多いのは「baba（bottle＝哺乳瓶）」や「dada（daddy＝お父さん）」である。「mama（ママ）」は少し発音が難しいので、もっとあとになる。

ニューヨークのバンクストリート・ファミリーセンターの所長であるエイミー・フリンによれば、幼児は、話し言葉やまわりの世界を文字通りに解釈しやすい。ある日、フリンは幼児たちを喜ばせようとしてこういった。「きょうは、皆さんをびっくりさせる〔英語はblow your socks offで、文字通りには「靴下を吹き飛ばす」の意〕ものをもってきましたよ」そして、見まわすと、一人の男の子が、「靴下吹き飛ばしごっこ」が始まるのを期待して、靴を脱いで構えていたという。

言葉によるコミュニケーションがたいてい直接的であるのに対し、赤ちゃんのほほえみは、きわめて巧妙な生き残り作戦なのかもしれない、とサディクはいう。子どもは生後二カ月くらいで意図的にほほえむようになる。そのほほえみが、疲れた親の、この子のためなら何でもしてあげようという気持ちをかりたてるのである。

しかし、月齢を重ねるごとに、子どもは自分の力でいろんなことができるようになる。ほとんどの子どもが、六カ月でお座りができるようになり、九カ月までにつかまり立ちができるようになる。そして、たいてい一二カ月から一五カ月で歩きはじめる。サディクによれば、平均的な子どもは、一八カ月までに、歩いている途中でいったん前かがみになっておもちゃを拾い、ふたたび歩き出すことができるようになる。

赤ちゃんの痛み

人間の発達に関する間違った思いこみのなかでもとくに根強いのは、「生まれたばかりの赤ちゃんは痛みを感じない」という思いこみである。反対の証拠が数えきれないほどあがっているにもかかわらず、この誤った信念に誰よりも必死でしがみついているのは、ほかでもない小児科医自身である。こうした小児科医の態度は、新生児の罹病率《りびょう》や死亡率の高さの原因でもあり、彼らの新生児に対する受けいれがたい無知の証拠でもある。新生児も大人と同様に痛みに反応することがわかってきたのが一九六〇年代のはじめであることを考えると、いまだに平気で新生児に痛みを与え続けている医者を、信頼できる情報がないからという理由でかばうことはできない。*

とはいえ、一九八七年、ハーバード大学医学部麻酔科長、K・J・S・アナンドの論文の影響もあって、医師たちはむさぼっていた惰眠《だみん》からようやく目をさましはじめた。アナンドの論文は、権威ある医学雑誌「ニューイングランド・ジャーナル・オブ・メディスン」に発表された。そのなかで彼はこう述べている。

「膨大な数の証拠が示すところによれば、人間は胎児でさえ、痛みの経路と、痛みを知覚するのに必要な皮質および皮質下の中枢が、妊娠後期にはじゅうぶんに発達している。そのうえ、現在では痛みの伝達と調整に関連があることが知られている神経化学系も、すでに完全に機能している。在胎期間の異なる新生児たちに痛みの刺激を与え、それに対する生理的反応を測定した記録を見ると、新生児は痛みに対し、大人と同様にホルモン、代謝、心肺機能の変化で反応していることがわかる。しかも変化の度合いは、大人よりも新生児のほうが大きい。新生児には、痛みに対する情緒と行動の統合した反応もうかがわれる。それらは長く記憶にとどめられ、のちの行動パターンを変化させる」

トロント大学附属小児病院の臨床薬理科長、ギデオン・コレンはこう述べている。「新生児に対する手術の多くが、麻酔をわずかにしか、あるいはまったく用いていない。一般に、新生児は痛みを感じても覚えていないと考えられている。だがそれは間違いである」

事実、コレンは研究を通して、出生直後に麻酔なしで手術を受けた痛みの記憶が、その後の痛みに対する反応として残る*という証拠を発見し、やはり権威ある医学雑誌「ランセット *The Lancet*」に発表した。この研究では、麻酔なしで包皮切除術（三四一ページ参照）を受けた男児のグループを、包皮切除術を受けていないグループと比較した。生後六カ月の時点で、痛みに対する感じ方の違いを調べたところ、「包皮切除術を受けた乳児は、標準的な予防注射に対して、包皮切除術を受けていない乳児よりもはるかに痛そうに反応した」という。このことから、麻酔なしの手術のトラウマが持続することがわかる。

悲しみの淵からの手紙

これほど動かしがたい証拠があるにもかかわらず、医療従事者のなかにはまだ、新生児は痛みを感じないと主張してゆずらない人たちがいる。彼らの犠牲となった親たちが苦しみをつづった手紙が、雑誌「バース *Birth*」に掲載された。*

ある母親からの手紙を紹介しよう。

「一〇年前、早産で生まれた息子のエドワードは、水頭《すいとう》症の治療のため、クラーレで麻痺した状態で短絡術《シャント》〔訳註・頭にたまった水を胃に流すために体にパイプを埋めこむ手術〕を受けました。そのあいだ、息子は動くことも泣くことも、とにかくどんな反応をすることもできませんでしたが、見て、聞いて、感じることはできたはずです。頭と首とお腹が大きく切られ、頭の骨に穴を開けられ、脳の真ん中にチューブが差しこまれ、それが首、胸、お腹の皮膚の下に押しこまれ、最後にお腹のなかに埋めこまれるまでの一部始終を。夫とわたしはなんだってこんな手術に同意するサインをしてしまったのでしょう。でもわたしたちは、手術をしなければエドワードは死ぬかもしれない、あるいは、脳に障害が残るかもしれない、といわれたのです。そして、麻酔をかけたら死ぬかもしれないとも。そのうえ、赤ちゃんは痛みを感じないんだよ、と医者たちはいいました。そのときは、本当かしらと思った程度でしたが、今では、あれがまったくの嘘だったことを確信しています。

重度の知的障害をかかえた息子は、今も頭や首やお腹を誰にも触らせようとしません。精神安定剤をじゅうぶんに飲んでいるときでさえ、どういうことのない傷の手当てで、あるいは、病院の建物をちょっと目にしただけで、激しく震え出し、汗びっしょりになって、悲鳴を上げ、もだえて、吐いてしまうのです。息子は心のどこかで、あの麻酔なしの手術と新生児集中治療のあいだに味わった恐ろしい痛みを、覚えているのです。そう思わずにはいられません」

「バース」誌の同じ号にはこんな手紙も紹介されている。ここでも一人の母親が、早産で生まれた子どもが病院でどうあつかわれたかを涙ながらに訴えている。

「三日前から予定されていた手術の日の朝、輸送チームの人がジェフリーのことを、『とても小さいけど血色のいい男の子ですね。元気いっぱいで、反応も動きもいいですね』といいました。そもそもこの手術は急を要するものではありませんでした。ただ、長い目で見れば受けておいたほうがいいと思われるので、とりあえず予定しておこうということになったのでした。それなのに、麻酔医は手術を急ぎました。そして、手術中もその前後も、鎮痛剤や麻酔のたぐいを一切使わずに、ジェフリーの体を麻痺させたのです。

ジェフリーは一時間半かけて、首の両側に穴を開けられ、右胸にも穴を開けられて、頸静脈にカテーテルを差しこまれ、それから穴を全部縫い合わされました。ところが、そのあと外科医が、カテーテルがしっかりと固定されていなかったというのです。手術は最初からやり直しでした。ジェフリーは今度は、胸骨から背骨のあたりまで切り開かれました。そして、肉が脇にのけられ、肋骨が動かされ、左の肺が引っ張ってよけられて、心臓の近くの血管が縛られました。それから、組織が何層も縫い合わされ、新しい胸腔《きょうくう》チューブを差しこむために、左脇に最後の〝刺切〟が行なわれました。

ジェフリーは、手術の五週間後に亡くなりました。

何より許せないのは、小児病院の年配の新生児専門医の言葉です。ジェフリーの治療について説明するとき、彼は、『何をしたって平気なんですよ、どうせ胎児なんだから』とわたしにいったのです。わたしが『じゃあ、いくつになったら痛みを感じるんですか』と尋ねると、『二歳前後ですよ』という自信に満ちた答えが返ってきました」

エドワードが生まれたのは一九七五年、ジェフリーが生まれたのは一九八五年である。当時としては、この二人の話は別段珍しいものではない。というのも、一九八七年に新生児病棟の看護師を対象に行なったアンケート調査では、七九パーセントが、無痛法がじゅうぶんに用いられていないと思う、と回答し、新生児の三三パーセントが術後に無痛法を受けておらず、三四パーセントが外科的処置の前に無痛法を受けていないという実態が明らかになった。また、その翌年に小児専門麻酔医を対象に行なった調査では、一五パーセントが生後一カ月以内の子どもは痛みを感じないと考えていること、全員が手術前に麻酔を用いていないこと、九八パーセントが小規模な処置では麻酔を用いていないこと、三〇パーセントが大規模な処置でも麻酔を用いていないこと、四八パーセントが手術後に麻酔を用いていないことがわかった。

J・ウィンベリ（ストックホルム、カロリンスカ医科大学）は、新生児が適切な無痛法あるいは麻酔法なしで手術を受けた影響は、ベトナム戦争の退役軍人やレイプの犠牲者、震災経験者などによく見られるPTSD（心的外傷後ストレス障害）に似ていると述べている。要するに、新生児が極度の痛みを味わうと、* その苦痛が記憶の奥に残り、その後、痛みが起こるたびに鮮やかによみがえるのである。

出生後まもない時期に極端な痛みを味わったり、くりかえし痛みを味わったりすると、脳にも悪い影響が残る。フラン・ラング・ポーター（セントルイス、ワシントン大学医学部）は、出生後まもない時期は、脳の可塑性がもっとも高い時期*であり、「人間を含むあらゆる動物種にとって、初期の発達の臨界期である。つまり、環境が脳におよぼす影響、ひいてはのちの行動におよぼす影響は、この時期に最も大きくなる。この時期にくりかえしストレスや痛みにさらされると、のちの人生で同様の体験をする場合よりも、脳の発達におよぼす影響が深刻であり、いつまでも残りやすいことが予想される」と述べている。

事実、脳が急激に発達する新生児期*に痛みを味わうと、神経細胞が損傷したり死滅したりなどの現象がたてつづけに起こるようだ。多くの研究者によれば、この時期の痛みは神経系そのものの構造や機能を変えてしまうらしい。また、この影響は、のちにストレス障害、痛みに対する過敏性、社会性の欠如などに発展するとも考えられている。

痛みが脳の構造にまで影響を与えるとなると、もう一つの疑問が生じる。子どもは痛みを意識的なかたちで記憶しているのだろうか。しかし、これについてもある程度はわかっている。ポーターは、生後六カ月以上の乳児は痛みを意識的に記憶しているという研究結果を紹介している。それによれば、ある時期に痛みにさらされた子どもは、のちに痛みが起こりそうだと予想した時点で早くも恐怖心をいだくようになるという。

しかしポーターらは、こうしたダメージは、麻酔を用いることで、軽減あるいは防止できるという。研究者たちは、胎児に臨床的な検査を行なったところ、モルヒネとミダゾラムの投与によって、痛みの反応が減少し、脈拍数や血圧などの生命徴候《ヴァイタルサイン》が安定することを発見した。麻酔には、脳へのダメージから死にいたる深刻な神経学的影響の発生率を低下させる効果もあるという。

痛みの管理*はあらゆる年代の患者に対して行なわなくてはいけない。しかし、乳幼児の場合はとくに結果が深刻である。その時期に味わった痛みは、神経系の構造を変え、知覚の仕方や行動のとり方、情緒に、生涯影響し続けるのである。

子どもの脳への、ストレスの影響

研究者によれば、痛みが子どもの脳に与えるのと同じダメージは、ストレス下においても起こるらしい。脳科学者のあいだでは、ストレスホルモンの産生にともなってストレス反応が起こることが、以前から知られている。

しかし現在では、アメリカとカナダの研究者からなるストレス研究チーム*が、ストレス反応の健康度は、人生最初の時期に根ざしているともいっている。同研究チームは、生まれたばかりのラットに軽いストレスを与えるために、一五分だけ親と引き離すことを、何日か連続で行なった。すると驚くべきことに、このラットたちは、成熟後にストレスを与えられると、何も操作されていない対照群のラットよりも、ストレスホルモンであるコルチコステロンの放出量が少なく、不安レベルも低かったのである。これは子ラットに重度のストレスを与えた場合と正反対の結果であった。一度に三時間、親と引き離された子ラットは、成熟後、ストレスを与えられていない対照群のラットよりも、コルチコステロンの放出量が多く、不安レベルも高くなったのである。

研究チームは、この一見矛盾する結果を、検討の結果こう説明している。短時間引き離された子ラットが母親のもとへ戻ると、母親はその子を熱心になめたり、毛づくろいをしてあげたりする。こうして母親から特別の待遇を受けた子どもは、大人になってから、不安を感じにくくなるのである。研究チームはさらに、〝軽いストレス〟と、その結果として増えたスキンシップの、ずっとあとになって現れる副次効果も発見している。母親とたくさんふれあった子ラットは、歳をとってから、対照群のラットよりも、記憶力低下の時期がかなり遅くなるのである。

新生児集中治療室（ＮＩＣＵ）の問題

新生児の感覚についてこれまでわかったことを考慮すると、新生児集中治療室すなわちＮＩＣＵ

(neonatal intensive care unit) は、子どもにとってひじょうに危険な場所である。痛みやストレスが新生児にダメージを与えるのなら、NICUほど、この二つの要因に満ちあふれた場所は、ほかにないのではないだろうか。

集中治療室に置かれる未熟児は、本来ならば、まだ子宮のなかにいるはずの子どもである。子宮のなかでは、子どもは母親の心臓の鼓動を聞きながら、外からの弱い光と音を感じ、成長とともに心地よく体になじんでくる子宮のうねりを感じている。ところが、NICUの未熟児や病気の新生児たちは、強烈な光と、電子機器や警報器の耳ざわりな音を浴びせられ、やさしい手に触れられることもなく、新生児用ベッドに寝かされたままでいる。未熟児の多くは、母親のそばに寝かせてあげるほうが、NICUという騒々しく温かみのない環境に置かれてたえず針を刺され、何本もの管を差しこまれているよりも、ずっと元気になるはずだと私は思っている。

この問題をドラマティックに物語る例を紹介しよう。シアトルのある小児科医*が、重病の新生児を病院のNICUで治療していた。この子どもは生命維持装置につながれ、光にさらされ、ラッシュ時のニューヨーク五番街にまさるほどの騒音を浴びせられていた。

やがて、この子どもは酸素をじゅうぶんに取り入れることができなくなり、皮膚からは血の気が失せていった。医者はもう助けるすべはないと判断し、生命維持装置を取り外し、すべての機器の電源を切り、照明を消した。それから、子どもをベッドから抱き上げ、腕のなかでやさしく揺らした。すると、数分のうちに、血色が戻り、完全に回復してしまったのである。

こうした話は決して珍しくはない。すでに有名になっているこんな話もある。ある母親が幼い息子に、これから生まれてくる妹と仲よくなってもらうために、お腹の赤ちゃんに歌を歌ってあげてと頼んだ。すると息子は、大好きな「ユー・アー・マイ・サンシャイン」を歌ってくれた。

妊娠中には異常が見られなかったが、生まれた女の子は病気だった。ＮＩＣＵでの二週間、生死をさまよい続けるほどだった。家族は葬儀の準備を始めた。すると息子が、最後にもう一度だけ妹に歌ってあげたい、という。ＮＩＣＵに子どもが入ることは禁じられていたし、病院のスタッフに頼んでみても断られたが、母親は意を決して息子を病院に連れていった。今、妹に会わせなければ、この子は一生、生きている妹に会うことはできないと考えたからだ。

母親は息子にぶかぶかの白衣を着せ、ＮＩＣＵに送りこんだ。息子の姿はまるで歩くランドリーバッグだったが、婦長が彼を子どもと見破り、「この子をすぐに外に出しなさい！　ここは子どもは立ち入り禁止ですよ」とどなった。するとふだんは穏やかな母親が、婦長をけわしい目でにらみつけた。「この子は妹に歌ってあげるまで出ていきません」

三歳の兄はベッドのかたわらに立ち、死にかけた妹をじっと見つめると、歌い出した。「ユー・アー・マイ・サンシャイン、マイ・オンリー・サンシャイン」妹はたちまち反応した。生まれてはじめて脈が安定したのである。兄が歌っているうちに、絶え絶えだった呼吸もなめらかになった。さらに歌が続き、赤ちゃんがリラックスしたようすを見せはじめると、いばり散らしていた婦長でさえ感動の涙を流した。葬儀の準備はとりやめになった。そして翌日には、その子は家に帰れるほど元気になったのである。

私はＮＩＣＵの廃止を訴えるつもりはない。それよりも、もっとすぐれたＮＩＣＵをつくるべきだといいたい。照明も音も血液採取の回数ももっと減らしていいはずだ。重病の新生児は重病の大人と同じように、穏やかで静かな環境を求めている。この事実を前提としたＮＩＣＵづくりを始めるべきだろう。

マッサージとスキンシップのパワー

ＮＩＣＵなどの医療施設にいることで適切な刺激を受けるチャンスを逃してしまうのでは、未熟児はいつになっても正常な子どもに追いつくことができないかもしれない。現在では、数々の研究によって、未熟児は成熟児に比べ、身体的、神経学的、社会的、精神的に、そして動きの発達や機能において、障害をかかえるリスクがはるかに高いことがわかっている。その理由の一つは、刺激の剥奪*である。子宮のなかでは、子どもは母親や羊水の動き、子宮の筋肉の壁や胎盤を通して、つねに触覚刺激や運動感覚刺激を受けている。* 子宮のなかで体が大きくなるにつれ、子宮の壁が近づいてくるので、触覚刺激が強まってくる。

未熟児は、子宮内でのこの触覚刺激を経験しそこなったうえ、孤独な環境に置かれる。スキンシップも動きもほとんど経験することなく、不愉快な音や光を浴びせられ続けるのである。未熟児は家に戻ってからでさえ、親からおそるおそるあつかわれがちである。親は未熟児に害を与えるのを恐れるあまり、病院の看護の方法をまねするのである。

しかし、嬉しいニュースもある。生後数週間のうちに、未熟児の不利な状況を埋め合わせる方法があるのだ。この方法を用いれば、特別に小さな赤ちゃんを、健康へと続く道に送り出してあげることができる。この埋め合わせのテクニックのなかでもとくに効果が高いのが「インファント（乳幼児）マッサージ*」である。

この研究の先駆者は、マイアミ大学医学部皮膚接触研究所の所長、ティファニー・M・フィールドである。フィールドはある研究のなかで、未熟児二〇人に、一日に四五分のマッサージ（一回一五分のマッサージを三回）を、一〇日間連続でほどこした。するとマッサージを受けた子どもは、体重の増加量が、受けていない子どもを四七パーセント上まわった。また、フィールド自身も驚いたことに、マッサージを受けた子どもは、目覚めて活動している時間が長くなった。この事実は、マッサージは眠気を誘うのではないかという予想に反する。マッサージを受けた子どもは、各種の機能検査や神経学検査の結果もよく、受けなかった子どもよりも平均して六日早く退院することができた。

フィールドらは、ふれあいは未熟児にだけでなく成熟児にとってもさまざまなメリットがあることを発見した。以下はその発見の一部である。

＊母親と肌のふれあう場所に寝かされた新生児はおとなしくしていたが、母親と引き離され、ベビーベッドに置かれると泣き出した。そして母親のもとへ戻されると、またおとなしくなった。

＊マッサージを受けた乳児は、たんに揺すってあやされた対照群の乳児よりも、規則正しい睡眠パターンができ、体重が増えた。

正式な研究はまだ行なわれていないが、全米のインファントマッサージ訓練団体*から寄せられる報告によれば、このテクニックを用いることによって、予防接種などの痛みをともなう処置に対するストレス反応が低下し、歯の生える痛みや便秘の痛みが軽くなり、お腹の痛みでぐずることが少なくなる。また、思いがけない効果として、親の気分まで明るくなるという。

マッサージはさらに、子どもと父親との〝きずな〟を深めるとも報告されている。オーストラリアのある調査によれば、生後四週間にわたって子どもにマッサージをほどこし、入浴させた父親*は、それらを行なっていない父親よりも、乳児から見つめられたり、ほほえみかけられたり、声をかけられたり、手を伸ばされたりといった好意的なふるまいをされることが多く、避けるようなふるまいをされることが少ないという。

フィールドによれば、マッサージは健康に何の問題もない乳児にもメリットがある。それは一つには、マッサージにはストレスを減らす効果があるからである。事実フィールドらは、このマッサージには、乳児のストレスのしるしと考えられている動作（顔をゆがめる、しかめる、拳を握る*など）の頻度を減らす効果があることを発見した。またマッサージによって、カテコールアミン〔副腎髄質ホルモン。四八ページ参照〕のうちノルアドレナリンとアドレナリン*の血中濃度が高まることも発見した。

カテコールアミンは、大人の場合、その後のストレスによって分泌量が増加するものであり、そのためこれらが増加するのは望ましくないように見えるが、出生に続く新生児期にこれらが増加するのは正常な発達のしるしなのだ、とフィールドは述べる。つまり、マッサージには、放っておけば遅れてしまうかもしれないホルモンの分泌を正常にする働きがあるというのだ。スウェーデンのある研究チームも、マッサージのパワーを裏づけた。新生児の口のなかをマッサージすると、食物の吸収[*]を助けるホルモンの分泌量が増加することを発見したのである。

こうした報告に励まされてフィールドらは、ほかのさまざまな問題をかかえる乳児に対してマッサージ療法を始めた。コカインにさらされた乳児やＨＩＶ（ヒト免疫不全ウイルス）に感染した乳児は、マッサージを受けることによって[*]、体重が増え、ストレスを示す頻度が減り、動きも向上する。また、うつの母親の子どものうち、マッサージを受けた子どもは受けなかった子どもと比べ、周囲の人と上手にかかわるようになり、むずかったり夜泣きをしたりすることが少なくなる。

音楽のパワー

音楽とマッサージを組み合わせると、新生児の神経を落ちつかせる強力なテクニックとなる。音楽にきわめて高いリラックス効果があることは、長年の研究によって証明ずみである。情感豊かで流れるようなメロディー、シンプルなハーモニー、一分間に六〇拍から八〇拍（人間の休息時の心拍数と同じ）の穏やかなリズムには、年齢をとわず人をリラックスさせる効果がある。生理的測定のデータによって、こうしたリズムが脳内の快楽物質であるエンドルフィンの放出をうながし、ストレスと関連のある副腎皮質刺激ホルモン（ＡＣＴＨ）の血中濃度を低下させることがわかっている。また、こうした音楽には、脳のアルファ波を出やすくし、筋肉の緊張をほぐし、皮膚電気反応(電気伝導率)を高めるなどの身体的な効果がある。また、情緒の安定をうながす効果もある。

私たちの音楽への反応の仕方は、ほぼまちがいなく、出生前の体験に根ざしている。子宮のリズムはきわめてリラックス効果が高いので、胎児に音を聞く能力がそなわった瞬間、すなわち出生の三カ月ほど前から、胎児の発達に役立っている。その瞬間からずっと、子宮の音はとぎれることなく続き、胎児を落ちつかせているのだ。胎盤を通って血液が流れこむとき、音は最大の約九五デシベルになる。胎盤の血管をリズミカルに血液が流れる音は、子宮内での子守唄だ。だが、母親の体から出たとたんに、その大切な子守歌が聞こえなくなってしまう。子どもが子宮から外の世界に出るときには、さまざまな変化を味わわなければならないが、そのなかでもとくにストレスの大きい変化は、母親の動きや呼吸や心臓の鼓動にともなうリズムを失ってしまうことなのである。

出産したばかりの母親は、子どもの要求を直感的に知っているので、自然に子どもを胸元で抱き、心臓の音を聞かせる。心理学者のリー・ソークは、心臓の音には子どもを落ちつかせる効果があると考え、胎児は規則的な音を聞けば子宮の心地よさや安心感を思い出すのではないかと推測した。そして、出生直後に心臓の音に近い音を聞かせることによって、外の世界と子宮との違いを和らげることができるに違いない、と考えるにいたった。

この推論の正しさは、すぐに科学者たちによって証明された。たとえば、ある研究チームは、血液が胎盤を流れるリズムには新生児をなだめる効果があることを発見した。別の研究者らは、新生児は録音された子宮の音を聞かされるとぐ、ず、ら、なくなることを発見した。さらに別の研究者らは、これを一歩進め、母親が妊娠中に毎日見ていたテレビドラマのテーマ曲で新生児をなだめることができることを発見した。また、音楽には分娩にかかる時間を短縮し、*出生時の母子双方の痛みをやわらげる効果があることもわかった。*

カナダの看護師、ジューン・カミンスキとウェンディ・ホールが、病院の新生児室の子ども二〇人を対象に、おもしろい調査を行なった。クラシック音楽を流すと、この正常な新生児たちは、たいていしばらくは穏やかになった。次に、対照期間として音楽を止めていると、子どもたちは気分が変わりやすくなり、泣いたりぐずったりすることが増えた。看護師たちは、音楽を聞いている新生児にはリラックス状態が続くと報告している。ストレス反応の逆が起きたというわけである。

音楽は、スキンシップの場合と同様に、未熟児や病気をかかえた新生児にほどこしたときに、最大の効果を発揮する。

成熟児は未熟児よりも神経系が発達しているので、心理学者のいうところの「組織化された状態」であることが多い。そのため、欲求が養育者に伝わりやすく、落ちついて眠っている時間や、静かにリラックスしている時間が長い。いっぽう未熟児の多くは、情緒の安定を保つことができるほど神経系が発達していない。たいていは「組織化されていない状態」なので、うとうとしていたり、泣いていたり、ぼうっとしていたりする時間が極端に長い。組織化されていない子どもは膨大なストレスをかかえているため、養育者の手を焼かすことになる。こうした子どもと調子を合わせるのは、なみたいていのことではないのである。

ジョージア・バプティスト医療センター（アトランタ）の新生児集中治療室の看護師たち*は、音楽が未熟児の助けになることを期待して、ある実験を行なった。この実験では、未熟児のなかでも明らかに気分が安定しておらず、頻繁に手足をばたつかせたり、激しく頭を動かしたり、顔をしかめたりする子どもたちが対象として選ばれた。研究者たちは、対象の未熟児がぐずったら、まず一〇分間その子をなだめ、続く一〇分間に、子宮内の音と女性の歌声とを組み合わせた録音テープ*を聞かせた。そして、そのあいだの心拍数、酸素飽和度〔血中酸素の濃度〕、血圧を記録し続けた。その結果、未熟児たちは、音楽を聞いているあいだは酸素不足になりにくく、態度が安定しやすいことがわかった。看護師たちは有効な治療手段を探り当てたのである。

音楽療法*は、未熟児をリラックスさせるだけでなく、脳の配線を修整するようだ。これはきわめて重要な効果である。というのも未熟児は、本来ならば誕生までの数週間に子宮内で聞くことができたはずの音を聞きそこなっている。脳が環境に応じてつくられることを考えれば、予定外に早く外の世界に出てしまった未熟児の脳が、予定通りに出てきた成熟児の脳とまったく同じように配線されているはずがない。しかし、生まれたあとで子宮内の音に近い音楽を聞かせてあげれば、残されていた脳の配線作業が完了するかもしれない。音楽には、未熟児を一時的にリラックスさせる力があるだけでなく、安定した脳という一生の宝物を未熟児に授ける力があるかもしれないのである。

新しい知識を受け入れない人々

発達心理学者や科学者たちは、新生児の感覚や精神の機能についての従来の思いこみを捨てはじめている。しかし、いまだに新しい知識に抵抗し続けている専門家も少なくない。

一部の心理療法家（おもに精神分析の信奉者）はまだ、幼い子どもは原始的で攻撃的な動物であり、基本的欲求を満たすためだけに行動している、と考えている。

こうした態度を如実に物語る文章を以下に紹介しよう。この一節さえなければ、じつに良識的で人道的な本からの引用である。

「赤ん坊は、目が覚めて意識がはっきりしているときは、つねに何かに手を伸ばしている。ところが、頭のなかではまだ、どこからどこまでが自分で、どこからどこまでが自分以外なのかを把握してはいない。赤ん坊は何もできないので、緊張や欲求があると、残酷な態度に出ることがある。空腹を満たしてくれる乳房をむさぼり、傷めつける。抱いてくれる腕を疲労困憊《こんぱい》させる。自分の体の生産物を遠慮もなく排出する。母親は、赤ん坊の手に負えない欲望を受け入れ、耐え、許す。そうすることを通して、赤ん坊を手なずけ、人間に育てていくのである。赤ん坊の未熟でむきだしの興奮は、母親が調子を合わせることによって、社会性のある人間の情緒と感情に変わるのである」*

しかもあきれることに、反対の証拠が数えきれないほどあがっているのに、こうした考え方がいまだにまかり通っている。まわりを見るかぎり、医者の一〇人中九人が、胎児はいうまでもなく、新生児には基本的に心も感覚もないと考えているようだ。また、これまで見てきたように、彼らの多くは、乳児が痛みを感じるということさえ信じていない。とくに産科医はよく、胎児や新生児についての発見を猛烈に否定したり、あざ笑ったりする。彼らはなぜ、世界の指導的な研究所の発見を受け入れようとしないのだろうか。

おそらく、彼らは心のどこかで、胎児や新生児に人間らしい感覚や情緒があることを認めてしまったら、妊婦や新生児のあつかい方を改めなければならない、と思っているのではないだろうか。真実を認めてしまえば、女性は不完全な出産マシンで、医者は彼女たちを助けに駆けつける白馬の騎士なのだという幻想を捨てなければならない。そうなればまず、自分が主役となって出産を取り仕切ろうとする態度を、脇役に徹して忍耐強く温かく見守る態度へと、一八〇度変えなくてはならない。

しかし、どんなに抵抗しても、変化は起こりつつある。科学的研究の成果はついに、母親たちが昔から知っていたことを裏づけた。新生児には感覚も感情も心もあるという事実、そして新生児期の体験がその後の人生に影響し続けるという事実が、ついに証明されたのである。

まとめ

正常な新生児は五感と知力を働かせて外の世界にやってくる。このことは数多くの証拠によって裏づけられている。感覚ごとに発達程度に違いはあるが、健康なすべての子どもは生まれた瞬間から、見て、感じ、味わい、触れ、聞くことができるのである。

さらに大切なことは、赤ちゃんは生物学的に、養育者とリズムを合わせるようにできているということである。赤ちゃんの能力を知っていれば、親は出産直後から子どもと上手にかかわることができる。また、ストレスや痛みがもたらすダメージを知っていれば、親はそれを防ぐことや、少なくとも減らすことができる。また、たとえダメージが起きてしまったとしても、知識があれば、それを埋め合わせることができる。

育児のポイント

＊赤ちゃんに感覚、情緒、さまざまな能力があることを知っている親は、その知識を用いて赤ちゃんを最大限に発達させることができる。
＊幸福で健康な赤ちゃんは、よく食べ、よく眠り、めったに泣かないはずである。
＊赤ちゃんがぐずったら、目を合わせ、ほほえみかけ、ふれあうことを通して、なだめてあげること。決してどなったり、叩いたり、強く揺すったりしてはいけない。
＊生後最初の数カ月は、目覚めている赤ちゃんにとって、至福のときは親の体に触れているときである。赤ちゃんとのふれあいのために、布製のベビーキャリアかベビースリングを利用しよう。
＊赤ちゃんが何に興味があり、何に興味がないかに注目しよう。そして、赤ちゃんの要求に応えてあげよう。
＊どんな手術をするときも、必ず適切な痛み軽減の処置をしてもらうこと。
＊赤ちゃんがストレスや痛みにさらされてしまったら、抱きしめて、くりかえし体をなでて

あげること。マッサージ、小児カイロプラクティック、音楽も役に立つ。
＊妊娠中や出産中に流れていた曲には、ぐずった子どもをなだめる効果がある。

第7章 「親密さ」という魔法

私の友人が女の子を出産した二日後のこと。キッチンで昼食の支度をしていると、赤ちゃんの泣き声が聞こえてきたという。「そしたらね、急に、お乳があふれ出てきたの。すごいでしょう。わたしと赤ちゃんは、世界じゅうのどんな二人よりも強く結びついているのよ」と友人は私に語った。

およそ人が経験できることのなかで、両親と生まれたばかりの子どもとのふれあいほど、力強く美しいものはない。母親か父親として、この最高の経験に参加することは、生命の奇跡を身をもって味わうことにほかならない。父母と赤ちゃんのあいだを行きかう愛は、手で触れられるぐらいにはっきりと感じる情緒である。最初の決定的な数日間ないし数週間に築かれる〝きずな〟は、子どもと両親のための生涯つきることのない愛とやさしさの源泉となる。ところが驚くことに、〝きずな〟あるいは〝親子の愛着〟と呼ばれるものに生涯にわたるメリットがあることが理解されるようになったのは、この三〇年くらいのあいだのことなのである。

〝きずな〟づくりは、子どもと親がたがいに愛着をもち、つながり、親密になるためのプロセスである。それは子どもが生まれる前から始まり、生まれてから最初の数週間から数カ月間で最盛期を迎える子どもと親の対話であり、ダンスである。

一九七六年に出版され、現在では古典となった『母と子のきずな』*（邦訳、医学書院）のなかで、マーシャル・H・クラウスとジョン・H・ケネルはこのことを次のように説明している。

「子どもに対する母親の愛着は、人間のもつもっとも強い〝きずな〟である。この愛着の力はひじょうに強力なので、母親や父親は子どもを育てるために、必要であれば昼夜をとわず、オムツを替え、泣き声に心を配り、危険から守り、真夜中にどんなに眠くても授乳するなど、ふつうではありえないほどの犠牲を払うことができる。この最初の母子の〝きずな〟は、子どもがその後味わうあらゆる愛着の源泉であり、子どもがその過程で自己についての認識を獲得する形成期の関係でもある。親密な愛着は、時間的・距離的に長いあいだ離れていても、そして、そのあいだ、存在を確かめるすべがなくても、ずっと持続するものである。それどころか、たとえ四〇年たってからでも、子どもから助けを求める電話がかかってくれば、母親は子どものもとへ飛んでいき、最初の一年と変わらぬ強さの、愛着にもとづく行動をとるだろう」

親子の〝きずな〟という要素

〝きずな〟を深めるためには、母親と父親と子どもがふれあう時間をじゅうぶんにとらなくてはいけない。親は無意識のうちに、次のようなテクニックや身体的特性で子どもを引きつけている。

1. スキンシップ、すなわち、肌を寄せ合ったり抱っこしたりすること。
2. スキンシップがもたらすぬくもり。
3. 目と目を合わせること。
4. におい。子どもは嗅覚を通して、母親特有の香りを識別する。
5. 高めの声。心をなごませる笑いやほほえみ。
6. 抱きしめキスをすること。これによって、母親の細菌叢《そう》が子どもに移り、免疫力がつくことで子どもが感染症にかかりにくくなる。
7. 母乳哺育。これによって、母乳に含まれる抗体がとりこまれ、子どもに免疫ができる。
8. 同調現象《エントレインメント》。子どもが出した合図に、親が体の動きや表情、話し言葉で反応すること。
9. リズムづくり。子どもが子宮内で体験していたリズムを再現してあげると同時に、新しいリズムにも慣れさせてあげること。

逆に、子どもが親を引きつけるためのコミュニケーションテクニックや身体的特性もある。

1. 目と目を合わせること。
2. 泣くこと。
3. 母乳を飲むこと。子どもは吸うことを通して、愛や癒しの感情のもとになる母親のホルモンの分泌をうながす。
4．におい。とくに入浴後の効果が大きい。
5．同調現象《エントレインメント》。子どもは言葉のまねや体の動きを通して親に反応する。

〝きずな〟に関する初期の研究

母と子の〝きずな〟に関する（そして、最近では父と子の〝きずな〟にも関する）現代の研究の出発点は、一九四五年に心理学者のルネ・スピッツが二つのグループの子どもに対して行なった研究*である。

第一のグループは、ある孤児院に収容されている子どもたち、第二のグループは、ある刑務所のなかで生まれ、刑務所内の育児室で母親に育てられている子どもたちであった。どちらの施設も衛生管理は行き届いていた。ただし、孤児院は、医療スタッフが最低一日に一回訪れていたのに対し、刑務所内の育児室は、必要があって呼ばれないかぎり医師が来ることはなかった。

しかし、医療上の処置をのぞけば、孤児院の子どもは、ほとんど何もしてもらっていなかった。一人の保育士が八人の子どもを担当し、めったに刺激を与えることもなく、ほとんど放ったからしの状態だったのである。保育士がやってくるのは、ミルクを与えてオムツを替えるためだけで、それがすめばさっさといなくなり、長時間戻ってこない。子どもたちは遊ぶためのおもちゃも与えられていなかった。さらにひどいことに、ベビーベッドの柵にはシーツがかけられ、視界までさえぎられていた。そのうえ、各ベッドはガラスの壁で仕切られていたので、ほかの子どもの声を聞くことさえできなかった。

いっぽう、刑務所の育児室の生活は刺激に満ちていた。そこでは母親が授乳し、いっしょに遊び、歌を聞かせ、母親どうしがおしゃべりをした。この育児室は、一人の保育士長と三人のアシスタントによって運営されており、保育士たちは、母親たちに育児指導をすることをおもな仕事にしていた。育児室では、どの子どもも、一日じゅう実の母親に世話をしてもらい、ときには、ほかの子どもの母親の世話になることもあった。

入院時には、孤児院の子どもたちは、発達指数が刑務所の育児室の子どもたちよりもかなり高かった。ところが、その後、孤児院の子どもたちの発達指数は急速に低下しはじめ、いっぽう刑務所の育児室の子どもたちの発達指数は急速に上昇しはじめたのである。この二つの曲線は、観察開始後五カ月で交差し、その後も孤児院の子どもの曲線は下がり続け、刑務所の育児室の子どもの曲線は上がり続けた。

やがて、孤児院の子どもたちは一群の症状を示すようになり、スピッツはこれを「施設症《ホスピタリズム》」と名づけた。施設症の特徴は、社会性の欠如、極端な高死亡率、感染症その他の病気に対する抵抗力の弱さなどである。発育の遅れもひどく、生後一八カ月から三〇カ月の孤児院の子ども二六人のうち、単語を二つか三つでもいうことができたのは、二人だけだった。歩くことができたのも、その同じ二人だけだった。また、どの子も一人でまともに食べることができず、排泄のコントロールもできていなかった。

いっぽう刑務所の育児室では、子どもが生後一二カ月の時点での問題はむしろ、歩いたりしゃべったりできるかどうかでなく、元気すぎる子どもをどうやっておとなしくさせるかだった。育児室の子どもたちは、一二カ月の時点で全員が手を貸してあげれば歩くことができ、一人歩きができる子どもも少なくなかった。どの子も自由に声を出しており、二、三の単語をしゃべることができる子もいた。

孤児院の子どもは明らかに、感覚機能が著しく損なわれていた。しかし、それ以上のダメージは、母親の愛を受けそこなったことである。

母親を失うことの影響については、この少しあとの一九五〇年代に、霊長類学者ハリー・ハーロウと、その妻マーガレット（ともにウィスコンシン大学）が先駆的な研究を行なった。ハーロウ夫妻らは、生まれたての子ザルを母親と引き離した。* 私はこの哀れな子ザルのようすを映像で見たが、それは無残なものだった。子ザルはすっかり元気をなくし、やせ細っていったのである。食べるのも動くのもやっとという状態だった。そして、檻《おり》の隅《すみ》っこで縮こまっているか、布か針金のどちらかでつくられた「代理」の母ザルに、必死でしがみついていた。

出生直後に母親と引き離されたサルのほとんどは、大人になっても交尾ができなかった。また、できたとしても、あるいは、人工授精で妊娠したとしても、子どもの世話をすることができなかった。それどころか、たいていは子どもを激しく攻撃したのである。

これらの発見は、「母性剥奪症候群」* という用語をつくったことで有名なイギリスの精神分析学者、ジョン・ボウルビィによって、一九五〇年代から六〇年代にかけて、体系的にまとめられた。

現在、「愛着理論」と呼ばれているものである。ボウルビィは、動物による研究と少年非行の研究をもとに、精神の健康のためには母子の強い愛着の形成が必要であると主張し、それが欠如した結果が、脳と精神の障害であると述べた。

ボウルビィの研究は、発達心理学者のメアリー・エーンズワース（バージニア大学）によって引き継がれた。エーンズワースは、〝揺るぎのない愛着〟を受けた子どもの特性を体系的にまとめようとした。

エーンズワースは、いまや古典となった〝見知らぬ状況*〟実験で、まず一歳児と母親か父親に、おもちゃがいっぱいで刺激に満ちた部屋に入ってもらった。そして、二〇分のあいだに、親に二度部屋を出て、二度戻ってもらった。一度目は、子どもは見知らぬ人（研究者）と二人で部屋に残され、二度目は一人きりで残された。ほとんどの子どもは、親が出ていってしまうと不安そうになる。だが、エーンズワースによれば、親子関係が明確になるのは、親子が再会したときである。

親が戻ってきたのを見て安心する子どもは、〝揺るぎのない愛着〟を受けた子どもだ、とエーンズワースはいう。こうした子どもは、第一の養育者と〝じゅうぶんによい〟関係を結んでいるので、自信と安心感をもって人生を歩むことができる。いっぽう、親が戻ってきてもまだ不安そうな子どもや、親を無視する子どもは、精神的に不安定だという。つまり、信頼や人とのかかわりや愛の基本となる情緒がかたちづくられていないのである。

エーンズワースにいわせれば、こうした子どもは、〝不確か〟で〝不完全〟な愛着しか受けていない。そうなると子どもは、社会に適応して生きていくことはできるとしても、不安を感じやすい人、気分の波が激しい人、人と親密になれない人などになるかもしれない、とエーンズワースはいう。

その後、一九七〇年代に、マーシャル・H・クラウスとジョン・H・ケネルが、出生後数時間の母子の親密なふれあいによって、母親のホルモン分泌がうながされ、その後の母子の健全な愛着が可能になる、と主張した。

出生後の〝きずな〟のチャンネル

科学者たちはこの一〇年のあいだに、こうした人生初期の親子関係がどれほど深遠なものであるかを理解するようになった。というのも、現実にこの関係が、情緒の神経化学的なしくみと、脳を含む神経系全体をつくることが明らかになったからである。事実、神経系全体は決まった方法で発達しながら愛着のプロセスをうながしていき、心と体のあいだに学習の成果を書きこんでいくのである。

親がどのように胎児とコミュニケーションをとり、〝きずな〟を結ぶのかについては、すでに見てきた。出生後の〝きずな〟は、以下の三つの経路《チャンネル》を通して結ばれる。

◎第一のチャンネル――愛着のホルモン

一つめは、神経ホルモンのチャンネルである。オキシトシンというホルモンには、出産時に子宮収縮をうながし（一〇五〜一〇六ページ参照）、また授乳時に乳汁分泌をうながす効果があることが、以前から知られていた。しかし最近の研究者のあいだでは、とくに女性の脳に豊富なオキシトシンは、社会的・性的反応性を高め、幼い子どもを育てたいという母親と父親の衝動をかりたてることも知られている。

さらに近年になり、動物と人間の研究によって、オキシトシンが愛着にはたす役割が解明された。母乳哺育をすると、子どもは母乳からオキシトシンを摂取する。オキシトシンが一定濃度を超えると、記憶力が損なわれる。出生に関連した記憶が失われるのはこのせいもあるだろう（二二七〜二二八ページ参照）。しかし、オキシトシン濃度が適正であれば、体を近づけること、スキンシップ、親密になることなどを受け入れやすくなる。

オキシトシンの産生量は、母と子のあいだに築かれるフィードバック・ループに左右される。つまり、子どもが乳首を吸うと、母親の視床下部が活発に働きはじめ、下垂体からオキシトシンを放出する。オキシトシンは血流に入って乳房組織の平滑筋を収縮させ、母乳を外へ押し出す。

プロラクチンというホルモンも、オキシトシンを助けて母乳の産生をうながす。プロラクチン濃度は妊娠中に上昇し、出産と同時に急激に低下する。しかし、乳首が乳児の唇や指で触れられると、とたんにプロラクチンは四倍から六倍に増え、授乳しはじめると減少する。

このように、はじめのうちは、これらのホルモンを分泌させるには体の接触が必要である。しかし研究によれば、やがて、愛や感謝を感じるだけで、あるいは、それらについて考えるだけで、条件反射的にホルモンが放出されるようになる。プロラクチン値は、授乳とは無関係に、母親がたんに子どもに触れるだけで上昇することもわかっている。オキシトシンの場合は、このフィードバックとは独立しており、愛を感じる時間が長ければ長いほど分泌量が増え、分泌量が増えれば増えるほど、さらに愛を感じることがわかっている。

愛と安心とオキシトシンが合わさると、子どもは至福の状態になり、ストレスや痛みが鎮まり、母親に寄り添いたいという欲求が高まる。オキシトシンはさらに脳のエンドルフィンの産生をうながすことによって、母子双方の気分を高揚させる。こうした発見を知れば、ミシェル・オダンがオキシトシンを〝愛情ホルモン〟と呼んだ（一〇五〜一〇六ページ参照）のもうなずける。

◎第二のチャンネル――母乳哺育による〝きずな〟

愛着が脳の形成におよぼす影響を語るなら、母乳哺育の大切さについて触れないわけにはいかない。母乳哺育が体の健康に与えるメリット*は、圧倒的な数の証拠によって裏づけられている。以下にあげるのは、そのほんの一部である。

*子どもが乳首を吸うと、母子双方の一九種類の消化管ホルモン（コレシストキニンやガストリンなど）が分泌され、それらが母子の腸絨毛《じゅうもう》の成長をうながして、カロリーの吸収を増やす。

*出産後まもないうちに子どもの唇に乳首を触れられた母親は、そうでない母親よりも、病室で子どもを抱く時間が、平均で一〇〇分長くなる。

*出産後すぐに子どもに母乳を与えた母親は、そうでない母親よりも、その後の母乳哺育が楽

になる。
＊三カ月間母乳哺育をすると、子どもが乳児突然死症候群、肺炎、耳の感染症、アレルギー、肥満、髄膜炎、クローン病、大腸炎、肝硬変、リンパ腫に冒されるリスクが低下する。
＊母乳哺育によって小児糖尿病の予防もしくは発症時期の遅延が可能になることが、数多くの研究によって証明されている。
＊人工乳哺育の子どもは、完全母乳哺育の子どもの六・九倍もの率で、脱水性の下痢を起こす。
＊母乳哺育の子どもは、人工乳哺育の子どもよりも免疫力、視力がすぐれ、ＩＱが高い。*
＊オーストラリアでの調査*によれば、母乳哺育の子どもは、のちに喘息を発症するリスクが、人工乳哺育の子どもよりもはるかに低い。
＊乳児期に母乳で育てられていた女性は、四〇歳以上になって乳がんになるリスク*がそうでない女性よりも二五パーセント少ない。
＊母乳哺育をしている女性は、母乳哺育をしていない女性よりも、骨粗鬆症《こつそしょう》、がん、産後のうつにかかりにくい。
＊母親は母乳哺育をすると、妊娠前の体重に早く戻りやすい。また、排卵の再開が遅くなるため、次の妊娠との間隔が空きやすい。卵巣がんや閉経前の乳がんにもかかりにくくなる。

しかし、母乳哺育の最大の価値は、それが〝愛着〟にはたす役割だろう。母親の心臓の音を間近で聞く体験は、子どものストレスホルモンの産生を中止させる信号として働く。事実、病院の新生児室に心音の録音テープを流しておくと、泣いている時間が四〇パーセントないし五〇パーセント減少するという研究報告もある。この心《ハート》と心《ハート》のコミュニケーションは、母親に、愛や慈しみと結びついた神経ホルモンの産生もうながす。

とはいえ、母乳哺育であれ、人工乳哺育であれ、何よりも大切なのは、もちろん、子どもを愛し、一心に育てることだ。そうすることによってはじめて、心が通い合い、愛着が生まれる。授乳がいつも喜びに満ちていれば、子どものなかに、母親や父親その他の養育者に対する健全な信頼感が育ち、やがては健全な自意識が育つ。

◎第三のチャンネル——親との同調

生後一年間に、子どもは母親（または父親）の顔、とりわけ目を、熱心に追う。母親の顔に対する興味が増すにつれ、副腎皮質刺激ホルモン放出因子（ＣＲＦ）という神経ペプチドの濃度が上昇する。ＣＲＦは、下垂体を刺激してエンドルフィンを産生させる。また、自律神経系を活性化させ、酸素消費量とエネルギー代謝量を増加させる。

父親と母親が子どもに対する愛着を行動で示しているうちに、親子の対話は組織化されたものになっていく。つまり、対話を通して、親と子の気持ちが一つになり、おたがいが発したシグナルに自然に注意を向けるようになるのである。子どもは、自分の脳を母親の脳のリズムに合わせることを通して、やがて自分を調整するすべを覚える。いいかえれば、こうした乳児期の体験によって、将来、自分の情緒を楽しみ、それをコントロールすることができるようになるのである。

こうした親子の相互作用が、子どもの健康な情緒の下地となる。この考え方を裏づける研究を紹介しよう。この研究では、脳細胞が、一連の刺激（継続時間が一回あたりわずか〇・何秒かの刺激。思考や、人との相互作用など）に対する反応として、変化し、成長する*ことが明らかになった。

神経科学者ハリー・チュガニ*（ウェイン大学医学部附属ミシガン小児病院）は、アメリカ人の養子となった一見健康そうなルーマニアの孤児八人の脳を、陽電子放射断層撮影（ＰＥＴ）によって、ふつうの家庭環境で育っている子どもの脳と比較した。まず予備実験の結果として、八人の孤児すべてに、社会的な機能に関連があると考えられている側頭葉の特定の部位に代謝異常があることが明らかになった。「このスキャンが示すものは、育児放棄、すなわち決定的に重要な時期における母子相互作用の欠如だと考えられる」とチュガニはいう。側頭葉は、前頭皮質、とくに前前頭皮質（七ページ参照）と密接に結びついている部分である。

神経科学者のアラン・Ｎ・ショア（ＵＣＬＡ医学部精神医学科および生物行動科学科）は、膨大な数の研究結果をまとめ、生後二年間における養育者との相互作用が、脳の成熟度に支配的な役割をはたすことを示した。乳児の脳は、微妙でタイミングのよい親密な人間関係を通して、養育者の脳に「同調」し、正しい神経伝達物質とホルモンを正しい順序で産生する。この同調現象《エントレインメント》、すなわちパターンづくりに成功するかどうかで、子どもの生涯にわたる脳の構造が大きく決まってしまうのである。

母親との「同調」の影響をもっとも受けやすい脳の部分は、大脳皮質の右側、とくに目の上に位置する眼窩《がんか》前頭皮質*と呼ばれる部分である。右脳は比較的早く構造ができあがり、覚醒や、原始的で非言語的な情緒を調節する。セロトニンなどの神経ホルモンの受容体がきわめて豊富で、顔の認知や、興奮、喜び、恐れ、恥などの情緒をコントロールする。満一歳までに、右脳のとくに眼窩前頭皮質が、覚醒の調整や、人との信号の受け渡しを始めるようになる。この信号の受け渡し能力は、のちに社会とかかわっていくうえで必要となるものである。

いっぽう左脳は生後二年目の後半になって成熟し、社会的な言語能力や情緒的行動を調節する。「同調」がうまくできた左脳は、不安や興味、楽しみ、罪悪感をコントロールするようになる。

こうしたプロセスが順調に進むかどうかで、やがて子どもが、母親の手のなかから未知の世界へと思いきって踏み出していけるかどうかが決まる。子どもの情緒に敏感な親は、よちよち歩きを始めた子どもが外へ踏み出していくための安定した基盤となる。子どもは、冒険を成功させるために、親の表情をうかがう。あそこは危ない？　歩きまわっても大丈夫？　答えはすべて母親の顔に書いてある。大丈夫、と感じれば、子どもはエネルギーをみなぎらせ、気分を高揚させて、遊びや探検に熱中しはじめる。

こうして子どもは未知の世界と出会い、学習を進め、脳をさらに成長させるのである。

子どもの「社会的神経系」

眼窩《がんか》前頭皮質と〝愛情ホルモン〟オキシトシンは、どちらも情緒を支配していることから、おそらく進化の計画によって、論理的につながっているものと思われる。神経心理学者で、メリーランド大学小児研究所の所長であるスティーブン・ポーガスの説得力ある理論によれば、これらをつなぐものは、〝社会的神経系〟*という第三の要素である。これは情緒と心と精神の分子をつなぐパイプにあたるものである。

ポーガスによれば、社会的神経系は太古の自律神経系から派生した。自律神経系は、爬虫類も人間も含む生物が、呼吸、脈拍、食欲、「戦うか逃げるか」などを調整するときに用いるものであり、危険を監視する体の番人として、中枢神経系と免疫系を補佐する役割をはたしている。

自律神経系は胎生初期から中枢神経系とともに発達し、体の重要な各器官と脳細胞にメッセージを送る。そして、つねに警戒態勢をとって、生命徴候《ヴァイタルサイン》を監視し、それを脳に伝える。脳は自律神経系を通して、体の重要な器官に指示を出す。このメカニズムのおかげで、私たちは意識をまったく別のことに、たとえば子どもと遊ぶことに向けていることができるのである。

スーザン・A・グリーンフィールド（オックスフォード大学）によれば、自律神経系には〝戦い〟と〝平和〟の二つのモードがある。戦いモードのときは、生き残るためにすぐに必要な機能が優勢となり、生命維持に直接かかわらない機能は抑えられる。自律神経系のうち、この緊急時に自動的に出てくる〝戦士〟を、交感神経系という。

いっぽう平和モードを支配するのは、副交感神経系である。さしせまった危険のないときには、脳と神経系は心拍数をゆっくりと安定させ、消化液を分泌させる。

どんな動物でも、戦いと平和のモードはバランスが保たれており、周囲の状況に応じてどちらかが優勢になる。ところが哺乳動物にかぎっては、進化の過程で複雑さが加わった。もともとは一つだった副交感神経系が、進化の途上で、性質の異なる二つの神経系に分かれたのである。

爬虫類の場合、副交感神経系が胃の酵素と心拍数を調整している。しかし哺乳類の副交感神経系の場合、この経路は迷走神経*と呼ばれる一〇番目の（そして最長の）脳神経からなり、二車線の高速道路のかたちをとっている。第一車線は、古くからある単純な迷走神経で、代謝の維持につとめている。第二車線は、「賢い」迷走神経で、表情、頭の傾き、吸う行為、飲みこむ行為、発声などをコントロールすることを通して、社会性の発達をうながしている。

ポーガスの〝複数車線迷走神経〟説は、神経解剖学の研究によって強力に裏づけられている。科学者たちによれば、単純な迷走神経はミエリン（神経を覆《おお》ってインパルスの伝導速度を高めている鞘《さや》）で覆われていない。いっぽう、賢い迷走神経は、中枢神経系などの神経と同様に、ミエリンで覆われている。ところが、トラウマや虐待などの神経生理学的外傷のせいでミエリンで覆われたほうの神経繊維の発達がさまたげられると、賢い迷走神経よりも単純な迷走神経のほうが優勢になる。

脳のほかの多くの部分と同様に、迷走神経の発達も親子の相互作用に大きく左右される。そのため、育児放棄などの有害な状況が賢い迷走神経の正常な機能をさまたげ、より低次の単純な迷走神経が勢力をふるいだすことがあるのだ。

愛情のホルモンであるオキシトシンとの関係はどうだろうか。最初に〝きずな〟を築くときにオキシトシンが正常に分泌されれば、のちに人と親密になるときにも、オキシトシンが産生されるように条件づけられる。親密な人間関係を楽しむためには、安心感が必要である。人生最初の〝きずな〟づくりの幸せな体験に安心感が加わると、オキシトシンとエンドルフィンの放出がうながされる。そして、セックスのときには、古い本能的な迷走神経が情熱の炎をともし、洗練された賢い迷走神経が、親密さとロマンスの土台をつくる。

刺激より大事な、親との相互作用

出生時の子どもの脳はまだ完全に分化していない。ニューロン（神経細胞）は過剰にあるが、まだほとんどつながっていない。脳の各領域は成長とともに特化される。ニューロンが、遺伝子と体験の指示を受けてつながっていくのである。そして、ニューロン間の接合部であるシナプスが、神経伝達物質を介して情報の受け渡しを可能にする。

生まれてから三歳までの脳の仕事は、ひたすらシナプスをつくることである。そのうち、つくられすぎて、ニューロン自体と同様に過剰になる。

人間発達センター（ロサンジェルス）の所長であり、愛着に関する神経学のエキスパートであるダニエル・J・シーゲルによれば、「この遺伝子によるシナプスの過剰な形成は、脳に組みこまれたメカニズムである。このメカニズムを基盤として、体験が神経をつなぎ、この神経のつながりが、認知や動作といった基本的なプロセスを支配する」。

シナプスは使われなければ、失われていく（まさに、使われないものは失われる、の法則である)。また、ストレスや虐待などの有害な状況によっても、シナプスは失われる。つまり、脳のネットワークが維持されるためには、何らかの刺激が必要なのである。

脳の形成における陰と陽の二つのプロセス、*すなわちシナプスの創造と破壊は、協力して働く。神経細胞の結びつきは維持されたり失われたり、つくられたり変更されたりする。そして最終的に、一人ひとり違った個性の神経ネットワークができあがる。この神経ネットワークは、遺伝子と体験(とりわけ〝きずな〟づくりの体験)の合作であり、私たちの最終的な脳である。これが私たちの本質、すなわち私たちの心といえる。

シーゲルによれば、脳の形成がこのように二つのプロセスの協力で進むという事実には、秘められたメッセージがある。シーゲルは、「子どもの頭をよくしたいと思って、乳児や幼児に、あるいは誰に対してでも、過剰な刺激を浴びせても意味がない。刺激が多ければ多いほどよいというのは、神経生物学の文献の不幸な読み違いである。両親をはじめとする養育者は、子どもにたくさんの感覚刺激を与えなければならないと心配するのはやめ、リラックスしていればいい」と述べている。

シナプスが過剰につくられるのは、脳が平均的な環境のなかで正しく発達するためである。平均的環境とは、脳の必要な部分を維持するために必要な最低限の感覚刺激を与えてくれるような環境である。「発達の初期において感覚刺激よりも重要なのは、子どもと養育者との相互作用のパターンである。健全な発達の鍵は〝感覚刺激〟でなく、〝人との相互作用〟なのである」とシーゲルはいう。

脳は完成までに時間がかかり、〝きずな〟や愛着の形成期をはるかに超えて発達し続ける、とシーゲルは指摘する。シナプスはその後も体験に反応してつくられ続け、シナプスの「刈りとり」も思春期の終わり（脳が成熟したかたちになるころ）まで続く。しかし、脳は大人になってもまだ可塑性があるとはいえ、基本的なニューロンのパターン、すなわち自己というものの基本となる回路は、三歳までの愛着の形成期に決まってしまう。

人は変わりたいという強い意志があれば、大人になってからでも、人間関係や心理療法を通してニューロンのパターンを替えることはできる。それでも、ほかの何よりも強力に人の本質を決めてしまうものは、人生最初の人間関係なのである。

親密さのレッスン

子どもは生後一八カ月までに、記憶を呼び起こす感覚を身につける。親の顔やにおいや声、ストレスを受けたときに親がどう応じてくれるか（あるいは、応じてくれないか）などについて、多感覚的なイメージを呼び起こすことができるようになるのである。

「問題のある人間関係は、安定した人間関係のように子どもの心を慰めてくれないことは明らかだ」とシーゲルはいう。親が人間関係の大切さを理解していれば、そして、自分の過去の体験が自分自身の発達にどんな影響を与えたかをふり返ってみることができれば、心の安定した子どもが育つだろう。しかし、親が人とのかかわりや心の交流がどれほど大事かをわかっていなければ、情緒が不安定で反社会的な子どもが育ってしまうかもしれない。

親密さの教え方には、ほかの何を教える場合もそうであるように、上手・下手がある。これが上手にできるかどうかが、子どもの将来の心の健康に大きくかかわってくるのである。実際には、さまざまな育て方が、さまざまな社会的・経済的・環境的要因(兄弟関係、失業、戦争など)と組み合わさって、幅広い結果を生み出すことになる。

昔ながらの愛着理論によれば、〝揺るぎのない愛着を受けている子ども〟の主たる養育者は、子どもの情緒表現に適切かつすばやく応える。こうした養育者は、子どもにつねに適度な刺激を与える。つまり、コミュニケーションを維持するためにじゅうぶんな刺激を与えるが、子どもの脳が処理しきれないほどの、必要もない刺激を与えたりはしない。揺るぎのない愛着を受けた子どもは、人の気持ちに共感できる人に育つ。柔軟性、自主性があり、深い友情を築くことができ、愛や悲しみなど多様な情緒を理解することができる人になるのである。

親と子のどんなにすばらしいコミュニケーションも、それが言葉によるコミュニケーションであるかどうかにかかわらず、どうしても中断されることがある。母親だってときには電話に出なければならないし、トイレに行くことも着替えることも眠ることもある。とはいえ、心の健康にとって大事なのは、こうした中断をいかになくすかではなく、中断のあとにコミュニケーションをどう修復するかである。親子のコミュニケーションが時を逸せず再開すれば、子どもは、コミュニケーションが一時的に中断されることもあるのだと知り、満足感と自信を得ることができる。子どもがここで学ぶのは、愛する人(そして、愛そのもの)が存在し続けているということ、そして愛する人たちのもとから、安心して世界に踏み出していっていいのだということである。

不安定な愛着しか受けていない子ども、すなわち養育者が何らかの理由でしっかりとかかわっていない子どもは、ストレスにさらされている。養育者と子どもとの「同調」ができていないと、子どもは親を、自分の情緒をただ「管理」する人、とみなすようになる。子どもがストレスをかかえて慰めを求めているときに、親がそれをはねつけたり、ばかにしたりしていると、子どもは恥を感じやすくなり、心の奥で、親は自分を拒絶するもの、自分は助けや慰めを受ける価値のないもの、と思いこむようになる。

子どもの不安定のタイプ

幸福な家庭はどれも似ているが、不幸な家庭はみなそれぞれに不幸である、とトルストイはいった。同じことが、安定した子どもと不安定な子どもについてもいえる。愛着の研究者たちは不安定な子どもを次のように分類している。

＊「不安定―回避型」の子ども――親が情緒ある反応に欠けている場合。

こうした親は子どもを積極的に肯定も否定もせず、子どもとあまり深くかかわらない。脳についていえば、抑制性の神経伝達物質が興奮性の神経伝達物質を上まわっているため、かぎられた情緒表現と反応しかできない。子どもは内にこもりやすくなり、心拍数が少なくなったり、不活発になったり、無力感をもったりする。こうした傾向は、社会化を促進するホルモンや、副交感神経系（親密さに関連している）の働きを向上させる入力情報が不足し続けるかぎり、永久に続くかもしれない。こうした子どもは大人になると、ポジティブな感情もネガティブな感情もじゅうぶんに味わうことのできない人、ひかえめすぎる人になりやすい。

＊「不安定―抵抗型」の子ども――親が感情的で、気分のむらが激しく、信頼性に欠け、子どもに刺激を与えすぎる場合。

こうした親は、強い刺激の発信元としては役立つのだが、子どもが解放されたがっているときでも、干渉し続ける。また、親の気分が変わりやすいせいで、子どもは次に何が起こるかを予測できない。こうした親は、子どもが探検に踏み出すときの安定した基地にはなれないので、子どもは親から離れるのを恐れるようになり、のちには、興奮を上手にしずめることができなくなる。脳についていえば、興奮性の神経伝達物質が抑制性の神経伝達物質を上まわっているせいで、衝動性が高く、自制力が弱い。こうした子どもは交感神経系が優勢になり、衝動的で、怒りやストレスをコントロールするのが苦手な人になりやすい。

＊「不安定な愛着」を受けた子ども――親自身が未解決のトラウマや悲しみをかかえている場合が多い。

こうした親は、自分自身の心の問題にとらわれるあまり、子どもの要求に反応する余裕がなく、気まぐれで予測のつかない態度をとる。不安定な愛着のなかでも、きわめて〝無秩序〟な愛着といえるかもしれない。子どもは敵対的・暴力的になったり、現実から離れて心ここにあらずという状態になったりする。大人になって深刻な精神的問題をかかえるリスクも高い。

子どもと上手にかかわってきた親は、神経科学と出生時の心理学によるこうした発見を知ることで、自分のしてきたことが正しかったと確信することができるだろう。いっぽう、こうした情報が、自分がいちばん必要としていたときにあったらどんなによかっただろう、と思う親も多いのではないだろうか。私はある母親から手紙を受けとった。そこには、のちに研究によって裏づけられた体験がつづられていた。悲しい話だが、現実をよく物語っているので、一部をここに紹介しよう。

「次男は子宮のなかで二度痛めつけられました。一度目は出産予定日の二週間前。わたしが子どもの父親にお腹を殴られたときです。彼はアルコール依存症でした。二度目は出産の直前です。知らない人から、三〇分以上ものあいだ、わたしのお腹とお腹の赤ちゃんを、強く押したり突いたりされたのです。もう臨月に入っていたとはいえ、この暴力のせいで陣痛が始まったことは確かです。あまりに急激でコントロールのきかないお産のすえに、息子はよろよろと、血の気のない状態で生まれてきました。その後も、息子は癇《かん》の強い病気がちな赤ちゃんで、とてつもなく手がかかり、体重も標準以下でした。しょっちゅう下痢をしていたし、風邪ばかりひいていました。

息子は心と体でわたしを拒み続けました。そんな子を見ていると、わたしも気持ちがくじけてきます。そうするとなおさら息子の態度が悪化しました。悪循環におちいっていたのです。こんな状態が二年ほど続きました。でも、それから息子は本来の自分に戻りはじめ、やがて強く活発で健康な男の子になったのです。けれど、それは体だけのこと。心は癒されないままでした。早くから問題児のレッテルも貼られました。注意力が持続せず、学校では何をやってもできの悪い生徒でした。その後わたしが幸せな再婚をして生活が安定しても変わりませんでした。わたしは息子を愛していたし、息子もわたしを愛してくれていたはずです。それでも、心の痛みをゆがんだ行動に出してしまう息子は、わたしの苦しみの種でした。親子の〝きずな〟なんて、もうずたずたでした。

思春期になると、息子は最悪の状態になりました。息子が、とくにわたしに対して向けてくる怒りや憎しみは、耐えがたいほどでした。わたしは息子とのあいだにできた溝を必死で埋めようとしました。どんどん悪くなる状態をなんとかしようともしました。息子ははじめ、オルターナティブスクール〔従来とは異なる教育方法やカリキュラムを採用している学校〕の、は、し、ごをしました。でも、一五歳までに、家出をしたり、殴り合いのけんかや盗みに手を染めたりするようになり、学校を続けることができなくなったのです。

息子の話は昨年の七月、一六歳のときで終わりになります。息子は車を盗み、猛スピードで運転していました。車を盗んだのは七度目でした。そして、事故を起こし、同じ一六歳のガールフレンドを道連れに、死んでしまったのです。その晩、わたしは息子が、生まれたときの苦しみをもう一度くりかえしたことを知りました。息子は車のなかで四方から押しつぶされていたのです。内出血がひどく、消防隊員が救出器具をもって駆けつけたときには、すでに事切れていたそうです。息子は押しつぶされて無理やりこの世に押し出され、同じように押しつぶされて無理やりこの世から押し出されたのです。息子の短い人生は怒りと苦しみと、とてつもない拒絶感に満ちたものでした。

わたしは、つい最近になってようやく気づきました。わたし自身もまた犠牲者だったのです。物心のつかないころから一一歳までずっと、父親から性的虐待を受けていました。わたしは健全な自意識も自分を守るすべも身につけることができずに大人になり、傷ついた心で、妊娠と子育てにのぞんだのです。わたしが自分のことも息子のことも守ることができなかったのはそのせいです。これまで誰一人として、わたしのこんな話を理解してはくれませんでした。それどころか信じてもくれませんでした。でも、今、科学の発見によって、わたしが心の奥で知っていたことが裏づけられたのです。わたしは今、つらいけれど、過去を理解して、ようやく心の重圧から解放されそうです*」

共働きの両親が愛着を築くためには

古典的な愛着理論も神経科学の新発見も、二〇世紀後半から家庭事情が激変した現代社会には無理な要求を突きつけているかに見える。一九九八年の「ジャーナル・オブ・マリッジ・アンド・ザ・ファミリー」誌*によれば、アメリカでは一〇人中七人の母親が働いており、両親のそろっている世帯の大半は共稼ぎ世帯であり、一〇世帯中三世帯が片親の世帯だという。

こうした家庭事情の変化にもかかわらず、また、男女平等が叫ばれ続けているにもかかわらず、いまだに育児の責任は母親の肩にのしかかっている。事実、アメリカでは片親世帯の八八パーセントは母子家庭であり、共働きの世帯でも、全育児時間の七四パーセントを母親が担当しているのである。

〔訳註・日本の共稼ぎ世帯は五六・八パーセント（二〇〇六年）、片親の世帯は一・六パーセント、母子家庭は一・五パーセント（二〇〇五年）、六歳未満の子どもをもつ母親の就業率は三三・七パーセント（二〇〇一年）〕

現代の母親がただでさえ並々ならぬ要求を突きつけられていることを考えると、一つの疑問が生じる。安定した愛着関係を築き、子どもの脳の可能性を最大限に引き出すためには、無私無欲の育児をし続けなければならないというが、それは現代の母親にとって無理難題ではないだろうか？

〝きずな〟と愛着の研究結果は、よい母親は家にいなさい、そうしなければ、子どもを永久にダメにしてしまいますよ、といっているようだ。これでは、現代のほとんどの母親にとってハードルが高すぎる。

母親の愛着を定義したことで有名なマーシャル・H・クラウスとジョン・H・ケネルでさえ、のちに視野を広げ、父親の愛着も含めるようになった。父親の愛着は、生後三時間以内に子どもと顔を合わせることと、生後三カ月まで毎日子どもの着替え（オムツ替えも含む）を担当することで増大するという。

社会学者のシャロン・ヘイズ（バージニア大学）は、愛着理論を現代に生かすためには、提唱者の考えた概念を大幅に修正する必要があるかもしれないという。ヘイズはこう述べている。

「人間の子どもは、あまりに未発達な状態で生まれてくるので、生後しばらくは誰かに全面的に頼らなければ生きることができない。とはいえ、この要求を満たすための方法は幅広く存在する。歴史的・比較文化的研究が示すところによれば、どんな社会も、母親の本能や母親のホルモンとはほとんど無関係に、また、子どもや子どもの発達にとって何がいちばんよいかといった絶対的・客観的真実ともほとんど無縁に、この要求に応えてきた。どんな社会でも、育児の決まりや習慣をかたちづくったものは、その社会の経済・政治・文化構造なのである」

たとえば西洋以外の多くの文化では、子どもは母親一人が育てるのではなく、ほかの子どもの母親や、子どもの兄や姉が協力して育てている。古典的な愛着理論に照らして考えるなら、こうした子どもたちは、多少なりとも母性剝奪の憂《う》き目にあっていることになる。しかし、そんなことを裏づける証拠はどこにもない。

こうした発見を考慮に入れ、多くの研究者たちは新世紀になると視野を広げてきた。変わりゆく文化のなかで、複数の愛着の対象に適応する子どもがいてもおかしくないだろう。しかも、愛情深い養育者は一人でなくグループであっても、子どもを豊かに育てることができるという最新の研究報告もある。

子どもが複数の人間と〝きずな〟をつくることができるという考え方には、私も経験から賛成できる。ただし、誰とでも、というわけにはいかないと思う。子どもは今すぐに助けてほしいときには、たまたま近くにいる大人に頼ることもあるかもしれない。しかし、本当の〝きずな〟や親密な関係は、母親や父親、あるいは身内などの選ばれた少数の人々とのあいだに築かれるものなのである。

「自分の手で」子どもを育てる

大切なことをくりかえそう。人間の脳の健全な発達にとって、もっとも重要な情報源は、生後三年間はまわりの環境である。このことから、親が自分の手で子どもを育てることがどれほど重要かがわかる。親が子どもを育てるメリットは、少数の保育士が一度に大勢の子どもを見る託児所では、とうてい得られるものではない。どれほど高度な保育訓練を積んでも、親子の心の〝きずな〟に代わるものとはなりえないのである。

最近では、親は子どもの発達にほとんど関係がないという意見も聞かれる。だが、最新の神経科学の発見を見れば、それが誤りであることは明らかである。

ジュディス・リッチ・ハリスは、一九九八年に出版された『子育ての大誤解』（邦訳、早川書房）のなかで、人格は、初期の大人の養育者との関係によってつくられるのではなく、まわりの子どもとの関係によってつくられると主張している。ハリスは個人的な経験から、つまり、自分ののんきな実の娘と気むずかしい養女との比較から、人格や個性は友人関係と遺伝によってほとんど決まるといっているのである。彼女の推論は、発達心理学や神経科学や出生前心理学による数多くの発見とは、まったくあいいれないものだ。しかも彼女は、自分の実の娘と養女とが、妊娠期の九カ月間を別々の子宮のなかで過ごしたという事実をまったく考慮していないのである。

赤ちゃんに健全な情緒の下地と、豊かな内面を築く能力を与えるのは、まわりの誰かではなく親である。愛着によって結ばれた親と子は、声の調子や身ぶり、表情といった言葉以外のサインを通して、気持ちを分かち合うことができる。親は健全な愛着を通して、子どものなかに自然に、喜びや高揚感などのポジティブな情緒を増やし、悲しみや恐れなどのネガティブな情緒を減らしてあげているのである。

ダニエル・J・シーゲルは、健康な情緒を育み、脳を最大限に発達させるためのポイントとして、次の五つをあげている。

1．**協力**――安定した関係は協力的なコミュニケーションのうえに成り立つ。「同調」した親子のあいだでは、言葉以外の中身の濃い信号がタイミングよく飛び交っている。そしてたがいに、相手から〝感じてもらっていると感じる〟ようになる。

2．**心を伝え合う対話**――内なる体験（情緒、知覚、思考、信念など）を言葉で伝え合う。親は子どもの話を聞いて子どもの心に注目することによって、子どもに、心のなかでの体験がとても大切であること、そして、心を打ち明けてもいいのだということを、伝えることができる。

3．**修復**――コミュニケーションが中断されたときは、時を逸せず修復する。それによって子どもは安心感を覚える。

4．**日々の出来事をストーリーとして語る**――日常の出来事をストーリー（物語）として語ることは、子どもが過去と現在と未来という概念や、心の内と外の世界の違いを理解するのに役立つ。私はさらに、こうした親子の対話は、子どもがポジティブな記憶、思考、気持ち、知覚、信念をもつための下地にもなると考えている。また、実際の出来事を親子でストーリーとして語り合う体験によって、家族の神話と一体感が生まれる。

5．情緒の分かち合い――喜びやわくわくする気持ちなどのポジティブな情緒を分かち合い、高め合うことは、ポジティブな態度の下地となる。

また、ネガティブな気持ちを味わっているときに、それをわかってもらうことができれば、子どもは自分が一人ではないこと、苦痛は和らげられるものだということを知る。「こうした相互作用のかたち、すなわち気持ちの分かち合いは、対人関係が子どもの情緒と社会性の発達をうながしていくうえでの核となるものかもしれない」とシーゲルは述べている。

一人以上の愛情深い大人と健全な愛着関係を築いている子どもは、人生でもっとも大切なことを学んでいる。それは、自分の気持ちをじゅうぶんに感じる方法、そして、自己をかえりみる方法だ。この二つは、共感的感情の発達の鍵だといえる。この二つを学んでこそ、思いやり、喜び、悲しみ、愛をきちんと表現していくことができるからだ。

しかし、健全な子どもが学ぶのはこれだけではない。健全な子どもは、柔軟性も身につける。柔軟性とは、自分の心と外の世界からの情報が複雑にからまりあっているときに、それらを取りこんで整理し、ただ反射的、衝動的に反応するのでなく、筋の通った反応ができる能力である。驚くまでもないことだが、脳科学者たちによれば、シーゲルが〝反応柔軟性〟と呼ぶものは、情緒を支配する右脳の眼窩《がんか》前頭皮質（一六四～一六五ページ参照）の働きによるものらしい。

親と子のかけがえのない関係が花開くのは、人生最初の三年間である。この時期に、たえず相手を思い、相手から思われることを通して、母と子の〝きずな〟、父と子の〝きずな〟が築かれる。子どもとともに過ごし、子どもを慈しみ、子どもを守り、子どもとともに遊ぶ親は、子どもの要求を直感的に理解し、子どもの発達を上手に助けることのできる親だといえる。

まとめ

出生後の〝きずな〟づくりは、出生前の〝きずな〟づくりからとぎれることなく続いている。子どもの情緒は、母親と父親から入ってくる情報に「同調」しながら発達する。この親子の同調を通してかたちづくられる脳の回路が、子どもがのちに人とかかわっていく能力を決定する。

現代は、子どもの育て方についてのたがいに矛盾する情報があふれている。しかし、神経生物学の発見は、新時代の親に、発達中の心にとって何よりも重要なのは刺激の洪水ではなく、かぎられた少数の大人との人間関係なのだと教えてくれる。

こうした最新の発見について知っている親は、子どもと〝きずな〟をつくるときに、その知識を生かして、子どもに思いやり、自立心、人を愛する能力といった一生の財産を贈ることができる。親は、子どもの身体的、知的、情緒的、道徳的要求に、いつも変わらぬ思いやりと愛情をこめて応えてあげることで、子どもの人間としての可能性を最大限に引き出すことができるのである。

このように育てられた子どもは将来、自分が受けたやさしさを、何度でも世界に与え返すことができるようになるだろう。

育児のポイント

＊愛着を築くうえで、養育者の豊かな表情や声、スキンシップはどれも重要である。

＊親は、言葉や言葉以外の表現を用いて、子どもの喜びの感覚を増やし、悲しみや恥の感覚（二〇三ページ参照）を減らしてあげるようつとめなければならない。

＊子どもが発するサインを受けとろう。

＊生後二年間は、子どもと過ごす時間は長ければ長いほどよい。

＊シーゲルの五つのポイントを週に一度思い出そう。冷蔵庫に貼ったりしておけばなおよい。このポイントを、息をするのと同じくらい自然に守れるようになったら、親として合格だ。

第8章　経験が脳をつくる

赤ちゃんは生まれるとき何を知っているのだろうか？　赤ちゃんはどうやって、そして、いつ、世界を知るのだろうか？　赤ちゃんはもともと美しい心をもっているのだろうか、それとも、悪い心をもっているのか？　赤ちゃんは生まれた瞬間から、自分が人間だということを知っているのだろうか？　赤ちゃんは言葉を話すことを、愛情深い親だけから教わるのだろうか？　それとも、言葉は目や腎臓や脳と同じように、先天的に人間にそなわっているものなのだろうか？

人は過去何世紀ものあいだ、乳児の意識を定義しようとしてきた。だが、そこにはじめて科学的理論をあてはめたのは、スイスの心理学者、ジャン・ピアジェ*である。彼は、同じく心理学者であった妻のヴァランタンとともに、自分の三人の子どもの行動を細かく記録し、結果を分析した。そして最終的に、子どもの初期の発達には、四つの独立した段階があるという理論を打ち出した。

この段階には、自分と環境とを区別する能力を特徴とする〝感覚運動期〟（出生から二歳まで）、言葉を使って物の名前をいう能力を特徴とする〝前操作期〟（二歳から七歳まで）などがあり、論理的な思考が可能になるのは七歳以降、抽象的な思考が可能になるのは十二歳以降と考えられた。

ピアジェは、子どもの発達に対するそれまでの考え方を根本から変えた。出生時の人間の脳には可塑性があり、環境とかかわるなかで発達する、という考え方をはじめて主張したのである。しかし同時に、今日の私たちは、ピアジェの考え方が間違いだらけであることも知っている。

ピアジェは、乳幼児がきわめて自己中心的だと考えた。だが、今日の研究によれば、乳幼児は他人の気持ちにきわめて敏感である。ピアジェは、乳児について「目を離れるものは忘れられる」という格言そのままだと考えた。だが、現在では、目の前の知覚領域にいない人物や出来事を乳児が記憶していることがわかっている。ピアジェは、乳児は金魚と大差なく、まわりの世界のことをほとんど何もわかっていないと考えた。だが、最近の研究によれば、生後三カ月の乳児でも、重力などの概念を直感的に知っている。本が棚に不安定に置いてあれば、落ちることを予測できるのである。ピアジェは、認知力と情緒はそれぞれ独立して発達すると考えていたが、現在では、それらが連携して働くことが知られている。

さらに、ピアジェの「段階」という概念は、前の能力が向上して次の能力となるという考え方のうえに成り立っていた。しかし、そうした線形的なものの見方、つまり、脳は生まれてから成人するまで少しずつ着実に発達していくという考え方自体が、根本的に間違っている。最新の研究によれば、脳の発達とそれにともなう学びは、明らかに漸進的《ぜんしん》な〔順を追って少しずつ進む〕ものではない。一貫した習熟曲線を描いていくというよりは、人間の脳は、決まった時期に爆発的な学びが起こるように配線されている。脳内には能力ごとに異なる「学びの窓」があり、各能力はそのための「窓」が開いたときに、急激に身につくのである（一九二～一九四ページ参照）。

ビデオを駆使して*

私たちが日々あたりまえのように使っているビデオレコーダー。驚くような話だが、科学者が赤ちゃんを本格的に研究できるようになったのはこの道具のおかげである。ビデオの使用によって、乳児の能力や意識の状態が客観的に観察できるようになった。ビデオは、以前には高度な科学的測定なしでは知りえなかった細部を無数にとらえることによって、赤ちゃんの本当の姿をはじめて明らかにしたのである。

赤ちゃんについての知識の大変革は、一九七七年、ワシントン大学で始まった。若い発達心理学者だったアンドルー・メルツォフが、ビデオを使って新生児を観察したのである。当時は、いわゆる育児の専門家たちが、「赤ちゃんにはものが見えていません」「赤ちゃんは身のまわりで何が起きているかをまったくわかっていません」「生後一カ月までに、お母さんやお父さんがよくほほえみと勘違いするものは、じつはおならをしたときの表情です」といったことを、平気で口にしていた。メルツォフはこうした通説が本当に正しいのかを確かめようと考えたのである。

メルツォフはこの単純な観察を通して、新生児に多少なりとも人間らしさがあるのなら、それをぜひ知りたいと思った。この答えを見つけるために、まず生後一二日から二一日の新生児を、大人の表情をまねることができるかどうかに注目して、撮影した。その結果、新生児が、明らかに大人の表情をまねて、舌を突き出したり、口をあけたり、唇をすぼめたりすることがわかった。そこでメルツォフは、同じことを、生まれた直後の新生児にも試してみることにした。地元の病院の分娩室のとなりに研究室を設置し、お産が始まりそうになったら連絡してほしいと頼んでおいたのである。そして、連絡があれば、昼夜をとわず、病院に駆けつけた。その結果、生後四二時間の新生児にも、大人をまねる能力があることを発見したのである。

その後、同じ発見が、いくつもの研究所であいついで起こった。さらに、新生児がこうした行動をするのは、単純な反射としてではなく、〝推測〟に近いプロセスを通して行なっていることも確認された。生まれたばかりの新生児は、大人の顔をじっと見つめ、大人の発声や動きに合わせるかのように、声を出し、動く。大人がほほえめばほほえみ、大人のリズムに合わせて動く。そして、相手が期待通りの反応を返してくれないと、すっかり落ちこんでしまう。たとえば、赤ちゃんが機嫌よく甘えるような声を出したのに、母親が悲しい顔をすれば、その子はしょげかえってしまうのだ。

模倣という能力は、じつは驚くべき能力である。模倣ができるということは、自分と他人（模倣する側とされる側）との類似性が理解できている証拠である。また、生まれたばかりの子どもが模倣するということは、行動は意図と先天的に結びついているということ、人間は生まれながらにして、他人とのコミュニケーションを求めている、ということでもある。

研究によれば、新生児とのコミュニケーションは、大人が愛情をこめて反応を誘うような調子で話しかけると、うまくいきやすい。流れるようなやさしい声が「きのうは何をしたかな？　何が見えたかな？」というのを聞いている子どもは、冷たく威圧的な声で「やめなさい」「来なさい！」

というのを聞いている子どもよりも、親の声によく耳を傾けるようになる。

親の肯定的な態度*の大切さ

三歳の女の子が積み木をかかえて、忙しくしている母親のところへやってくる。積んでも積んでもすぐくずれてしまうので、いらいらして、今すぐ母親になんとかしてもらいたいのだ。

「どうしたの、ご機嫌ななめね」母親はにっこりして娘の背中をなでる。

「これ、できないの」

母親は用事の手を止めてアドバイスする。「カーペットの上じゃなくて、テーブルの上でやるといいわよ。下がしっかりしてるから」女の子はいわれたとおりにやってみる。でも、やっぱり、うまくいかない。「じゃあ、このお仕事が終わったら、すぐに手伝ってあげるわね」すると、女の子は積み木を床《ゆか》に叩きつける。母親は娘を見て、すぐに抱きしめる。「この積み木をやってると、頭にきちゃうわよね。いいわ、これで遊ぶのはあとにしましょう。今はママのお手伝いをしてくれる?」女の子は、しぶしぶ母親を手伝って新聞紙をそろえはじめるが、やがてそれに夢中になり、最後は笑顔でいっぱいになる。

こうしたやりとりのあいだ、母親は自分で気づかずに、娘に共感、理解、協力、尊重、自制を教えている。子ども時代を通してこのような経験が続けば、この女の子は、自分には価値がある、自分は認められ、愛されている、と感じ続けるようになるだろう。そして、生涯、語りかければ人は聞いてくれるものだと信じ、自分自身も積極的に人の話に耳を傾けるようになるだろう。

では、もう一度このシーンを最初から見てみよう。ただし、今度は違う母親が登場する。

三歳の女の子が積み木をかかえて、忙しくしている母親のところへやってくる。積んでも積んでもすぐくずれてしまうので、いらいらして、今すぐ母親になんとかしてもらいたいのだ。

母親は顔を上げようともしない。「何ぐずぐずいってるの。ママは今、忙しいのよ。見たらわかるでしょ」女の子はその場を離れ、積み木を床に叩きつける。母親は知らんぷりして用事を続けている。女の子は大声でわめき、自分の部屋に駆けこんで、ドアをばたんと閉める。

こんなことがくりかえし起これば、母親は言葉や態度を通して、娘に「あなたの要求なんて取るに足らない。あなたの気持ちもどうでもいい、あなたがつらくたって誰も何とも思わない」と教えていることになる。こうした子どもは、自尊心が低くなりやすいので、やがて、引きこもったり、ひどく攻撃的になったりするかもしれない。

親の育て方が脳の発達に与える影響が、これまで考えられていたよりもはるかに大きいことが、研究によって明らかになった。言語の習得、認知能力、知性は、相互に補強し合うものであり、子どもと養育者との関係に左右されることがわかったのである。脳に酸素が必要であるように、幼い子どもの心には、やさしく、温かく、愛情のこもった言葉がけが必要なのである。

脳の建築

こうしたことは、脳の性質を考えれば何ら不思議なことではない。脳は、出生前から、人格や素質や能力をつくるための鋳型をもっている。しかし、出生前の発達がどれほど重要でも、出生時の脳はまだ完成にほど遠い。出生時から三歳までの脳は、外の世界とのかかわり方によって大きく変化するのである。

脳の可塑性は進化のたまものである。人間は脳が未完成の状態で生まれてくるからこそ、特定の環境で生き残るために必要な特性を発達させていくことができる。環境とのかかわり方に応じて完成されていく人間の脳は、きわめて生態学的《エコロジカル》である。脳のこの性質の複雑さは、遺伝子による配線の複雑さをはるかにしのぐ。こうした脳のおかげで、人間はほかの動物よりもはるかに高率で、外界に適応し生き残ることができるのである。

出生後に残っている脳の建築作業は、脳細胞どうしが連絡をとり合うためのネットワークづくりである。出生前は、体験によって脳の基本回路が敷かれ、発達の基盤がつくられる。出生後は、ネットワークづくりの作業が大脳皮質のしだいに高度な部分に移り、感覚、情緒のバランス、認知能力、人間関係能力を微調整していく。

このプロセスの一部は、基本的な細胞生物学に根ざしている。脳を構成するニューロンすなわち神経細胞は、電気信号を介してコミュニケーションをとる。この信号は、セロトニンなどの神経伝達物質の助けを借りて、細胞からシナプスを超え、別の細胞に伝わる。このとき、信号の行き来の多い道筋が強化される。

この複雑なネットワークは、私たちの思考の流れや才能、私たちが感じる幸福感や不安感を決定する。そして、このネットワークのかたちは、当人がどんな体験をするかで、単純に、しかし完全に決まってしまう。一つの細胞は、ほかの一万五〇〇〇個の細胞とつながることができる。シナプスの数が多ければ多いほど、ネットワークが複雑で多様なものになるので、その人は、頭がよく、創造力のある人になる。

出生時から三歳までは、脳はシナプス工場として、高速で細胞どうしをつないでいく。しかし、シナプスはつくられるだけではない。彫刻家が粘土を彫るように、体験が子ども時代と青年期を通して、シナプスを取捨しながら、脳を最終製品に仕上げていく。三歳から一〇歳までは、シナプスの形成と破壊がほぼ同じペースで進むが、一〇歳を過ぎると破壊が形成を上まわるようになる。

脳は三歳までに約一〇〇〇兆のシナプスをつくる。三歳児は、シナプスが自分の半分しかない医者に診てもらっていることになる。この時期の子どもの脳がこれほどに濃密なのは、これから学び、進歩していくためだけでなく、使われないものを切り捨てていくためでもある。とはいえ、脳はどのつながりを保存し、どのつながりを切り捨てるかをどうやって決めるのだろうか。それは、使われる頻度である。くりかえし使われるつながりは永久的なものになり、めったに使われないつながりは消えてなくなるのだ。めったに話しかけられず、読み聞かせもしてもらえず、いっしょに遊んでもらうことも少ない子どもは、言語能力が貧困になり、さらに深刻な問題として、社会性が貧困になる。

子どもの脳の神経回路は、森のなかの小道に似ている。人の行き来が多ければ小道はしだいに広がり、通りやすい道となる。そのような道はいつまでも残るが、めったに人の通らない道は、やがて消えていく。

しかし、それ以上に驚くべきことがある。ピアジェは能力の習得を段階ごとに分けたが、今日の神経科学者は、乳幼児期に文字通り〝開閉〟する一群の〝学びの窓〟を発見した。この〝窓〟から特別にすばらしい〝景色〟を見つけたのは、ミシガン小児病院PETセンター所長の神経科学者、ハリー・チュガニである。彼は、PETスキャン（陽電子放射断層撮影）を用いて、脳内のブドウ糖の代謝を測定した。その結果、脳の発達がとくに急速な生後三年間には、脳の各部に〝最盛期〟があり、*そのあいだに認知や情緒などの学びが起こることがわかった。

チュガニのスキャンからは、脳の特定部分がいつ〝点火される〟のかがわかる。最初に点火されるのは情緒の脳だ。チュガニは新生児の脳を調べたところ、情緒の中枢といわれる大脳辺縁系がもっとも活発であることを発見した。新生児の脳でブドウ糖の代謝が活性化しているのは、情緒のコントロールに関係のある扁桃体、帯状《たいじょう》皮質、辺縁系だが、月齢とともに、その部位が変わっていく。たとえば、生後二カ月と三カ月では、視覚皮質と小脳半球でブドウ糖の代謝が盛んになる。これは視力と感覚運動能力が発達する時期と一致する。そして最後、すなわち六カ月以降に、前頭皮質で盛んになる。これは認知に関連した行動、たとえば、知らない人を恐がったり、作業テストの成績が上がったりする時期と一致する。チュガニによれば、ブドウ糖の消費パターンは、満一歳までに大人とほぼ同じになる。

ここで注目すべき点がいくつかある。チュガニの観察によれば、健康な乳児の脳の各部位は、進化の順に活性化する。つまり、起源の古い構造（すなわち、齧歯《げっし》動物の時代から哺乳類に存在している大脳辺縁系）が先に、新しい構造（複雑な思考の中枢である前頭皮質）があとに活性化するのだ。

さらに、スキャンで見ると代謝率が成人と同等以上になっている脳の部位は、その月齢での行動を支配する中枢と一致している。たとえば、辺縁系が活性化しているときは、子どもは情緒のコントロールを習得している。活発な部位が視覚野《や》や感覚運動野に移ると、今度は子どもは目と手の協応運動に関連した能力の習得に精を出している。出生時の子どもの前頭皮質は若い成人の三〇パーセントほどしか活動していない。しかし、その数字は急激に変わる。出生時から満三、四歳にかけて活動量がぐんぐん増えて、成人の二倍ほどにもなるのだ。

チュガニは、PETスキャンで測定できるブドウ糖の代謝は、学びの窓に対応するだけでなく、シナプスの増殖にも対応することを発見した。シナプスがもっとも増えるのはもちろん大脳皮質においてであり、出生時から満四歳までのあいだのことである。その後はブドウ糖の代謝もシナプスの形成も子ども時代を通して安定するが、青年期に入ると下り坂になる。青年期は、ブドウ糖の代謝率が低下し、シナプスが減っていくにつれて、脳は可塑性が低くなり、人としても柔軟性を失っていく。限定された能力や才能のみに関心が向けられるようになり、自分のやり方が固定されていくのである。

チュガニによれば、大事な時期にプロセスが中断されると、つまり成長している脳に適切な刺激が与えられないと、大変なことになる。たとえば、乳幼児期に言葉をかけてもらえなかった子どもが、その後正常な言語能力を習得するためには、集中的な発話および言語療法を一〇歳までに受けなければならない。言語をつかさどる脳半球が事故で損傷した場合も、一〇歳前であれば、言語能力の回復に比較的期待がもてる。

視覚系の場合も、脳が可塑性を失っていく時期はほぼ同じであることが確かめられている。いくつもの大規模な研究のなかで、白内障その他の原因によって片方の視力を失った子どものことが調べられている。こうした子どもの視力回復に成功するのは、矯正治療が八歳から一〇歳までに行なわれた場合にかぎられる。

チュガニは次のような結論を述べている。効率よく能力を身につけることができるのは、その能力に応じた学びの窓が開いているときである。早期教育をほどこすのであれば、この学びの窓を考慮したカリキュラムを用いることによって、最大の効果が期待できる。

赤ちゃんの知覚

子どもとコミュニケーションをとるにあたり、何が、いつ、どのように起こっているのかを理解しておく必要がある。これらの新しい情報をわかりやすくまとめてくれたのが、先のアンドルー・メルツォフと認知科学者のアリソン・ゴプニック（カリフォルニア大学バークレー校）、言語発達研究の国際的権威であるパトリシア・K・カール（ワシントン大学）の三人である。彼らは共著

『0歳児の「脳力」はここまで延びる』（邦訳、PHP研究所、榊原洋一監修、峯浦厚子訳）のなかで、発達心理学者が子どもの知覚や認知をどうとらえているかを説明している。

三人は、赤ちゃんが絵や音などの刺激にどのような目の動きや吸う動作で反応するかを調べた結果、こう述べている。「生まれた時、すでに赤ちゃんは人間の顔や声をほかの『もの』や音と区別できるばかりか、人間の声や顔のほうを好むということがわかりました。生後数日以内に、赤ちゃんはすでに見慣れた顔、聞き慣れた声、そして嗅ぎ慣れた匂いを区別しており、知らない顔や声や匂いよりもそちらのほうを好むのです」（同書より〔引用は邦訳を使用、以下同〕）。

メルツォフらによれば、新生児の視力はかぎられているが、人間に特別な関心を示す。新生児は目が見えないというのは間違いで、本当は大人の基準でいう〝強い近視〟なのだ。新生児は二、三〇センチ程度までしかはっきりと見えていない。要するに、抱っこしてくれている母親や父親の顔だけがしっかりと見え、ほかのものはすべてぼやけて見えるのだ。メルツォフらはこのことを次のようにまとめている。「赤ちゃんはほかの何よりも、自分のことを愛してくれている人たちがはっきりと見えるようにつくられているようなのです」（同書）。

もちろん、視力は急速に発達する。視力を向上させる学びの窓は、出生時から生後八カ月まで開いている。親は、白と黒などの強いコントラストのあるおもちゃを買い与えて、赤ちゃんの視覚を刺激する必要はない。それよりも、生後二週間くらいのときに、目の検査を受けることをお勧めする。視力の弱い目、あるいは、使われていない目を矯正せずに放置しておくと、脳との機能的なつながりが永久に失われてしまう。とくに両眼視力のための学びの窓は、生後五カ月以前に閉じてしまうのである。

「情緒の窓」が開くとき

視覚などの感覚に関する研究によれば、出生後に最初に活性化する脳の部位のひとつが、情緒の中枢である。また、情緒は階層的に発達し、しだいに複雑化していくことも、研究によってわかっている。しかし、生まれたばかりの子どもでも、喜び、悲しみ、ねたみ、共感、自尊心、恥などの感覚を味わうことができる。

愛情深い育児だけが、子どもの脳に適切な刺激を与え、子どもの一生の幸せと自信と愛の下地をつくる。情緒の段階的発達にそった子育てをしている親なら、このことをすぐに理解できるだろう。育児放棄は、子どもの脳にうつのプログラムを組みこむことになるかもしれない。虐待は、不安や暴力その他の精神疾患のための回路をつくる。

生まれたばかりの子どもでさえ、楽しい表情と悲しい表情を見分けることができる。新生児は、楽しい顔の絵を見せられながら楽しい声のテープを聞かされたり、悲しい顔の絵を見せられながら悲しい声のテープを聞かされたりすると、楽しい顔と悲しい声、または悲しい顔と楽しい声といった矛盾した組み合わせを示されたときよりも、明らかに注目することが、実験によって確かめられているのである。

ボストン小児病院のエド・トロニックは、一九八〇年代初頭から、子どもの情緒と母子のつながりに関する研究を精力的に行なっている。彼の研究によって、人の心に同調し、人の心につながる能力は、私たちが生まれたときからもっている特質であることが明らかになった。

トロニックは、生後三カ月の乳児でも母親がふさぎこんでいると、それに気づくこと*を発見した。トロニックらは人の気分を読みとる乳児の能力を調べるために、母親たちに、乳児と顔を合わせているときに、ふさぎこんだふりをしてもらった。生後九六日から一一〇日の乳児二四人（男女各一二人）を対象とし、その母親に、ふつうのやりとり三分間と、ふさぎこんだふりをしながらのやりとり三分間とをくりかえしてもらったのである。対照群の母親には、二分間から三分間のふつうのやりとりをくりかえしてもらった。そして、やりとりをビデオに録画し、合間の五秒間に乳児の行動を経過順に記録した。その結果、乳児は、ふつうのやりとりのあいだは明るく積極的に母親とかかわっていたが、ふさぎこんだやりとりのときは消極的になり、不満げな警戒した態度を見せていた。このネガティブな態度は、母親がふつうの態度に切り替えたあとも、少し続いた。

トロニックの研究*から、乳児はその場にふさわしい表情をすること、乳児の表情は養育者から受けとった情報を反映していることがわかる。生後六カ月になると、乳児は声やしぐさや姿勢を通して、情緒や気分や外の世界の目標物を、かなり正確に伝えるようになる。

母親の気分が伝染する

トロニックは、心理学者であり、全米科学財団の乳児のストレス処理能力に関する一プロジェクトのディレクターであるアンドルー・F・ジャニーノ・ジュニアと共同で研究を行なった。トロニックとジャニーノは、なぜ幸せな母親の子どもはたいてい楽しげで、*ふさぎがちな母親の子どもはたいてい暗く沈みこんでいるのかを説明した。その答えは、彼らがいうところの〝相互調整モデル〟にあるという。

相互調整モデルとは、子どもと養育者が、内面の情緒のバランスと外の世界との健全なかかわり合いをうながすために、フィードバック・ループをつくっていくシステムである。内面の情緒は、子どもが外の世界とかかわろうとする動機に影響するため、この二つの機能は切り離せない関係にある。たとえば、ふさぎこんだ子どもは、内面の痛みのせいで外に注意を向けられなくなるので、人や物とかかわり続けることができない。怒っている子どもは、人といっしょに遊んだり、もっと楽しいことを探したりする動機に欠ける。いっぽう幸せな子どもは、そうした動機に満ち満ちている。

神経系が完成していない乳児は、空腹を感じたり、急に大きな音がしたり、暑すぎたり寒すぎたり、とにかく、いろんなことが襲ってくるこの世界に置かれて、いったいどうやって、自分の情緒を調整するのだろうか。ふつうは、親の助けを借りてこの方法を学ぶ。母親や父親は子どもをよく見て、そのふるまいから、どんな要求（食べたい、リラックスしたい、眠りたいなど）を伝えようとしているのかを読みとる。子どもは、そうした要求を満たすのに親が手を貸してくれれば、自分の気分を調整しやすくなる。たいていの場合親が実際にする仕事は、単純に刺激を減らしてあげることくらいである。それによって子どもは、まわりからの邪魔な刺激をコントロールする力がついてくる。

ときには、親がもっと積極的に目的を達成させてあげることもある。たとえば、子どもが何かに手を伸ばしているけれど、届かない場合。よく観察している親は、子どもの視線や身ぶりからそのことに気づき、ほしがっているものを子どもに近づけてあげる。そうすることによって、子どもは不満が解消し、世界とかかわりたい気持ちが強まる。

子どもとのやりとりで大切なこと

トロニックとジャニーノは研究のなかで、親と子どもは、実際にはごくたまにしか調子が合っていないことを発見した。もちろん理想は、親が子どもの発したシグナルに的確に反応し、子どもも親に的確に反応するという関係である。ところが、特別によく気のつく親でさえ、じつは読みとりミスばかりしている。たとえば、子どもが、「いっしょに遊ぼうよ」の意味でほほえんでいるのに、母親は反応しそこなったりする。あるいは、母親が遊んであげようとすると、子どもがそっぽを向いたり、とろんとした目をしたりして、「違うよ、ぼく静かにしていたいんだ」と伝えてくることもある。子どもでも、大人と同じように、ときには好きにさせておいてほしいのに、私たちはそれを忘れがちである。健全な発達のためには、子どもは積極的にかかわってもらうことが大切だが、たまには一人になることも必要なのだ。

トロニックらは、ビデオテープなどを駆使して、生後三カ月、六カ月、九カ月の子どもと親とのやりとりを観察した結果、息がぴったりと合っている時間は、全体のわずか三パーセントであることを発見した。健全な発達の鍵は、むしろその修復のプロセスにある。事実、トロニックらは、やりとりミスの三四パーセントは、その次のステップで修復されていることも発見している。ごくふつうのやりとりでは、調子の合わない状態から調子の合った状態へ移行し、またもとに戻る、ということが頻繁にくりかえされる。親が正しく調子を合わせるたびに、子どもの気分は改善される。

現在ではほとんどの発達心理学者が、間違ったやりとりの修復は子どもの健全な発達の鍵であることに同意している。調子が合わなくなっても、いつもすぐに修正されていれば、子どもは自分の調子を整えることや、気持ちが動揺してもすぐに立ち直ることを覚える。そして、相手との関係は、一度うまくいかなくなっても、もとに戻すことができるのだと理解するようになり、それによって安心感をもつようになる。この安心感が、ポジティブな気持ちの基盤となり、自分と他人との境界を明確にする。子どもは将来、このモデルをもとに、ほかの人とも親密な人間関係を築き、自信をもって世界に踏み出すことができるのだ。

コミュニケーションはとだえても修復可能なのだと知ることは自立心につながり、自立心が芽生えてはじめて、子どもは養育者を離れて自由に探検することができる。母親や父親のもとを離れて未知の世界に踏み出すのも、戻ってくればまた親密な関係が復活するとわかっていれば、それほど恐いことではなくなるはずだ。

健全な発達が親との息の合った相互作用の結果であるなら、健全でない発達は、ネガティブな情緒と相互作用の失敗が続いた結果である。このことから、なぜふさぎがちな母親の子どもには、暗く沈んだ子どもが多いのかが説明できる。ふさぎこんだ母親は、自分の気分にふりまわされて、子どもの発したシグナルに応える余裕がなく、子どもの調子を整える手助けができない。子どもは、はじめのうちは、関係の修復につとめるかもしれないが、失敗するたびに、気持ちは内面の処理だけに向いていく。ふさぎこんだ親とのこうした経験が重なると、やがて、子どもの心と脳の構造にマイナスの影響がおよぶ。子どもは社会とのかかわりを避けることを覚え、しだいに、親が返してくる不適切な情緒表現に鈍感になることで身を守ろうとするようになる。

そして、子どものなかに、自分は無力な存在で、親は頼れない存在という構図ができあがる。この構図が一度定着してしまうと、世界とのかかわり方にそのまま影響する。自分以外のものは何も頼れないと思いこみ、人が精神的に助けてくれることをまったく期待しなくなるのである。

このことから、母親と父親は何を学べばいいのだろう。健全な情緒を育てるために、乳児とどんなかかわり方をすればいいのだろうか。答えは明らかである。子どものようすに注目し、子どもの欲求や要求に応えてあげればいいのだ。私たちは、楽しく、活発で、ポジティブで、相手を尊重する、情緒の相互作用づくりにつとめなければならない。

新しい科学的発見は私たちに、一般的な考え方と違い、乳児に強い刺激を与えることや、乳児とたえずかかわり続けることを求めてはいない。子どもの健全な発達のためには、いつも変わらず愛情深く、明るく接してあげることが必要であると同時に、ときには刺激から解放し、自分の力で成長する時間もつくってあげることが必要なのである。

まわりの世界に踏み出す――「社会性の窓」が開くとき

子どもは月齢が上がるにつれ、複雑な作業ができるようになる。生後六カ月くらいで、人といっしょに物を使って遊ぶようになる。一年くらいで、よく知らない大人や、ほかの子どもと遊ぶようになる。こうした作業ができるようになるには、子どもの発達中の脳に新たな能力、すなわち細部に注意を払う能力、まとまった意図をもつ能力、目の前の状況に集中する能力がそなわらなければならない。

よちよち歩きを始めるころには、*母親と父親との健全なかかわり方も、脳の形成のしくみも、それまでとは違ってくる。最初の一年は、親は九〇パーセントやさしく接していればよかった。しかし、子どもが一三カ月から一七カ月になると、親は子どもの社会化を助けるために、九分間に一度は、何かを禁止しなくてはいけなくなる。そして、二歳児には、ここを触ってはいけない、癇癪《かんしゃく》を起こしてはいけない、排泄をコントロールしなくてはいけない、など、たくさんの〝してはいけない〟ことを教えなければならなくなる。こうした抑制を一切かけずに、すべてを子どもの思うままにさせていたのでは、自制心が育たず、社会でうまくやっていくことが難しくなる。

UCLAの精神医学者・神経科学者のアラン・N・ショア（一六四ページ参照）によれば、最初の一年に親が上手に育てれば、*次の一年に子どもは大きな興奮と高揚感にかりたてられて冒険に踏み出すことになる（もちろんこれは、エンドルフィンなどの「幸せホルモン」と関係している）。

それからの親の仕事は、それまでの一二カ月とは違い、子どもの行動を広げることではなく、子どもの行動を制限するということになる。親が子どもの喜びに歯止めをかける効果的な方法は、ショアによれば、恥の意識を教えこむことだという。一四カ月から一六カ月の子どもが味わうことのできる情緒のなかで、幸せホルモンの分泌を低下させ、興味や興奮や喜びを抑えることによって、やりたいことを制限する力をもつのは、恥の意識だけだからである。

基本的な情緒に恥の意識が加わると、親子の関係は永久に変わる。健全な親子のあいだでは、それまで顔を見合わせれば喜びだけがわいてきたのに、それからはストレスもわいてくるようになる。子どもが恥を体験する状況とはおもに、親子が顔を見合わせた結果、調子の大きなずれが生じる状況である。たとえば、子どもが安全な限界を超えて踏み出したとき、親が恐い顔をすれば、子どもはショックで縮こまる。このとき、子どものポジティブな情緒はたちまちネガティブに変わる。このポジティブな情緒からネガティブな情緒への急激な変化が、私たちが「恥」と呼んでいる感情である。

専門家の多くは、ときどき子どもに多少の恥の意識をもたせるのは健全なことだと考えている。彼らにいわせれば、こうした警告的手段によって親は子どもに社会性を身につけさせ、子どもを危険から守ることができるのである。

しかし、私はこの意見に賛成できない。私は、子どもには恥の意識を一切味わわせるべきではない、と考えている。軽いものであれ深刻なものであれ、「恥」と呼べるものはすべて有害だと私は思う。

子どもと調子の合っている親なら、子どもの行動を規制するときに、批判的で苦痛をともなうような方法を用いることはない。子どもがしてはいけないことをしたら、親は言葉と声の調子と表情と身ぶりを通して、「そんなことしないでね」「それは危ないからやめてね」と伝えればいいのだ。それでも子どもがテーブルから食べ物をぽいぽい放るのをやめなければ、さっさと食べ物を片づけて、「お腹がすいてないのね」とひとこといえばいい。そうしたやりとりのあとでなら、子どもは変わりかけた気分を、リラックスして安定した状態にすばやく戻すことができる。

親は子どもの行動を禁止したあとで、子どもの沈んだ顔、おかしな姿勢や目つき、顔を赤くしているようすなどから、内面の苦痛を読みとることができるはずだ。そんなとき、敏感で反応のよい親は、とだえたつながりを修復し、よい関係をもう一度築こうとする。親が、たとえ子どもを叱っても、最初から関係を修復するまで一貫して子どもの〝味方〟であり続ければ、子どもは深刻なストレスを感じることなく、ポジティブな気分に戻ることができる。このように、親から上手に手助けされて、状況に適したさまざまな気分を無理なく味わった子どもは、生き生きとした人生を送るための脳を発達させることができる。

「言葉の窓」が開くとき

ほかの章ですでに書いてきたとおり、子どもは子宮のなかですでに母親の声の音やメロディーを覚えている。人間の脳は、胎生七カ月から満六歳までに、言葉の意味や音や文脈を習得するように配線されている。言語学者によれば、言葉の規則を理解するための回路は、満五、六歳まで開いているが、話し言葉の学びの窓は、生後一〇カ月から閉じはじめる。これらの基本的なスキルが身についてしまえば、語彙《ごい》を増やすための回路は永久に閉じることはない。

だとすれば、親がするべきことは明確である。とにかく子どもに話しかければいい。子どもにたくさん話しかけることによって、親は子どもの言語能力を最大限に引き出すことができる。

心理学者のベティ・ハートとトッド・リドリーは、最近の研究で、専門職についている親の子ども、単純労働職についている親の子ども、生活保護を受けている親の子ども*計四二人について調べた。研究者たちは、子どもが生まれてから二年半にわたって、月一回一時間各家庭を訪問し、そのときに子どもが単純に発した言葉すべてと親子の対話すべてを録音した。そして、計一三〇〇時間の声の記録を分類整理し、満三歳の時点で標準のＩＱテストを行なった。

もっとも高得点をとったのは、専門職の親の子どもだった。しかし、分析の結果、グループ間の決定的な違いは言語能力にあることがわかった。専門職の親の子どもは、録音されている一時間に、平均二一〇〇語を聞いていた。それに対し、単純労働職の親の子どもが聞いていたのは一二〇〇語、生活保護者の子どもは六〇〇語程度だった。

子どもが二歳になるころには、どの親も子どもに話しかける言葉を増やしはじめた。しかし、この時点ではすでに、遅れた子どもが進んだ子どもに追いつくことができないほど能力差が広がっていた。この能力差はそれ以後も、小学校での学力差として残った。

短期間で閉じてしまう脳内の言語の窓は、認知能力のペースメーカーとしてきわめて重要である。ハートとリドリーは最近保育所で行なった調査で、早い時期にたくさん話しかけられた子どもは、のちに問題解決能力が高くなることを発見した。この研究もまた、言葉がけが子どもの精神の発達にどれほど重要であるかを裏づけている。

とはいえ、ただ話しかければそれでじゅうぶんなのかといえば、そうではない。話しかける量よりもっと重要なのは、言葉にどれだけ情緒がこめられているかである。ハートとリドリーは、言葉は子どもにエネルギーを与える重要な要素であることを発見した。専門職の親の子どもは、ポジティブな言葉がけを一時間に三〇回も受けていた。この数字は単純労働職の子どもの二倍、生活保護者の子どもの五倍である。

子どもにどのように話しかけるかで、子どもの一生の成功の土台をつくることもあれば、失敗の土台をつくることもある。ある研究報告によれば、親が子どもに話しかけるときの、ペアレンテーゼと呼ばれる高めで歌うような独特の口調は、子どもが物と言葉とを結びつけるのに役立つ。また、気持ちのこもった言葉は、気持ちのこもらない言葉よりも、はるかに効率よく脳のパワーを押し上げるという研究結果もある。

どんなときも、やさしさは怒りに打ち勝ち、根気は短気に打ち勝つのだ。

親が子どもに与える思考様式

体験の影響はあまりにも大きい。愛情深い親たちは、さまざまな文化のなかで、それぞれ違ったらす子どもたちの一生に影響をおよぼし続けているのかもしれない。

社会心理学者のリチャード・ニスベット（ミシガン大学）が考案した一連の実験のなかで、日本人の学生とアメリカ人の学生が、同じアニメーションの一コマを見せられ、あとでそれについての説明を求められた。見せられたのは一匹の大きな魚と複数の小さな魚が泳いでいる水中の一コマだったが、日本人の学生の多くは背景に注目し、水の色や湖の底のようす、海藻などについてくわしく説明した。いっぽうアメリカ人の学生の多くは、まず大きな魚を話題にし、続いて大きな魚との関連で小さな魚にも、とくに動きが速いなどのきわだった特徴がある場合には言及した。全体として、背景的な要素についての回答数は、日本人がアメリカ人を七〇パーセント上まわった。アメリカ人はもっとも目立つものに注目する傾向が強かったのである。また、同じ魚が別の背景のなかに描かれたものを見せられると、日本人はそれが前に見た魚と同じであると気づきにくいのに対し、アメリカ人は背景にかかわらず同じ魚を認識できた。

さらに注目に値するのは、アメリカ人の学生と中国人の学生が、対立する意見にどう対処するか、すなわち白黒をはっきりさせたがるか、グレーゾーンを認めるかを調べた調査である。この実験では、まず学生たちに、ある問題（ここでは、養子計画への投資の問題）について一つの立場をとってもらった。次に、その立場に対立する、それよりも説得力の弱い意見を提示すると、アメリカ人は、自分の立場をより強固にし、対立意見を徹底的に論破した。いっぽう中国人は、自らの主張を和らげ、歩み寄りの姿勢を見せた。また、母と娘との争いの物語について意見を求められると、アメリカ人は母娘どちらかいっぽうを支持したのに対し、中国人は、問題はどちらの側にもあると考え、母と娘はたがいに理解し合う努力をしなければならないと意見した。

要するに、科学者たちの発見によれば、東洋人は思考がより全体論的で、ものごとを取り囲む状況を重視するため、矛盾を比較的容易に受け入れる。これは、あらゆるものに陰と陽の二面性を認める考え方である。いっぽうアメリカ人は、より分析的に考え、対象を背景から切り離し、形式論理学をあてはめ、とことん掘り下げて唯一の真理を求めようとする。

こうした思考様式は、世代を超えて受け継がれる。とはいえ、研究によれば、それらは遺伝でなく体験に根ざしている。というのも、アメリカで生まれ育ったアジア系アメリカ人の認知様式は、中国や韓国や日本に住む同じ人種の人々とでなく、ヨーロッパ系アメリカ人と共通しているからである。

心理学の世界では、基本的な思考プロセスは文化背景にかかわらず誰しも同じであると長いあいだ考えられていた。しかし、ミシガン大学での発見は、この伝統的な考え方に疑問を投げかけている。ニスベットらは、思考プロセスは文化によって違うことを発見し、私たちの脳が体験の産物であること、育つ環境によって、つくられる脳に大きな違いが生じることを明らかにしたのである。

まとめ

親が子どもにどのように接するかが、子どもの脳の発達に大きく影響する。言語能力、認知力、知性は、たがいに強化し合う能力であり、それらは、親と子どものかかわり方が適切で愛情深いものであるかどうかに左右される。脳に酸素が必要であるように、子どもの心には、温かい言葉がけとやさしい抱擁が必要なのである。

育児のポイント

*子どもの脳に刺激を与えようとするなら、子どもとの温かく愛情あふれる関係を通して行なうのがもっとも効果的である。

*乳児には刺激が必要だが、刺激を受けない時間も必要である。

*子どもが目的のある行動をしているときは、親が手を貸して達成させてあげることによって、子どもは不満を解消し、まわりの世界と積極的にかかわる気持ちになる。

*親と子の直感的な心のつながりがとだえたときは、親がすかさず修復し、状況をもとに戻すこと。くずれかけた関係の修復こそが、子どもの発達の鍵である。

*親子のやりとりは明るいのがいちばん。できるだけ遊び心を取り入れよう。

*子どもは一人で楽しみ、一人で満足することも覚えなければならない。安全な環境で、好きなように遊ばせてあげること。

*子どもに言葉を教える最善の方法は、気持ちをこめて話しかけることと、本を読み聞かせてあげること。

第9章　初期記憶のミステリー

一九八三年五月、私は次のような手紙を受けとった。

バーニー先生

先生のお仕事のお役に立てばと思い、お手紙を書くことにしました。以下は、子宮のなかにいたときのわたしの記憶*です。

1．最初に気づいたのは「わたしがいる」ということでした。
2．わたしは動ける、と気づきました。
3．運動を始めました。もうじゅうぶんだと思ったら、やめて休憩しました。
4．心臓の音や音楽を聞いた記憶はありません。とても快適でした。
5．かなり時間がたってから、周期的に圧力がかかるのを感じはじめました。そのうち開口部が見えたので、そちらに向かって進んでいきました。はじめは不安を覚えました。恐怖も感じたと思います。

6．やがて、急激にいろんなことが起こりました。何が起こっているのかよくわかりませんでした。気づくと、自分よりずっと大きなものの手のなかにいました。そして、とても強い光に照らされたのです。

7．栄養のわいてくる場所を見つけ、それを自分の体に取りこむ方法を覚えました。

8．ときどき、お腹がすきました。栄養と慰めのある場所、つまり母親のところへ戻ることが、とても大事な仕事になりました。

わたしは、一九一二年五月二三日、ノースカロライナ州グリーンズボロのジョン・フィールズと妻のメアリーのあいだに生まれました。［原註・プライバシー保護のため名前は変更してある］三歳になるまで、今書いたような記憶は、たんに過去の、つまり、ものごとがもっと単純で悩みなどなかったころの記憶だと思っていました。でも、赤ちゃんはお母さんのお腹のなかに九カ月間いるのだと知ったとき、そうだ、あれは、お腹のなかにいたときの記憶なんだ、と気づいたのです。

胎児時代のことを覚えている子どもはどれくらいいるのでしょうか。どなたかが五歳から七歳くらいの子どもたちにインタビューをして報告してくださることを切に願っています。

記憶のスイッチ

私がこの手紙を読んだ一九八三年以降、人間の最初の記憶に対する理解は長足の進歩をとげた。長いあいだ、人の記憶――それまでの人生の一瞬一瞬をとぎれなくつなぐ意識の連なり――は、三歳前後からスタートするものと考えられていた。ところが驚くことに、事実は違っていたという証拠が続々と現れたのである。

私たちは自分の記憶をできるだけさかのぼってみると、*あるところで壁に突き当たる。どこまでさかのぼることができるかには個人差があるが、私たちが自分の歴史と考えている意識の連なりは、たいてい三、四歳で行き止まりになる。多くの人が、それ以前の記憶を断片的にもっているが、そうした他とはつながりのないイメージは、私たちが自分の人生として思い出す連なりの一部ではない。フロイト派の人々は、幼児の記憶喪失という言葉を用いてこの現象を説明した。出生前心理学の先駆者の一人であるフランセス・J・モットは、これを「巨大な忘却」と呼んだ。

多くの人が、記憶は不思議にも三、四歳でスイッチが入るものと考えている。しかし、それは単純に間違いである。私たちは三歳になるよりもずっと前から、考え、感じ、学んでいる。しかし、そのころの記憶は、続いて押し寄せる体験の下に埋もれてしまい、とりもどすことは不可能ではないにしても、きわめて難しくなる。

モットは夢の研究を行なった結果、こう述べている。

「私たちの誰もが、自分の感情の奥深くに、三歳までのきわめて古い記憶をもっている。出生はさらに以前に起きた大事件である。また、私たちは出生前の記憶などあるはずがないと思いがちだが、それがまったくの誤りであることが、夢の研究からわかる。事実、出生以前には、人生のさらに別の段階のきわめて鮮明な意識が存在していた。そしておそらく、体の形成に関連した記憶が、層をなして存在しているものと思われる。（……）記憶は受精卵から湧き上がり、体の発達とともに発達を続け、最終的に意識的な心のなかに入りこむ。しかし、私たちの意識的な心の底には、忘れられた記憶が何層にも重なっているのである」

記憶の起源

記憶とは何か。そして、それはいつ始まるのか。記憶とは、もっとも基本的な意味では、私たちが体験したことや学習したことを保存する手段である。体験の中身は、当然ながら、成長とともに変わっていく。胎児と幼児とでは、同じことが起きたとしても、それをどう体験するかが違う。同様に、幼児の体験は大人の体験とは違う。とはいえ、二つの状態のあいだにどれほどの違いがあるとしても、次の状態に入ればそれ以前のすべてが失われるというわけではない。

二〇世紀の偉大な脳科学者たちは、私たちに還元主義の間違いを教えてくれた。脳はニューロンとシナプス、神経伝達物質とその受容体で構成されているが、「心」はこれらの部品を単純に合わせたものではない。脳のこれらの要素が相互に作用してできあがったネットワークが、心と呼ばれる複雑な意識を生み出しているのである。

しかし、そもそものはじまりには、つまり脳も体もつくられる以前には、私たちは一つの細胞にすぎなかった。はじめは卵子と精子が合わさって一つの細胞となり、次にそれが分裂をくりかえして複数の細胞となる。こうした初期の細胞の生物学的な〝体験〟が、記憶の先がけとなる。この記憶は、私たちがふだん、記憶と呼んでいるものとは違い、私たちが〝さなぎ〟のように別の形態をとっていた時代の、古い細胞の記憶である。

記憶の最初の層は、受精から始まる一連の生理学的な体験、たとえば、受精体と呼ばれる多細胞の組織が卵管を降りる体験や、その受精体が子宮壁に着床する体験によってつくられる。そしてそれらが、心に多大な影響を与えている。私は過去三〇年にわたって、出生前心理学の最前線に注目してきた結果、この事実を裏づけるあふれるほどの証拠を見てきた。

これを聞くと、最初はたいてい誰もが、なんとばかげたことを、と思うだろう。それでも、受精体が子宮に着床する、発達にとって決定的な瞬間のことを考えてみてほしい。現在では胎生学者の多くが、受精卵の約半分が、受精から着床後数日までのあいだに、命を絶たれると考えている。その理由は、ごく初期の胎児（この時期の胎児は正確には胞胚《ほうはい》という）は、タンパク質の半分が父親の精子から受け継いだものだからだ。そのため、胞胚は母親の免疫系から異物とみなされ、母体の環境から攻撃を受ける。この戦いの勝敗いかんで、胞胚が死ぬか、子宮壁に着床して生き続けるかが決まる。

こうした生理学的現象、すなわち胎芽の最初の〝体験〟が、攻撃や恐れ、うつに関連したさまざまな感覚の最初の鋳型となる。細胞生物学者のブルース・H・リプトンによれば、この事実は、伝統的な細胞生物学で昔から認められている考え方と一致する。つまり、細胞は環境を読みとり、*その情報を評価して、自分の生命維持に適した反応を決定するのである。

社交クラブや大学、友人のグループに受け入れられようと必死になっているとき、私たちはもしかしたら、最初に体験した細胞の戦いをくりかえしているのかもしれない。泥沼に足を取られる夢、船が難破する夢、猛り狂う風に吹かれる夢も、あるいは、そうした体験に根ざしているのかもしれない。新しい環境に意気揚々と入っていく人もいれば、不安におののきながら入っていく人もいる。現実の厳しさに疲れきっている人もいれば、どういうわけかやる気が出ないという人もいる。人々のこうした特徴はしばしば、出生後の体験の影響とみなされる。しかし、場合によっては、手がかりはそれ以前の時代、つまり、子宮壁への着床のころにあるのかもしれない。

最初の記憶は、のちの体験の層の下に埋もれつつも、私たちの人生に影響をおよぼし続ける。事実、古い細胞の記憶が私たち個々人の本質を理解するのに役立つことは、出生前心理学の研究者たちが集めている臨床的な証拠によって明らかになりつつある。実際、催眠療法や退行療法や薬などを通して、古い記憶を呼び起こした患者が大勢いるのである。なかには驚くべきことに、受精の瞬間まで退行した患者さえいる。

私の患者のある男性は、母親とのあいだに起きたある出来事を思い出しているときに、意識の状態が変化し、父親に乗り移られたかのように話しはじめた。父親は酔っ払って腹を立てており、妻にセックスを迫った。次の瞬間、今度は男性は母親になりきった。そして、父にセックスを強要されたときの憤りを語りはじめたのである。この男性は、人生を通じて、女性的な衝動と男性的な衝動のはざまで、そして、攻撃的な自分と受動的な自分とのはざまで苦しんでいた。私のそれまでの経験のなかでも、彼ほど極端な二面性をもつ患者は珍しかった。

私は、この男性が、両親のやりとりを文字通り目撃したというつもりはない。この体験が、私たち大人が何かを目撃するときのような視覚や聴覚をふつうに用いた体験であるはずはない。彼はこの出来事を、細胞独自の方法で体験したのである。そのとき、暴力と虐待が、彼の受精に生化学的に影響し、彼の性質の素因をつくった。暴力と虐待の生化学については、すでにじゅうぶんに研究されており、本書でものちに話題にする。彼は有効な心理療法を通して、受精を再体験し、細胞にふたたび影響を与えることによって、回復と健康への道を歩みはじめた。

細胞は忘れない

細胞が記憶するなんてどうも信じられないという人は、*人間の免疫系について考えてみるといい。免疫系は、細胞が感染性の侵入物を見きわめ、それを〝記憶〟することによって体を守っている。敵を記憶しておけば、同じ敵がふたたび侵入してきたときに、すぐに攻撃できるからである。この免疫反応を利用したのがワクチンである。病原の微生物を弱めるか殺したもの（ワクチン）を接種しておくと、その後同じ微生物が侵入してきたときに、それがたとえ何年先であっても、体はその微生物を攻撃する免疫細胞をつくることができる。

事実、国立衛生研究所の神経細胞学者、キャンダス・パート*によれば、ウイルスと神経ホルモンは、細胞に入りこむのに共通の受容体を利用する。そのため、ウイルスが入ってきたときに、すでにある種の神経ホルモンが大量に受容体に付着していれば、ウイルスが細胞に入るための受容体はわずかしか残されていないことになる。このことは、長いあいだ観察されてきた病と心との関係を説明すると同時に、なぜ同じウイルスにさらされても、感染する人としない人がいるのかの説明にもなる。

パートは、「楽しいことを期待してわくわくしていると、ある種のウイルスを寄せつけなくなるのではないだろうか」と考えた。そして、風邪のウイルスであるレオウイルスなどの侵入経路を調べたところ、レオウイルスは、ノルアドレナリンの受容体に付着して細胞に入りこむことがわかった。ノルアドレナリンは、ポジティブな気分にともなって放出される神経ホルモンである。ということは、楽しい気分でいるときは、ノルアドレナリンが受容体を占領しているので、レオウイルスが細胞に入りこむ余地はないことになる。

科学者たちはアリストテレスの時代から、病と情緒との関係に注目してきた。アリストテレスは「魂と体はたがいに共感して反応し合う」といった。しかし、研究者たちが体と心の関連性を理解しはじめ、体と心をつなぐ要素の一つである免疫系が、強化が可能なものであると証明できたのは、二〇世紀初頭になってからのことだった。

過去の研究*から、免疫系の働きは潜在意識レベル（自律神経レベル）で決まると考えられていた。しかし、一九九〇年代になって、免疫系が意識的にもコントロールできるということが、ハワード・ホール*（オハイオ、ケースウェスタンリザーブ大学）の研究によって明らかになったのである。ホールはまず、被験者に覚醒した状態でのリラクセーション、イメージ誘導、自己催眠、バイオフィードバックなどの自己調整法の訓練をほどこした。その後、対照群との比較によって、訓練を受けた人たちにはこれらのテクニックを用いて意識的に、白血球の粘着力（唾液や血液の検査によって確認できる）を強める力があることを示した。

脳と免疫系は双方向の経路を介して、つねに連絡をとり合っている。そのため、たとえば脳にストレスが生じれば、免疫反応は低下する。これはおそらく、免疫というのは生存のための長期的な戦略だからだろう。どんな生物も、外からのさしせまった危険があるときには、短期的な防衛あるいは回避手段のほうにエネルギーを集中しなければならない。

近年になって、キャンダス・パートやエド・ブラロック（テキサス大学）をはじめとする科学者たちが、免疫系が産生する同じペプチドが、脳と胃の内壁の両方に存在することを発見した。「神経系、内分泌系、免疫系は、精神免疫内分泌ネットワークと呼べるものを通して統合的に機能している」とパートは述べている。心に蓄積された記憶の反映である情緒が、免疫反応の強さに影響することは以前から知られていた。しかし最近では、この逆もまた正しいことがわかった。免疫細胞に記録された記憶が、脳の働きに影響し、気分や情緒を支配して行動を左右することがわかったのである。

子どもの全身が記憶する

この理論はその後さらに発展した。現在では、体験し、記憶し、コミュニケーションをとることができる細胞は、脳と免疫系の細胞だけではないことがわかっている。科学者たちはいまや、この現象が体のいたる部分のあらゆる細胞におよんでいることを知っている。

この考え方は、一九八四年、フランシス・シュミット（マサチューセッツ工科大学）が、〝情報物質〟系という別の流れの存在を示したときに、主張したものである。シュミットは、情報物質という言葉を用いて、伝達物質やペプチドやホルモンその他の体や脳のなかで変動する要素全体を表した。リガンドとも総称されるこの情報物質は、ちょうど鍵が特定の錠だけに合うように、それぞれ決まった細胞の受容体だけに付着する。情報交換と記憶保存は免疫系だけの現象でなく、全身で起こる現象なのである。

パートはこう説明している。

「基本的には鍵と錠のイメージなのだが、このプロセスをより動的に説明しよう。リガンドと受容体という二つの声は、音程をそろえて一つの振動をつくりだす。すると、振動が呼び鈴を鳴らして細胞のドアを開ける。生化学的現象の連鎖反応は、いくつかの小さな機械が鳴り響いて行動を起こしたときに始まり、リガンドのメッセージに指示されて、さまざまな活動を引き起こす。この活動とは、新しいタンパク質の製造、細胞分裂の決定、イオンチャンネルの開閉、リン酸塩などの活発な化学基の加減などである。要するに、細胞の活動はつねに、どの受容体がリガンドに占領され、どの受容体が占領されていないかで決まる。より大きな視点でとらえるなら、細胞レベルでのこうした微細な生理学的現象が、人の行動や動作、さらには気分の大きな変化として現れるのである」

リガンドが全身を流れるメカニズムは、神経系よりも明らかに昔から生物にそなわっており、神経系よりもずっと基本的なメカニズムである。これは消化管も脾臓も心臓も含めた全身の細胞群について、今日の神経科学者たちに広く受け入れられている新しいパラダイムとなっている。細胞の種類は多様だが、どの細胞も共通して、細胞外に情報物質の流れをつくり、感情や気分や記憶をそこに乗せて、遠く離れた体の部位や、脳の情緒の中枢に届けているのである。

では、全身の細胞によって引き起こされたこの分子の流れが、実際にどのようにして、楽しさや悲しさ、安心や不安、あるいはその中間などのさまざまな情緒に変わるのだろうか。この答えを見つけるために、キャンダス・パートらは、脳内のリガンドの到着地の地図を作成した。その結果、伝達物質や、精神状態を変化させる作用のある薬物（ヘロイン、アヘン、ペンタクロロフェノール、リチウム、ヴァリウム）の受容体が辺縁系に大量に存在することを発見した。辺縁系は、脳のなかで昔から情緒と関連づけられてきた部分である。しかしそれ以上に驚くべき発見は、こうした物質の受容体が脳だけでなく、体全体に存在していたことである。

つまり、神経科学の最新の発見からいえば、本当の知性と記憶、すなわち個人の本質は、脳だけに存在するのではなく、全身に行きわたっていることになる。それならば、これからの時代は、体と脳と心を、統合して考えていく時代だといえる。これらは相互に作用して、単一のネットワークを構成しているのだから。要するに、心身は一つなのである。

では、こうした発見は、子どもの脳の発達を考えるうえで、どのような意味をもつのだろうか。胎児も乳児も、情報を受けとり、保存し、処理するにあたって、中枢神経系や脳がじゅうぶんに発達している必要はない。母親から伝わる情報物質は、それがストレスホルモンのコルチゾールであれ、幸せホルモンのエンドルフィンであれ、子どもの血中に入り、それが発達のどの段階であっても、人生のどんなに早い時期であっても、受容体に影響する。子どもは、まだ未熟な脳でさえできていないときでも、体の細胞のなかに、最初の記憶を集めるのだ。

私たちの最初の記憶は意識的に起こるのではない。一般に使われている意味での「無意識に」起こるのでさえない。モットのいう「巨大な忘却」の前に、すなわち出生以前に、子宮のなかでほんの少しでも何かが見えたり聞こえたりするよりも前に、私たちは人生の体験と歴史を細胞に記録しているのである。

いつの日か、科学者たちは体の各細胞に散りばめられた膨大な数の記憶を識別できるようになると私は信じている。生きてきた日々を通して全身にたくわえてきた記憶の断片を、必要なときに取り出し、まとめて、脳というより高次元の中枢で完全な記憶としてよみがえらせることができる日が、いつかくるだろう。

広大な無から自意識へ

記憶が意識的なものになり、努力すれば、あるいは努力なしでも思い出すことができるようになるのは、いつからなのだろうか。記憶を専門に研究する心理学者たち*は、記憶を二つに分類している。一つは意識的な記憶、もう一つは無意識の記憶である。それぞれを顕在記憶と潜在記憶ともいう。
顕在記憶とは、覚えている事実や出来事やものの名前などである。視覚情報や言葉の情報を必要なときに取り出せるように一時的に心のどこかに入れておく作動記憶も、顕在記憶に含まれる。また、九歳の誕生パーティーの思い出、子どものころ部屋にあった家具の記憶なども顕在記憶である。

それ以外の記憶が潜在記憶である。潜在記憶は意識的に思い出すことはできないものでありながら、私たちの行動を支配する。特定の状況におかれたときに、一見わけもなく不安になるのは、潜在記憶のせいかもしれない。また、キーボードのブラインドタッチや自転車に乗ること、砂の城をつくることができるのも、それらの体験が潜在記憶になっているからだろう。

無意識から意識への移行、つまり、潜在記憶から顕在記憶への発達は、子宮のなかで起こる。数個の細胞からなる初期の胎芽は、広大な無を体験していると考えてほぼまちがいない。しかし、この〝正常な〟状態は、子宮内の環境とのかかわりや押し寄せる母親のホルモンによって打ちきられる。母親がいらいらしたり喜んだりするたびにホルモンのバランスが変わり、そのたびに私たちの細胞に原初の記憶が刻まれる。まだ脳も体さえももたない私たちは、受けとった印象をひたすら細胞に記録する。これが最初の潜在記憶である。

こうした記憶が増していくにつれ、胎児は潜在的に、自分とまわりの子宮とが別のものであると理解しはじめる。胎生六、七カ月までには、大脳皮質を含む脳ができるので、母親から受けとる情緒を知覚するようになるだけでなく、ホルモンの種類の変化を識別するようになる。そして、感覚器官を通して、動きや光、味や音を知覚し、記憶する。人の声にも気づきはじめる。また、入ってくる情報に意味を見出し、記憶にもとづいて適切な反応を返すようになる。あばれて動揺を示したり、指をしゃぶって気持ちを落ちつけたりするようになる。

臨床研究に長年たずさわっていると、子宮時代のことを覚えているという人の話をよく耳にする。ある母親は、二歳の娘がリビングの床《ゆか》に座って、「吸ってー、吐いてー、吸ってー」といっているのを聞いて驚いたという。それは彼女が妊娠後期にラマーズ法の練習をしているときに唱えていた言葉だった。だが、子どもが生まれてからは一度もそれを口にしたことはなかった。

別の母親からこんな内容の手紙を受けとったこともある。ダイニングテーブルを囲んで数人でおしゃべりしているとき、彼女は冗談のつもりで、三歳の娘に、「あのパジャマのこと覚えてる?」と、自分が妊娠中によく着ていたパジャマのことを聞いてみた。娘の答えに一同は目を丸くした。

「ママが着てたものなんか見えてたわけないでしょ。ママの声が聞こえてただけだもん」

「お腹のなかってどんな感じだった?」と彼女は聞いてみた。

「暗くて、水の入った大きなボウルにつめこまれたみたいな感じ」

「食べ物は何が好きだった?」

「何も食べてないよ」

「生まれるときは何を考えてたの?」

「もうきゅうくつじゃないなって。やっと体を伸ばせたから」

母親は次のようにしめくくっている。「驚いたのは、娘は体験を語っているあいだ、ひとことも何かが見えたとはいわなかったことです。娘は、とにかく聞こえたことと感じたことだけを話していました。そして、娘の答えには何ひとつ、つじつまの合わないところはありませんでした」

心理学者のアリス・M・ギブンズは最近の研究報告のなかで、胎児は母親の体験を文字通り吸収し[*]、それをまるで自分自身のものであるかのように、生涯かかえて生きることになる、と述べている。

ギブンズは事例をあげている。

「二、三年前、ローズは数カ月間のセラピーを受けにやってきました。ある日、誘導によって胎児時代に退行した彼女は、こんなことをいいはじめたのです。『ああ、寒い。こんなに寒いし、こんなに掘って、もうへとへとで、倒れてしまいそう』

やがて、むかし彼女の母親が外で雪かきをしていたことがはっきりしました。ローズはその一部始終を、自分の体験さながらに記憶していたのです。私は彼女に、次に浮かんだ言葉は？　と尋ねました。

『疲れた。腰が痛い。でも雪かきを続ければ、赤ちゃんから逃れられる。痛みがひどくなればなるほど、赤ちゃんを厄介払いできる。とにかく雪かきをやって、やって、やり続けなきゃ。この子に責任なんてもてないんだから』

ローズのセラピーが終了してカルテを片づけてしまうと、私はこの件をすっかり忘れていました。しかし、二年近くたってから、今度はローズの母親がセラピーを受けにやってきたのです。私たちは彼女の人生について細かく話し合いました。そして、ローズの出産の話題になると、彼女はこういったのです。

『妊娠したとき、最悪だと思いました。赤ちゃんなんて、とても育てられないって。責任がもてなかったんです。責任をもつというのがどういうことかもわかっていませんでした。階段から落ちることも考えました。でも大けがをしたらと思うと恐くて。そこで体を酷使することを思いついたんです。たまたま、雪が積もったので、外に出ていって雪かきを始めました。そして、へとへとに疲れはてるまで、シャベルで雪をすくい続けたんです』

私はこの時点でローズのセラピーのことを思い出し、『そのことをお嬢さんに話しましたか？』と尋ねました。すると彼女は、『まさか。こんなこと、誰にも話していません。あまりにひどい話ですもの』と答えたのです。

過去のカルテを調べると、ローズの記録はすぐに見つかりました。そこには、雪かきをしていた母親の気持ちをそのまま表わす心に浮かんだ言葉と、寸分違わない言葉が書かれていたのです」


事実、多くの研究によって、子どもは母親の動揺を少なくとも潜在的に記憶し、生涯その記憶に反応し続けることがわかっている。たとえば、オーストラリアの研究者たち*は、妊婦たちにあるハリウッド映画の不穏なシーンを二〇分間見てもらった。そして、出産後三カ月たってから、子どもたちに同じシーンを見せたところ、以前の体験を認識しているようすが観察されたという。また、妊娠中に軽度から重度のうつを患っていた母親の子ども数千人について、出生時のふさぎこみの程度を調べたところ、妊娠時の母親のうつの程度に比例することがわかった。

出生の記憶

子宮にいたころの記憶を自然に思い出すことはまれだが、心理療法や夢や催眠を通して出生前の記憶をとりもどすことができたという人は大勢いる。おそらくもっとも説得力があり、記録の数も多いのは、出生体験の記憶だろう。催眠や心理療法によって引き出された記憶は、それが無理に誘導されたものでないかに注意して見る必要があるが、多方面から集まってくる証拠には説得力がある。

出生体験の記憶という現象を早くから研究していた一人に、カリフォルニア州の産科医、デーヴィッド・B・チークがいる。* チークは興味深い研究を通して、人は母親の体から出てくるときの頭や肩や腕の動きを、筋肉の記憶として保持しているという事実を明らかにした。彼はこう説明している。「私は産科医ですから、赤ちゃんが産道を降りてくるときには、頭の回し方がそれぞれ違っていることを知っています。また、私が出生時のことを尋ねると、患者たちが無意識に頭を動かすことに気づきました。それで私は、彼らが生まれるときに味わった心理メカニズムを思い出しているのではないか、と考えたのです」

チークはこのことを確認するために、彼のもとで生まれて現在は大人になっている人たちを集め、催眠をほどこして出生時のことを思い出してもらった。そして、当時の記録と照合した結果、「全員が、産道から出てくるときに頭がどう回転したかを記憶していました。どちらの腕が最初に外に出たかも、ほとんどの人が覚えていました」とチークは語っている。

サンディエゴの心理学者であり、出生前・周産期心理学の権威であるデーヴィッド・B・チェンバレンは、出生の記憶を長年にわたって集めている。* 彼がこの現象に興味を覚えたのは、患者が自分の生まれたときのようすを語るのをはじめて聞いたときだった。

「私はその女性と向かい合って座っていた。部屋には、大きく美しいアスパラガスファーンの鉢植えと見晴らし窓があり、明るい日が差しこんでいた。部屋の反対の隅には、小型のグランドピアノが置かれていた。そのとき突然、私の患者である五〇代のリーというその女性が、生まれたときの光景を語り出したのである。『医者が私をもち上げて笑ったわ。そして、母に向かっていったの。ほら、私がいったとおり女の子でしたよ、って。そしたら、母はそっぽを向いたのよ』」

チェンバレンは、この現象を研究しようと決意し、一〇組の母子に対して調査を行なった。その結果、催眠下で母親と子どもが思い出した出生時の詳細が、驚くほど一致していたのである。たとえば、ある女性は、自分が生まれたときの母親の髪型を正確に説明した。別の女性は、母親が彼女のにおいをかぎ、それから彼女の足に異常があるのではないかと心配したことを思い出した。

では、こうした記憶はなぜ、比較的まれにしか思い出されないのだろうか。それには、おそらくいくつかの理由がある。まず一つには、出生前と母乳を与えられている期間は、オキシトシンが増加しているせいだと思われる。* オキシトシンには乳汁分泌をうながす作用と子宮の筋肉を収縮させる作用があるが、高濃度になると、じつは記憶を消す作用もある。私たちが出生前と周産期の記憶を失っているのは、その時期に母親の大量のオキシトシンを浴びているせいもあるのだろう

（一六〇ページ参照）。オキシトシンは心に麻酔のように働いて、「巨大な忘却」を引き起こし、出生時の苦しみを忘れさせてくれる。棒高跳びの方法を習得したラットにオキシトシンを注射すると、そのスキルを忘れてしまう。ラットを脱水状態にすると、記憶の喪失がさらに激しくなるが、分娩時の女性も脱水状態であることが多い。もう一つの要因は、ストレスホルモンのコルチゾールである。コルチゾールにもトラウマとなる記憶を消し去る作用がある。

両親がここで知っておくべきことは、子どもは潜在的に、胎児のころの体験を自分の一部として、つまり自分の体と脳を構成する細胞のなかに記憶しているということである。子どもは、喜びや悲しみや、やすらぎや不安を、細胞や感覚や認知などの多様な経路《チャンネル》を通して、個々の細胞や辺縁葉《よう》や大脳皮質など体の各部にしみこませる。こうした記憶は、成長後の意識のなかに自然に現れることはほとんどないが、生涯を通じて感情と行動の基盤となる。

乳幼児の記憶

私たちは人生最初の三年間のことをあまり覚えていない。それでも、その年代の子どもたちを観察すれば、彼らにりっぱな記憶力があることは明らかだ。

ニュージャージー州・ラトガーズ大学のキャロリン・ロビー・コリアらは、生後二カ月から六カ月の乳児の片方の足に、ベッドの上のモビールから垂らしたひもをくりつけた。[*]乳児たちは足を蹴り上げるとモビールが動くことを覚え、楽しそうにこれをくりかえした。二日後にふたたび同じ乳児たちを研究所に連れてくると、乳児たちはごく自然に足を蹴り上げる動作をくりかえした。明らかにモビールのことを覚えていて、またそれが動くのが見られるのを期待しているのだった。モビールのことを覚えている期間は、月齢が上がるほど長くなり、二カ月児では二〜三日、三カ月児では一週間、六カ月児では二週間だった。

事実、乳児は鮮明にものを記憶する。二日続けて同じモビールを見せられた乳児は二日目に覚えているようすを示したが、二日目に前日と違うモビールを見せられた乳児は反応を示さなかった。研究チームが驚いたのは、乳児の記憶がかなり厳密だったことである。モビールの背景に、一日目は四角い模様の布を、二日目は丸い模様の布を置いたところ、六カ月児は二日目にはモビールを見つめはしたものの、それを前回と同じものと認識して足を蹴り上げることはなかった。モビールだけでなく背景も同一のものを見せられた場合にかぎって、乳児は二日目も足を盛んに蹴り上げたのである。鍵は関係性にあるのだ、とロビー・コリアはいう。「乳幼児は、関係性の異なるモビールは認識しません。あなたも私も、映画館で並んでいる列に、自分がかかっている歯医者の助手がいても気づかないのと同じです」

また、実験心理学者のイブ・ペリス*（マサチューセッツ大学）は、六カ月児が、自分の体験した出来事の印象を何年ももち続けることを発見した。この研究では、生後六カ月半の乳児二四人を、二つの異なる状況のもとで、おもちゃのガラガラに手を伸ばすように仕向けた。二つの状況とは、部屋が明るいときと、その明かりが突然消えたときである。二年半後、同じ子どもたちと対照群の子どもたちに、同じ実験をほどこした。その結果、以前に同じ体験をしている子どもは、そうでない対照群の子どもよりも、おもちゃに手を伸ばして取る率がはるかに高かったうえ、明るい部屋が突然暗くなるという少し恐い経験に耐えるのも、数値にして四倍ほど得意だった。

子どもは年齢が上がり脳が成熟するにつれて、意識的に思い出す能力が増していく。心理学者のアンドルー・メルツォフ（第8章参照）は、九カ月児が、目の前で起きた出来事を一週間後に思い出すことができることを発見した。ある実験で、メルツォフは研究者たちに、九カ月児の見ている前で、ビニールの箱の上面に自分の額《ひたい》をぶつけるように頼んだ。* この子どもたちは、一週間後にふたたび連れてこられて箱を与えられると、自分の頭を箱にぶつけた。対照群の子どもたちは、箱を見せられただけで、何の動作も見せられなかった。すると、次に連れてこられて箱を見せられても、頭をぶつける子はほとんどいなかった。

別の研究では、生後一三カ月の子どもに、まず研究者がゴング〔打楽器〕を組み立てているところを見せ、* それから同じ材料を渡したところ、子どもたちが組み立て方を覚えていることを確認できた。意識的に思い出す能力は、当然ながら、言語能力とともに発達し続ける。言語は、大人の私たちが思い出すことのできるかたちで物事を記憶するのに、大いに役立っているのである。

何を、なぜ、思い出すのか

催眠や心理療法などの力を借りたとしても、私たちは人生最初のころの記憶をどれだけとりもどすことができるのだろうか。有名なプルーストの小説のように、マドレーヌを紅茶にひたした香りをきっかけに、幼年時代を思い出すなどということが、現実にあるのだろうか。

すべての記憶が同じようにつくられるわけではない。短期記憶、中期記憶、長期記憶はそれぞれ脳内の異なる分子の異なる働きによって形成される。また、顕在記憶の持続時間は、その記憶がどれだけ強烈であるかが鍵である。

短期記憶は、神経細胞のタンパク質が修整されることによってつくられる。そして、覚えておく必要がなくなると、細胞は元に戻り、記憶も消える。記憶のメカニズムがこれだけのものなら、脳に余分のスペースがあるのはなぜだろうか。中期記憶の場合は、もっとたくさんのタンパク質が修整されるだけだ。しかし、長期記憶の場合は、新たな遺伝子が作動しはじめ、新たなタンパク質と、神経細胞間の新たなつながりがつくられる。短期記憶が脳細胞の分子構造を、たいていは一時的に変化させるのに対し、長期記憶は脳の神経回路の配線を組みかえるのである。

記憶のメカニズムを調べるために、マシュー・ウィルソン（マサチューセッツ工科大学）とブルース・マクノートン（アリゾナ大学）は、マウスを使って実験した。彼らの発見によれば、マウスは新しい環境に入ると、*脳にある海馬《かいば》という部位の一群の神経細胞が、その環境に応じた電気信号を出す。それから、夜眠っているあいだに、昼間と同じプロセスをくりかえす。まったく同じ神経細胞が、まったく同じ信号を出すのである。これをウィルソンとマクノートンは、昼に海馬に書きこまれた体験が、夜に大脳皮質に永久に保存されるのだと説明している。大脳皮質が海馬の声を受けて情報を取りこむ、ということである。

では、どのような記憶が大脳皮質の保管庫にしまわれ、どのような記憶が脳内のゴミ箱に捨てられて二度と日の目を見なくなるのだろうか。イェール大学のセロトニン研究者によれば、保管庫にしまわれる決め手の一つは、反復である。

また、もう一つの決め手は、体験にともなう緊張感である。たとえば、ケネディ大統領暗殺事件のあと、心理学者が「フラッシュバルブ記憶」*と呼ぶ現象が起きた。きわめて大勢の人が、このニュースを聞いたときに自分がどこで何をしていたかを驚くほど詳細に記憶していたのである。レーガン大統領暗殺未遂事件のときも、スペースシャトル「チャレンジャー」爆発事故のときも、同様の現象が起きた。

強烈な印象をもつ長期記憶は、恐怖をともなう体験によっても生じ、*その後の人生でストレスを感じるたびによみがえる。ニューヨーク大学で行なわれたマウスの実験が、このことをよく表している。マウスは、ベルの音に続けて電気ショックを与えられると、それを記憶して、ベルの音におびえるようになる。その後何度かベルの音だけを聞かせて電気ショックを与えないでいると、おびえる反応とその反応のもとになる記憶は薄らいでいくかに見える。しかし、一度ショックを与えられたマウスは、生涯、恐怖を感じやすくなる。そのため、のちに別の状況でストレスを感じると、それがショックを与えられてから数カ月たったあとだとしても、極端におびえるのである。

恐怖をともなう体験の記憶は、そうでない記憶よりも鮮明なだけでなく正確であり、時間がたっても変わりにくい。これは本来ならば恐怖でないものを、誤解によって恐怖と受けとった場合も同じである。たとえば、研究者は調査の結果、子どもは恐怖をあおる環境で予防注射を受けると、温かい環境で親切な人から受けるよりも、いつまでも詳細に覚えている、ということを発見している。

愛が穏やかな感情であるのに対し、恐怖は一般に強烈な感情なので、恐怖の神経回路のほうが消去されにくい。神経科学者のジョゼフ・ルドゥー（ニューヨーク大学）によれば、各種の恐怖症が治癒しにくいのは、おそらくこのためだという。一見治療に成功したかに見えてからも、恐怖の体験は脳の奥深くに根強く残っている。そして、長いあいだ息をひそめていても、ストレスが加われば、ふたたび躍り出て、混乱を引き起こすのである。

「とりもどした記憶」の真偽は？*

たいていの子どもは二歳半から三歳になると、トラウマとなる出来事を、のちに思い出すことのできるかたち、すなわち言葉を用いたかたちで記憶する。しかし、小児精神科医のレノア・テア（カリフォルニア大学）の発見によれば、言葉を用いた記憶手段をもたない二歳未満の子どもの場合、トラウマはより深刻となる。

テアの研究のなかで、二歳未満で心に傷を負った子どもたちは、トラウマとなった体験の少なくとも一部を、遊びその他の行動のなかで再現してみせた。たとえば、出生後まもなくから生後六カ月まで保育所で性的虐待を受けていたある子どもは、二歳一一カ月のときに、その虐待を正確に再現することができた（これは警察が保育所から押収した写真によって証明されている）。

恐ろしい出来事や劇的な事件は、退屈な出来事よりも意識的に思い出されやすい。だが、そのいっぽうで、最悪のトラウマや虐待はしばしば忘れられる。病院に行かなければならないほど深刻な虐待を二〇年以上前に受けた犠牲者の三八パーセントが、その出来事を顕在的なかたちでは記憶していないのである。しかし、トラウマとなる出来事の記憶は、意識的な心には残っていなくとも、心の奥にしっかりと根づき、その人の行動を生涯にわたって決めていくのである。

人は環境が変わっても、幼いころのトラウマを行動を通して再現し続ける。これは多くの事例が示すところである。先天的に食道が閉鎖していたモニカ（仮名）という女性の例を見てみよう。科学者たちは三〇年間にわたって彼女を観察した。モニカは生後二年間、仰向けに寝たまま、胃に挿入されたチューブを通して〝食べて〟いた。健康な子どものように抱っこして食べさせてもらうことは一度もなかった。モニカは子ども時代、人形を同じように寝かせたまま、抱き上げずに食べさせるまねをして遊んだ。やがて母親になると、三人の娘に同じようにして食べさせた。すると今度は、三人の娘たちが、同じ方法で人形に食べさせた。

では、議論の多い〝偽《にせ》記憶症候群〟*をどう考えたらいいだろうか。これは、実際には虐待を受けていない人が、強引に問題を探り当てようとするセラピストの誘導で、虐待の記憶をとりもどしたと思いこむというものである。時にはそういうこともあるかもしれない。しかし、イェール大学の精神医学者たちの指摘によれば、圧倒的な数の証拠が、脳にはトラウマを抑圧（〝消去〟ではない）する特殊な力があることを裏づけている。当人の生き残りのためにトラウマが抑圧されると、心的外傷後ストレス障害（ＰＴＳＤ）や記憶喪失、解離性（多重人格）障害などの精神障害が現れてくる。現在では多くの研究によって、ストレス下で放出される各種の神経修飾物質が、その種類と濃度によって、ストレスの効果を強めたり弱めたりすることも確かめられている。トラウマによって、記憶に関連する脳の部位である海馬と扁桃体の構造も変わる。

要するに、虐待の記憶は通常の記憶とは根本的に違うことになる。そして、これは研究によって確かめられた事実でもある。トラウマの記憶は、その人を強烈な苦しみから守るために、脳の奥の奥に閉じこめられる。そのため、ほかの記憶よりも取り出すことが難しくなるだけでなく、変えることも消すことも難しくなる。こうした無意識の潜在的な記憶はあまりにも強力なので、一生の行動に影響するのである。

しかし、もしも脳のどこかにトラウマの記憶が潜んでいるなら、それはとりもどすことが可能である。とくに、記憶がつくられたときの状況を再現することによって、とりもどすことに成功しやすい。これを〝状況依存学習〟という。トラウマを受けたときに極度の恐怖や悲しみを味わったとすれば、長年が経過したあとでも、心理療法や何かの出来事をきっかけに同じ心理状態が引き起こされ、突然思い出すことがある。

親は、自分と家族の過去を知ることが大切

自分の記憶を、顕在的なものであれ、潜在的なものであれ、調べておくことは、親としてきわめて重要である。記憶が知らず知らずのうちに人生を変えているなら、それが子どもの育て方にどんな悪影響をおよぼすかわからないからだ。

自分の親や自分の過去との無意識のつながりは、人生を複雑にする。問題となる記憶が、潜在的に免疫系の細胞のなかに存在するとしても、顕在的に大脳皮質に記録されているとしても、歴史的に家族の習慣として受け継がれているとしても*、自分と過去とのつながりを理解したときにはじめて、私たちは健全に生きることができる。

私たちは親として子どもの脳の配線を決めるだけでなく、人生を左右する潜在的・顕在的な記憶を子どもに植えつけているのだ。よい親となるためには、私たちは子どもをもつ前に、家族の歴史をじゅうぶんに知っておく必要がある。自分を深く理解している親は、子どものありのままの姿を見てあげることができる。自分を理解していない親は、子どもを自分の過去の亡霊に見立ててしまう。親は、自らの過去を取り戻せば取り戻すほど、子どもの要求や子どもが伝えていることを、自分の満たされない要求と混同することがなくなる。

まとめ

記憶とは何か。そして、それはいつ始まるのか。記憶とは、もっとも基本的な意味では、私たちが体験したことや学んだことを保存する手段である。私たちの体験は、当然のことながら、成長とともに変わっていく。胎児と幼児とでは、また幼児と大人とでは体験の仕方が違う。

とはいえ、二つの成長段階のあいだに大きな隔たりがあるとしても、次の段階に入るとそれ以前のすべてが失われるわけではない。むしろ私たちの人生の物語は、受精の瞬間から、全身の細胞と脳の神経回路にたえず書きこまれている。こうした記憶のしくみを知っている親は、子どもに幸せでポジティブな記憶を与えることができるだろう。

育児のポイント

＊子どもの幸せな記憶を増やしてあげよう。それは、親子の温かく明るい相互作用から生まれる。毎日、子どもと遊び、子どもに歌を歌ってあげ、子どもに語りかけ、子どもを抱き、子どもを愛撫してあげれば、愛された記憶は子どもの一生の宝物になる。

＊子どもに苦痛な体験をさせないこと。たった一度嫌な思いをしただけなら、その思いが永久に脳に刻まれるということはないかもしれない。しかし、心に傷を負うような体験を何度もくりかえすと、その記憶が無意識の強力な鋳型となり、生涯にわたって心の問題をかかえることになる。

＊できるだけ早いうちに自分の記憶貯蔵庫を整理しておこう。できれば親になる前にやっておきたい。なぜか悲しくなったり落ちこんだりしやすい人、乳幼児期に虐待を受けていた可能性のある人は、人生最初の記憶を明らかにするための努力を惜しまないこと。どんなつらい記憶も表面化することで威力を失う。この努力を怠れば、自分の心理的な問題を子どもに引き渡すことになるかもしれない。

第10章　他人に子どもを預けるとき

ラーナは陣痛が始まる直前まで働いていた。そのほうが産後、少しでも長く赤ちゃんといっしょに過ごせると考えたからだ。本当は一年くらいは仕事に復帰せず、家で育児に専念していたかったが、それはかなわない夢だった。ラーナと夫の収入を合わせてやっと、そこそこの暮らしができる程度だったし、夫よりもラーナのほうがずっと稼ぎがよかったのだ。

職場に復帰する日が近づくと、ラーナはあらゆる用事を精力的にこなしながら、子どもの世話をしてくれる人を探した。ところが、ベビーシッター探しは思っていたよりもずっと大変だった。最初の候補者は、食料品の配達にでも使っていたような大人用の三輪車に乗って現れた。この女性は物腰が柔らかなのはよかったが、多発性硬化症がひどくて反射が鈍く、これからうろちょろし出す子どもを追いかけるのに適任とはいえなかった。二人目は、約束どおりにやってきたものの、証明書類の提出を拒んだ。三人目は、ラーナのちょっとした質問に腹を立て、妙にとげのある態度になった。結局、ラーナは、アンジェリカという親切そうな高齢の女性を採用し、不安を感じながらも職場に復帰した。

アンジェリカはラーナの幼い息子、サミーの安全には気を配ってくれた。しかし、彼女のいちばんの関心事は、じつは昼のメロドラマだったのである。座りこんでテレビに熱中しているあいだは、サミーを入れたベビーカーを前後に機械的に動かすだけだった。

ラーナはこの事態に気づいたが大目に見ることにした。というのも、サミーは昼間ベビーカーで長く寝かされているおかげで、ラーナが帰宅してから長時間起きているようになったのである。ラーナはよく息子と深夜まで遊んだ。仕事を終えて帰るといつもくたくただったが、それでも、母親の自分のほうが、子守りの女性よりも、息子と過ごす時間が長いと思うと満足だった。その後もずっと、サミーは正真正銘のラーナの息子だった。とはいえ、夜ふかしの習慣は小学校低学年になるまで続いてしまった。

体を酷使するこのような生活は、もちろん私が勧めるものではない。だが、ここ数年のあいだに、育児に悩む親たちが考えついた無数の解決策の一つではある。核家族や大家族の解体、共働きの必要など多様化する家庭問題を前に、親は新たな課題を突きつけられている。自分自身の育児能力を磨かなければならないだけでなく、自分が不在のときの育児をどうするかを検討しなければならないのである。

現在、少なくとも一日の何時間かを母親か父親以外の誰かに見てもらわなければならない六歳以下の子どもが、アメリカだけで二二〇〇万人いる。* 国立衛生研究所の一機関である国立小児保健・人間発達研究所（National Institute of Child Health and Human Development NICHD）の調べによれば、一九九〇年代のはじめには、一歳以下の子どもをもつ母親の半分以上が仕事をもっていた。当研究所によれば現在では、乳幼児の大半が、たいてい生後まもない時期から母親以外の保育を受けている。

赤ちゃんの発達のためには、赤ちゃんのようすに敏感に気づき、予想を裏切らない反応を返してあげることが大切である。そのことは以前からわかっていたが、最近では、赤ちゃんの脳が、主たる養育者の脳との関係によって配線されることまでわかっている。こうした発見は、現代の育児に疑問を投げかける。脳科学の情報を前にして、赤ちゃんの親は、自分の何よりも大事な責任である子育てを他人にゆだねるとき、何に気をつけるべきだろうか。どんな保育者なら安心で、どんな保育者は心配なのか。そもそも、他人に育児をゆだねることは間違っていないのか。他人による保育にはどんな影響があるのだろう。

この答えの一部は、一九九七年に、NICHDの早期保育研究ネットワーク*が発表した調査結果にある。同ネットワークの目的は、母親以外による保育（父親による保育、祖父母による保育、ベビーシッターなどによる保育、個人が自宅で経営する小規模な託児所での保育、保育所での保育など）が、母親の敏感度や母子関係にどう影響するかを調べることにあった。

NICHDのチームはこの調査を始めるにあたり、まず過去の調査の見直しを行なった。過去の調査結果から全体としていえるのは、母親以外の保育は、状況によってプラスにもマイナスにもなるということだった。

貧困、病気、精神的な問題などがもとで破綻しかけた家庭の場合には、母親以外の質の高い保育がたいていプラスに働いていた。こうした状況のもとでは、保育のプロによるアドバイスやサポートや教育がしばしば救世主となっていたのである。機能不全の家庭の子どもにとっては、家庭よりも保育所のほうが行き届いた保育環境となることは想像にかたくない。しかし、同じ調査で、母親以外の保育のマイナスの影響も明らかになった。一歳前の子どもを週に二〇時間保育所に預けただけで、その子が生後一五カ月から二一カ月になったときに、親とのあいだにネガティブなやりとりが増えることがわかったのである。この傾向は、母親がうつをかかえているなどすでにほかのリスク要因がある場合に、とくに顕著だった。

ＮＩＣＨＤのチームは、保育の影響を、子どもの発達と母子関係に影響するその他の要因、たとえば経済的地位、母親の精神的安定度や知性、子どもの性別や気質などを考慮したうえで検討した。要するに、他の要素とは無関係に、純粋に保育形態による影響のみが結果としてわかるようなかたちで調査を行なったのである。

この調査では、被験者の子どもたちを出生時から小学校一年生まで追跡し、母親以外の保育とそれが子どもや家庭にもたらす影響を調べた。調査を担当したのは全米一四の大学からの科学者たちだった。また、子どもの親や発達心理学者、政策立案者たちから、早期保育が子どもの発達にもたらす影響について質問がたくさん寄せられたことで、研究に拍車がかかった。

調査は厳密な手順にしたがって行なわれた。たとえば、保育所などの利用状況は三カ月ごとにチェックされた。また、保育の質と母子のやりとりの評価は、最初の三年間については、比較データの豊富な四つの時期、すなわち六カ月、一五カ月、二四カ月、三六カ月の時点で行なわれた。

調査担当者がとくに注目したのは、保育形態が子どもの認知能力および言語能力の発達と母子のかかわり方にどう影響するか、という点だった。というのも、幼児期の認知能力と言語能力は将来の学業成績の目安となり、母子のやりとりのパターンは将来の社会性、情緒、認知力の発達の目安となるからである。

その結果は、神経科学者たちが脳の研究を通してすでに理論づけていた内容を裏づけるものだった。母親以外の人間が子どもを保育する時間が長くなればなるほど、母親が子どもの感情や気分に対して鈍感になる傾向が見られたのである。

また一方で、質の高い保育の価値も認められた。保育の質の高さは、保育者と子どものあいだでどの程度ポジティブなやりとりが交わされているかで決められた。とくに重要なのは言葉による刺激だが、これについては、保育者が子どもに話しかけたり、問いかけたり、子どもが発した声に答えたりする頻度を調べることによって評価した。

この基準からみた質の高い保育を受けている子どもは、言葉の能力と社会性にすぐれており、標準化されたテストでもつねに高得点をとった。さらに、質の高い保育を受けている子どもの母親ほど、子どものようすに敏感であることもわかった。このことから、ＮＩＣＨＤは、働く母親はすぐれた保育者を自らの役割モデルとしており、また、言葉や社会性が発達した子どもに対してのほうが、ポジティブな反応を返しやすいという結論を出した。

ＮＩＣＨＤ所長、ドゥエイン・アレグザンダーはこう述べている。「何よりも驚いたのは、子どもは生後三年間に保育所で受けた保育が質の高いものであれば、認知能力の発達においては不利にならないという結果が出たことです」

この研究の取りまとめ役であり調査者の一人でもあるセーラ・フリードマンは次のようにつけ加えている。「保育所で子どもに向けられた言葉の量は、保育者と子どものやりとりの質を決定する重要な要素です。子どもがかけられた言葉の量は、学校での学習の基盤となる認知力や言語能力を、子どもがどれだけ身につけているかの目安にもなります」

保育所のジレンマ

ＮＩＣＨＤの科学者たちは、母親以外による保育はしばしばよい影響をもたらすことを示した。しかし、事実は必ずしもそうではないことを示す別の研究もある。保育所に関していえば、*不幸な影響が懸念される何よりも深刻な問題は、質の悪さである。

とくに不穏な発見をもたらしたのは〝クオリティ２０００〟*という、全米の保育所と個人経営の託児施設への六年にわたる徹底調査である。この調査の対象となった子どものうち、成長と学習をうながす環境に置かれていたのは、わずか一二パーセントから一四パーセントであり、健全な発達だけでなく安全性までもが危ぶまれる環境に置かれていた子どもが一二パーセントから二一パーセントであった。月齢の低い子どもだけに注目すると、同調査の発見はさらに深刻で、保育施設に預けられている三歳未満の子どもの三五パーセントから四〇パーセントが、健康、安全性、正常な発達が脅かされる環境に追いやられていた。

しかし、こうした驚くべき数字が出ているにもかかわらず、このニュースを読んだ人々も、自分の子どもを預ける場所を探すためにこうした施設を見学に行った人々も、別段驚いてはいない。老朽化したまま手入れされていない設備、尿臭のする廊下、とげとげしい態度の保育士が、当然のようにまかり通っているのである。ペンシルベニア大学の心理学者であり、託児保育のエキスパートであるジェイ・ベルスキーは、保育施設の二〇パーセントを「劣悪」、六〇パーセントを「並」、一五パーセントを「よい」、五パーセントを「大変よい」と評価している。*

また、子どもの性格と家庭環境が、その子どもの保育施設での体験に影響するという報告もある。神経質な子どもは、不慣れな環境ではよけいに神経質になり、結果として友だちとも保育者ともよい関係を結びにくくなる。逆におおらかで明るく外向的な子どもは、友だちができやすく、神経質な子どもよりもずっと気楽に過ごす。

専門家の一致した見解によれば、保育施設のプラスやマイナスの性質と家庭の要因とが組み合わさって、*全体としての体験が決まる。親が麻薬常用者であったり、極端に貧しかったりなどの深刻なリスク要因のある子どもの場合、施設での質の高い保育が救いになりうることは、誰も疑わないだろう。家庭の収入や母親の話す言葉といった要因からみると、どんな状況にあっても、子どもはよい影響か悪い影響かのどちらかを受けていた。恵まれない環境にある子どもほど、よくも悪くも影響されやすいことに、専門家の多くが同意している。

保育所が月齢の低い乳児を受け入れている場合は、問題はさらに深刻になる。悲しいことにアメリカのほとんどの州は、子どもを出生後すぐにでも保育施設に預けることを認めている。私は最近、テキサス州のある保育所に半年間勤めていたという若い女性と話をした。彼女はそこで、二歳未満の子ども一三人を一人で担当していたという。その子どもたちは全員オムツをしていた。親たちは、彼女が子どもたちにトイレトレーニングをしながら、豊かな刺激を与えるための教育プログラムをほどこし、食事を与え、子どもどうしでけんかをしないように気を配ってくれるものと期待していた。彼女が所長に人手を増やしてほしいというと、子ども一三人に対し保育者二人は法律上必要ないという答えが返ってきた。

子ども（とくに月齢の低い乳児）を、保育のプロでもなく、やる気にも欠け、じゅうぶんな給与も支払われていない他人に預けるのはきわめて危険である。こうしたことが行なわれている背景には、おそらく、小さな赤ちゃんの世話には知識も経験もたいして必要なく、基本的な要求さえ満たしてあげていれば問題ないという暗黙の思いこみがあるのではないだろうか。しかし、最近の脳科学の発見を見れば、その思いこみが間違いであることは明らかだ。不幸なことに、保育所に預けられている月齢の低い乳児は、たまたまそこが特別に質の高い保育所であるというわずかな例外をのぞけば、情緒的、知的、社会的な要求が満たされないのである。

保育所は病気にもっとも感染しやすい場所*だというデータもある。保育所に通っている子どもは、通っていない子どもよりも高率で、下痢、肝炎、髄膜炎*、中耳炎にかかっている。最近のノルウェーでの調査によれば、保育所に通っている乳児は通っていない乳児の二倍の率で喘息を発症*しているという。この調査チームの代表、ヴェンケ・ニスタドは、「保育所に通う子どもが喘息にかかりやすい理由の一つは室内環境にあると考えられる。具体的にはおそらくペットのフケなどの室内アレルゲンや建築材料に含まれる有害物質などだろう」と述べている。

モントリオール大学の研究者チーム*は、保育施設では聴力さえ損なわれうることを発見した。同チームが調査した施設の大半は、元気いっぱいの幼児たちが集団で立てる音を適度に吸収するようには設計されていなかった。そのため、施設の子どもたちが集団で聴覚異常を起こしているというケースも珍しくなかった。

ＮＩＣＨＤの報告にもかかわらず、最新の研究によって、保育施設の落ちつかない雰囲気が、発達中の脳にマイナスの影響をおよぼすこと*がわかった。アンドレア・デトリング、メガン・グンナー、ボニー・ダンゼラの三人（ミネソタ大学小児発達研究所）は、母子のやりとりを直接観察しただけではわからない子どものストレスが、生理機能を測定することによって明らかになるのではないかと考えた。

常識から考えても、幼い子どもにとって、集団保育はかなりの負担なのではないだろうかとデトリングらはいう。「一日のかなりの時間をほかの大勢の子どもたちとかかわりながら過ごさなければならないし、複数の大人とうまくやっていくために、そのときどきで態度を変えなければならなかったりもする。集団保育を通して子どもが直面するこうした課題は、子どもの社会性の発達をうながすかもしれないが、同時に精神的に大きな負担をかけるものと思われる。そのため、ストレスに反応しやすい生理機構を断続的に刺激することになるのではないだろうか」

ミネソタ大学の科学者たちは、生理機構として、脳の視床下部—脳下垂体—副腎系（ＨＰＡ）に注目した。ＨＰＡは自律神経系のバランスをとりながら、心拍や呼吸などの機能をコントロールしている。また、アドレナリンやコルチゾールなどのストレスホルモンを産生し、「戦うか逃げるか」

の反応を生み出してもいる。HPAはもともと、捕食動物に襲われそうになったときや、飢饉や洪水のときなど、極度のストレスに見舞われたとき、すばやく身を守るために進化の過程でつくられたものだからだ。HPAは、扁桃体や海馬、大脳辺縁系といった、情緒や記憶をつかさどる脳の部位と密接に結びついており、身体的あるいは心理的な出来事によってストレスが発生したときに反応しはじめる。

もしも保育施設で生活しているときにHPAが過剰に働いているとすれば、それはHPAで産生されるホルモンの量を測定することによって（とくに唾液中のコルチゾールの量を測定することによって）確かめられるのではないか、とミネソタの科学者たちは考えた。

コルチゾール値は、年齢にかかわらず、朝が最高で、その後時間の経過とともに下がっていく。ところが研究者たちは、保育施設で丸一日過ごす子どもたちには、この反対の現象が起きていることを発見した。つまり、この子どもたちは、朝のうちはコルチゾール値が平均よりも低めで、その後、夜まで上昇し続けるのである。また、保育所内で見た場合、コルチゾール値の高さは、不安、注意力不足、自制心の欠如と関連があることがわかった。保育施設の子どもたちは、コルチゾール値が急激に上昇しているときに攻撃的になっていたのである。

こうした結果が出たのは、一つには、社会性の未熟な子どもが、長時間にわたってほかの大勢の子どもや大人とかかわり続けなければならないからではないか、と研究者たちはいう。また、保育施設では落ちついて昼寝をしにくいということも、問題を悪化させているかもしれない。この研究は、保育士養成に使われているモデル施設で行なわれた。そのため、ここで得られた結果は、丸一日集団保育を受けている子どもを対象とした調査としては、もっともましなものである。事実、他の研究では、保育の質が下がるほど子どものコルチゾール値が高くなることが確かめられている。

では、子どもの情緒と認知力の発達を考えるうえで、ストレスの指標であるコルチゾール値の上昇をどう解釈したらいいのだろうか。集団保育が幼い子どもに与える影響について、先にみたようにたがいに矛盾する報告があることを、研究者たちはどう説明するのだろうか。

この答えを見つけるために、クラウディオ・ビオラートとクレア・ラッセル*は、それまでに発表された総計二万二〇七二人の子どもに関する八八件の研究報告を分析した。個々の研究には、長期的な視野に欠けるなど不十分な点があったものの、それらを〝メタ分析〟〔分析結果の分析〕することにより、ある程度真相にせまることができた。

NICHDのチームが出した先の結論のとおり、母親以外の保育は、保育の質が高い場合にかぎっていえば、子どもの認知能力にマイナスの影響を与えることはほとんどない。しかし総合的に分析してみると、情緒面、社会性、行動面は、明らかに母親の保育を受けている子どものほうが発達している。事実、この分析によって、保育形態（保育所、ベビーシッター、兄や姉など）にかかわらず、母親以外の保育を受けている子どもは、その保育の質が高い場合でも、母親の保育を受けている子どもよりも、行動や情緒を点数化したときの得点は低いことが明らかになったのである。

この分析では、さらに驚くべき発見があった。どの能力においても、女の子よりも男の子のほうがマイナスの影響を強く受けやすいことがわかったのである。ヘンリー・ブランジェン*（ミネアポリス、セントメアリー大学）は、研究の一環で、地元のある保育所を訪れた。すると、彼がそこへ着いてまもないうちに、生後八カ月の男の子が彼の腕のなかに這《は》ってきて眠ってしまった。その子は、続く数日のあいだ、自由な時間のほとんどをブランジェンとともに過ごした。その子と同じグループのほかの男の子もそうだった。

子どもが知らない人に簡単になついてしまうのは、ブランジェンによれば、親に対する愛着が不十分、あるいは不安定なせいである。ブランジェンが訪れた保育所の子どもたちは、一日のうちの二、三時間しか、実の親と過ごしていなかった。また、そこでは、一人の決まった保育士が子どもを担当するのではなく、保育士どうしが頻繁に仕事を交代していた。そのため、子どもは保育士一人ひとりに違った反応を返され、混乱しているようだった。

「ほとんどの子どもが、覇気《はき》がなくぼうっとしているか、妙におとなしかった。ある平均的な保育所では、過剰に攻撃的な男の子が二人もいた。また、歩きはじめたばかりの子ども九人のうち、夜になって迎えにきた親のもとに喜んで近づいていった子どもは、たったの三人だった」とブランジェンは述べている。

施設での一日保育は、乳幼児に愛着面でマイナスの影響をもたらすことがあるようだ。その危険信号は、引きこもった態度であったり、みさかいなく他人になつくことであったりする。一人の心が育つためには、一人の心が必要になる。保育者が頻繁に入れ替わるのでは、子どもは自分の居場所がわからなくなり、情緒が不安定になる。

しかし、子どもの脳にとって何が必要かを知っている親なら、もちろん、保育施設の欠点を埋め合わせることができる。フルタイムで働く親でも、仕事に復帰するまでできるだけ長く休みをとり、復帰後もフレックスタイムを活用することによって、子どもとの末永い〝きずな〟を築くことができる。そのためにはもちろん、父親と母親が心を合わせて努力しなければならない。子どもとたくさんの時間を過ごし、子どもの気分や感情に敏感に反応することによって、働く親と子どもとのあいだにも安定した愛着関係が生まれる。それができるなら、保育施設に預けるかどうかは問題ではない。

保育所と上手につき合う

有名なゲゼル人間発達研究所の副所長、ルイーズ・ベイツ・エイムズ*は、こう述べている。「親が子どもを保育所に預けるのを二、三歳になるまで待てるなら、それにこしたことはありません。小さな赤ちゃんを保育所に入れるのは、私にはそう簡単にはできないでしょう」

わたしもまったく同感である。どんなにすぐれた施設でも、一歳以下の子どもには害になることがある。とはいえ、親にも事情はあるだろう。専門の訓練を受けたベビーシッターはあまりに高額だし、たとえ信頼できるベビーシッターを雇うことができたとしても、その人が病気をしたり引越したりしないとはかぎらない。夫婦ともに働かなければならないとして、子どもを集団保育にゆだねる以外に方法がないのであれば、事情の許す範囲で最高の保育施設を探す努力をすべきだろう。

よい保育所選びの基準を以下にあげる。

＊保育者が心理学、幼児教育、保育などの学位または資格をもったプロであること。
＊保育者一人が担当する子どもの数が五人以内であること（グループの人数はきわめて重要である。少なければ少ないほどよい）。
＊建物のなかは、整頓され、安全で、適度な明るさであること。また、おもちゃや本やお絵かき道具がじゅうぶんにそろっていること。
＊建物に隣接した土地に、塀で囲まれた外遊びの場があること。
＊清潔で安全で快適な睡眠環境が整っていること。
＊食事は健康と衛生に留意して調理され、与え方が適切であること。
＊子どもの絵や工作品などが、施設内の壁にたくさん展示されていること。
＊テレビを見せる習慣がないこと。子どもは遊んでいるか、話しかけられているか、本を読んでもらっているか、その他の知的刺激を与えてもらっていること。
＊職員の質が年々向上していること。見つけるのは難しいが、理想ではある。

しかし、選んだ施設がこれらの項目をすべて満たしていれば、あとは子どもを任せきりにしていいというわけではない。たとえ事がすべて順調であるように見えても、親はつねに目を光らせていなければならない。小さな子どもを施設に預けているというだけですでに負い目を感じていると、施設をひいき目に見て、問題があっても気づかないふりをしてしまいがちだ。人間とはそんなものである。インタビューを受けたある母親は、息子の通う保育所について熱狂的に語っていた。＊「息子は保育所が楽しくてしょうがないので、わたしが迎えにいっても、家に帰りたがらないんですよ。保護者会もありますけど、じつはわたし出席したことがないんです。だって、何も文句をつけることがないんですもの」

しかし、この〝すばらしい〟保育所は、ふたを開けてみれば、保育責任者は保育の素人で、オンタリオ州法に完全に違反している保育所だった。資格をもつ保育士はほとんどおらず、職員に対する子どもの数も驚くほど多かった。遊び場では幼い男の子が砂を食べていたが、誰も気にかけていなかった。ここを絶賛していた母親の息子も、一人でぼうっとブランコに座っているだけで、まわりのことがほとんどわかっていないようすだった。

別の母親は、子どもが保育所に行くのを嫌がって泣いても、原因を探ろうとしなかった。仕事のことで頭がいっぱいで、ほかの解決策を見つける余裕がなく、毎日無理やり息子を保育所に連れていったのである。結局、息子は完全に神経衰弱になった。続いて母親は、別の園児の親を通して、子どもたちが保育士の一人からいつも言葉による虐待を受けていたことを知る。これまでに親たちが再三苦情を訴えていたにもかかわらず、所長は問題の保育士をそのままにしておいたというのである。

こうした問題をつねに把握しておくために、親は保育所での生活について子どもからよく話を聞く必要がある。職員や設備のこともよく知っておかなければならない。そのためには、保育所の手伝いをときどき申し出たり、保育士との懇談会に積極的に出席したり、日中に連絡なしでようすを見にいったりすればいい。それに何より、親に熱意を見せられると、保育所側も誠実にならざるをえない。保育所は子どもを一方的に預けるだけの場所ではない。経営者も職員も、熱心でエネルギッシュな親からの支援を求めており、それに感謝しているのだ。

ベビーシッターに預けるには

妊婦の前でお産の苦しさをくどくどと説明するのは非常識というものだろう。これからお産をする人に、陣痛の間隔が短くなってから生まれるまでに一四時間かかった話や、緊急で帝王切開をすることになった話、生まれた子どもが黄疸《おうだん》だったとか呼吸困難だったという話を聞かせる必要はない。しかし、妊婦の前であまり話題にされないが、本当はもっと妊婦の耳に入れておいたほうがいいこともある。それは、月齢の低い乳児を安心して預けることのできるベビーシッターはなかなか見つからない、という情報である。

ベビーシッターは、子どもを預ける手段として、とくに経済的な余裕のある家庭では、各種の保育施設についでよく利用されている。

私は、ベビーシッターについての心が温まる話と心が凍りつく話のどちらも聞いたことがある。ある夫婦は、三人の子どもを、長子が生後六カ月のときから、末子が一四カ月になるまで、住みこみの一人のベビーシッターに見てもらった。彼女は信頼できる家族の一員となり、子どもたちを本当にかわいがり大切にしてくれた。夫婦は、彼女がいてくれるから、いつも安心して外で働くことができた。彼女は、子どもたちが成長してシッターを必要としなくなってからも、毎週、この家をである。

訪れた。この家庭を、そして自分が世話をした子どもたちを、心から愛するようになっていたから

もう一つは、女の子を育てているシングルマザーの話である。子どもが満一歳のときのこと、同じアパートの住人から、「毎日のようにお宅から赤ちゃんの泣き声が、お昼前から夕方までずっと聞こえてるわよ」といわれる。ようすを見るために仕事を早めに切り上げて帰ってみると、雇ったはずのベビーシッターは不在で、娘が一人取り残されている。ベビーシッターが戻ってきたのは、ふだん母親が帰宅する三〇分ほど前になってからだった。問いただすと、じつは一日の大半を私用で外に出ていたのだという。母親はその場で彼女を解雇した。ところが、翌月になって母親が友人から聞いたところによると、そのベビーシッターはもう隣町で同じ職を得ていたという。

こんな話を聞けば、これからフルタイムのベビーシッターを雇おうと考えている親たちは不安にかられるかもしれない。けれど、これはぜひ知っておくべき話である。もし、ベビーシッターが陰気だったら、気持ちが不安定だったら、自分勝手だったら、あるいは、子どもと遊ぶのが嫌いだったら、と考えてみてほしい。そんなベビーシッターに子どもを預ければ、子どもの精神と情緒の発達がさまたげられてもおかしくない。もしもベビーシッターが陰険だったり、衝動的だったり、深刻なトラブルをかかえていたりすれば、子どもにとって危険このうえない。

私は、五年間の心理療法のすえに、ようやく人生を立て直したある女性を知っている。彼女はその後、結婚し、仕事でも大きな成功をおさめ、女の子を出産した。彼女は二人目のベビーシッターを解雇したあと、こんなことをいった。「わたしの（今は亡き）心理療法の先生がこのようすを見

たら、きっとお墓のなかで嘆くでしょうね。先生にご苦労のすえにまともにしてもらったわたしが、あんなにまともじゃない人たちに子どもを育てさせているなんてね」

確かに、傷んだリンゴは、大きな箱にぎっしり詰まったリンゴのなかの、ほんの二、三個なのかもしれない。劣悪なベビーシッターが一人いれば、その陰には思いやりがあってやさしく、能力もあり熟練もしている、すばらしいベビーシッターが何十人もいるのかもしれない。それでも、親は目を光らせていなければいけない。つねに目を光らせていてこそ、安心して子どもを人の手にゆだねることができる。安心のためには安心しすぎない。これが鉄則だ。

ベビーシッターを雇うとき、証明書類の提出を電話で求めるだけではじゅうぶんではない。よさそうな人がいたら、二、三回、面接をするとよい。面接というプレッシャーにくりかえしさらされると、情緒に問題のある人は、たいていごまかしがきかなくなる。問題がうつだとしても、宗教への狂信だとしても、支配欲だとしても、あるいは、経歴詐称だとしても、何度も話をしていれば、問題が発覚しやすいものだ。できれば、最終面接はシッターの自宅で行ないたい。家のようすを見れば、そこに住んでいる人のことがよくわかる。子どもの世話を任せることになるかもしれない人のことは、ぜひよく知っておきたい。壁を真っ黒に塗った部屋で生活している人や、家具を何ももたず、床《ゆか》にマットレスを敷いて寝ている人に、自分の子を見てもらいたいとは誰も思わないだろう。

証明書類は、それさえあれば安心というものではないが、必ず提出させるべきものである。何か隠しごとがあると、書類の提出を拒んだり、提出を求められると不快をあらわにしたりする。「そんなもの提出しないと信用していただけないんですか」といわれれば、「はい、信用できません」

というほかない。資格証明書や推薦状を提出できない人に決して仕事を与えてはならない。ベビーシッターを決めたら、初日から子どもを任せきりにして、ばたばたと仕事に復帰してはいけない。新しいベビーシッターが来てから最低二週間は、親もいっしょに家で過ごせるように、ぜひ時間を確保してほしい。そうすることによってベビーシッターに少しずつ慣れてもらうことができ、環境の変化が子どもに与える影響を和らげることができる。

こうした手順をふむことによって、親もある程度の安心感を得られるはずだ。しかし、その後も注意は続けなければいけない。親は、人に子どもの世話をしてもらわなければならないという立場にあると、どうしても危険信号を読みとる力が鈍りがちになる。すぐに、大丈夫、大丈夫、そんなに人を疑ってはいけない、と自分にいい聞かせてしまう。ベビーシッターは一流の斡旋所から推薦されてきているんだからまちがいないはず、こちらの思いこみでケチをつけたくない、ベビーシッターの気分を害したくない、といった考えが、疑う気持ちを心から追い出してしまうのだ。こういうのを希望的観測とか事実の否認という。

絶対に、そんな態度には陥らないでほしい。少しでも心配なことがあれば、それがはっきりとした根拠のない心配だとしても、心配の種を徹底的にチェックしてほしい。それは被害妄想でもなければ神経過敏でもない。親がするべきことをしているだけだ。子どもの幸せは、ほかのどんなことよりも優先しなければならない。なんとなく疑わしい気がするという以外に何も手がかりがないときでも、その感覚を無視しないこと。このままでは危険、という親の勘以上に信頼できるものはない。とはいえ、もちろん、やたらにベビーシッターを変えることのリスクも考慮に入れてほしい。

世話をする人がころころと変われば、子どもにマイナスの影響を与えかねない。そのため、どうしたらいちばんいいかを慎重に考えて決めてほしい。何よりも大切なのは、自分の経験から学び、二度と同じ過ちをくりかえさないことだ。

すべてうまくいっていると思えるときでも、頻繁に予定外の時間に帰宅してようすを見ることをお勧めする。また、ベビーシッターを、家の内外をとわずいろいろな状況下で（本人に気づかれずに）観察するといい。経済的に可能であれば、家に隠しカメラを設置し、インターネット回線を通じて職場に音声と映像が届くようにすることもお勧めする。子どもを守るためにあらゆる手をつくすことは、親の権利であり義務でもある。決してプライバシーの侵害ではない。

子どもとテレビ*

脳の発達について語るなら、テレビが子どもの脳に与える影響について触れないわけにはいかない。現代では、子どものいるほぼすべての家庭にテレビがある。アメリカでは生後六カ月の子どもは、一日に平均一時間半テレビを見ている。五歳までには合計六〇〇〇時間見ることになる。そして、〝ふつうの〟子どもは、高校卒業までに、テレビで一万八〇〇〇件の殺人と八〇〇件の自殺を見ることになる。事実、アメリカの平均的な子どもは、毎年、テレビで暴力シーンを一万二〇〇〇回、セックスに関連するシーンを一万四〇〇〇回、レイプシーンを一〇〇〇回見ているのである。今の子どもたちが七〇歳になったときには、人生の七年間をテレビを見て過ごしたことになるだろう。

〔訳註・日本では、三歳半児の子どもの約四〇パーセントが一日一〜二時間、約三〇パーセントが三〜四時間、約一五パーセントが二〜三時間、約八パーセントが四時間以上テレビを見ているという調査結果がある（二〇〇四—二〇〇五年）〕

子どもはテレビの前で過ごす時間が長すぎると、*幾重にもダメージを受ける。ほかの活動のための時間が削られ、暴力などの有害な内容にさらされ、自由な想像力を阻まれる。また、毎日強い刺激がなければ落ちついていられなくなり、集中力の持続時間が短くなる。

ジョセフ・チルトン・ピアスは、名著『知性の進化』（邦訳、大修館書店）のなかで、テレビは家庭の会話を奪ったと述べている。子どもたちは朝食も、そして夕食でさえも、テレビを見ながらとる。夫婦がそれぞれテレビを相手に別々の時間に食事をとるというのも珍しくない。これでは家族団欒《だんらん》どころではない。親が子どもから一日の出来事を聞く機会は失われる。子どもも、親の仕事の話を聞いて現実を学ぶ機会や、祖父母の苦労話や伯父の偉業の話を聞いて家族の歴史を知る機会が失われる。そして何より、家族という日常の大切な人間関係が失われてしまう。

コンラート・ローレンツが発見した〝刷りこみ〟を思い出してほしい。ガチョウやアヒルは卵からかえると母親のあとを追うが、もしも母親がいなければ、人であれおもちゃであれ、最初に目にした動くもののあとを追う、という有名な現象のことである。

ある意味、テレビもこれと同じ現象を引き起こす。子どもはあまりに早くからかなり長い時間テレビを見てしまうと、親でなくテレビに愛着をもつようになることがあるのだ。人間から離れてテレビと結びつくこの傾向は、親との親密なふれあいがなければ、いっそう悪化する。自分で子どもとかかわる時間をとらずにテレビに子守りをさせる親や養育者は、子どもから親密さと関心と愛を奪っているのである。

テレビは、子どもが想像力を伸ばす時間も奪う。親がおとぎ話などの物語を読み聞かせたり、絵本を見せているとき、あるいは、マザーグースや詩を聞かせているとき、子どもは説明されない細部について、自由に想像をめぐらせる。しかし、テレビではこうはいかない。テレビにはサウンドトラックもあれば、笑いをとる箇所もちゃんとあって、視聴者がどう反応すべきかも、何を感じるべきかも、すべて決められているのである。

テレビはさらに、童話と比べると、語彙《ごい》を広げる役にも立たない。大人が意味のわからない言葉を使えば、子どもはその場で説明を求め、語彙を広げることができる。しかし、テレビとのあいだにこうしたやりとりはない。そのため、テレビを長時間見ている子どもは、親や養育者との対話の多い子どもほどには言語能力が育たない。

子どもにとって、本を読むよりも、テレビを見るほうが簡単で刺激的ではある。そのせいでよけいに、子どもは言葉や知識を習得する機会を逃してしまう。テレビが想像力を阻む理由には、隠喩《メタファー》の欠如もある。つまり、テレビはそのものずばりを見せるだけで、絵本や砂遊びや積み木のように、自分なりの解釈をさしはさむ余地がないのである。

こうしたことから、子どもはテレビを見すぎると、伝えたいことを言葉で表現できなくなるリスク、読み書きが正常にできなくなるリスク、暴力に慣れてしまうリスクが高まることになる。大音量と目まぐるしく変化する映像に慣れてしまうと、落ちつきがなくなり、つねに新しい刺激がないという立ちを感じるようになる。これこそがまさに、非行や暴力、薬物乱用の入りこむ隙《すき》だといってよい。有罪が確定した暴力犯罪者は、想像力がきわめて貧困で、テレビ育ちであるという調査報告もある。

数多くの文献のなかで、テレビに見られる暴力と青少年の暴力的行動との関連が述べられている。統計を見るかぎり、両者のあいだに関連がないとはとても思えない。テレビの世界では、命は安っぽい消耗品としてあつかわれている。力の賞賛、利己主義、利得欲、物質主義の渦巻く世界では、高尚な感動の出る幕はない。ある研究チームは「暴力以外のメッセージ（たとえば、自分は満たされていないという気持ちに結びつきやすい、物質的な豊かさの描写など）にも、〝暴力の増加〟の原因があるという可能性がないとはいえない」と述べている。要するに、子どもの〝ためになる〟番組でさえ、見すぎれば害になりうる、ということだ。

別の研究によれば、テレビの見すぎ（〝テレビのなかの暴力〟の見すぎではない）は、影響を受けやすい子どもにドミノ効果をもたらし、公園での弱い者いじめに始まり、軽犯罪、暴力犯罪へと発展することがあるという。この研究によって、長時間テレビを見ている子どものうち、家庭内で暴力をふるったことのある子どもは、暴力犯罪者となる率が高いこともわかっている。

さらに、もう一つ見のがせない事実がある。子どもが日常の苦痛を解消する手段としてテレビを見ている場合、テレビの影響はさらに深刻となるのである。経済的なゆとりがなく仕事に追われる親の多くは、子どもに寂しい思いをさせていることを気にかけている。そんなときに出てくるのが、テレビに子守りをさせておけば、子どもは退屈しないし、知識も増える、という発想である。

しかし、残念ながら、これでは何の解決にもならない。また、すべての問題をテレビ産業のせいにするのも、責任回避というものだろう。

親として意識を高くもち、子どもをテレビの魔の手から奪い返し、教育し直そう。テレビに家庭をふりまわされてはいけない。家族の食事や仕事や睡眠の時間と場所を、テレビ中心に決めてはいけない。たとえ、子どもがひどく抵抗したとしても、いや、抵抗するのは必至だが、断固として家族全員（もちろん、親自身も含む）が見るテレビの量と質を取りしまらなければならない。

子どもがテレビを見るときは、できるだけ親もいっしょに見て、番組の感想をいったり、解釈や説明を加えたりするように心がけてほしい。テレビがついていないときは、遊んだり、話したり、物語を聞かせたり、入浴したり、宿題をしたりなど、親子でできることを通して、子どもと純粋にかかわり合うチャンスである。

覚えておいてほしい。子育ては親の人気取りではない。子どもは幼いうちは、あばれたりわめいたりして抵抗するかもしれない。けれど、やがて、消費者主義を超えた価値体系と社会的良心を身につけた知性豊かで情緒の安定した大人となったとき、そんなふうに育ててくれた親に、心から感謝するようになるはずだ。

仕事と生活――すべてを計画的に

こうした知見を前にして、幼い子どもの親は何をするべきだろうか。事情が許すかぎり、両親の一人はできるだけ長く家庭で子どもと過ごしてほしい。万全を期していうなら、経済的にも精神的にも事情が許す家庭では、子どもが三歳になるまで、一人の親が家にいることをお勧めしたい。それが無理であれば、ぎりぎりの最低限度として、生後三カ月から半年までは、親の手で世話をしてあげてほしい。親としての育児能力を身につけるためにも、子どもとの〝きずな〟づくりのためにも、子どもの脳に親にしか与えることのできない影響を与えるためにも、最低これだけの期間は必要である。それに、母親が子どもの世話をする場合、母親が家にいる時間が長ければ長いほど、子どもはたくさんの大切なことを学ぶことができる。

私は、親以外の保育を受ける子どもは必ずダメージを受ける、というつもりはない。子どもを他人に預ける場合でも、親が子どもの情緒的・神経学的要求につねに敏感に気づき、夜や週末などできるときにはいつでも、愛情深く埋め合わせをすることをつねに心がけていれば、うまくいくはずだ。

乳幼児は日中の八時間のうち、二時間は昼寝をしている。保育施設やベビーシッターが子どもを大切にしてくれているなら、母親や父親と「同調」していない時間が六、七時間あるとしても問題にはならないだろう。親は許されるかぎりの時間を精いっぱい子どものためにあてよう。そうすれば、子どもの脳をよい状態に整えてあげることはできるはずだ。とくに仕事に復帰するまでの時間を大切にしよう。

ただし、ここで警告を一つ。最近の調査によれば、働く親が子どものためにとっておく、いわゆる〝上質の時間（クオリティ・タイム）〟は、子どもにとって、プラスよりもマイナスに働くことがある。ある研究者グループが、共働き夫婦一〇〇〇組を一〇年間にわたって観察したところ、両親が子どもとの丸一日分のやりとりを、二、三時間のなかに詰めこもうとすると、子どもは神経質になり、のちに人間関係を築きにくくなることがわかったのである。

子どもと過ごす時間は、自然なものでなければならない。二、三時間に集中的に刺激を与えることは避け、話しかけたり、少し解放してあげたり、また話しかけたり、といった自然なリズムを大切にすれば、親子の〝きずな〟は深まり、脳は正しく配線されるだろう。

まとめ

核家族や大家族の解体、共働きの必要など多様化する家庭問題を前に、親は新たな課題を突きつけられている。知性と情緒をじゅうぶんに伸ばす保育環境を、どうしたら子どもに与えることができるのだろうか。

イェール大学の調査では、保育施設で成長と学習を促進されている子どもは、わずか一二パーセントから一四パーセントであることがわかった。とくに小さな子どもに注目すると結果はもっと深刻で、保育施設に通う三歳未満の子どもの三五パーセントから四〇パーセントが、健康、安全性、正常な発達を脅かす環境に追いやられていた。

私がこうした情報を紹介するのは、子どもの世話のために人を雇うことや、子どもを保育施設に預けることを検討している親たちを脅すためではない。しかし、事実は知っておく必要がある。子どもが着るパジャマにも、子どもが眠るベビーベッドにも、家の塗料にも、すべて厳しい安全基準があるのに、大切な子どもを一日に八時間から一〇時間も預ける相手には、そうした厳しい基準がないのである。

数々の研究を総合的に見ると、母親に育てられている子どもは、そうでない子どもよりも、情緒、社会性、行動を測定した結果が明らかにすぐれていることがわかる。実際、保育施設（質の高い施設も含む）で育てられている子どもは、母親と父親に育てられている子どもよりも、行動と情緒を点数化したときの得点が低いことが明らかになった。

男の子は女の子よりも、保育施設でのマイナスの影響が出やすい、ということも知っておきたい。

育児のポイント

＊二歳未満の子どもにとって、施設での一日保育は負担が大きすぎるので、できるかぎり避けること。

＊施設での一日保育は、乳幼児に愛着面でマイナスの影響をもたらすことがある。その危険信号は、引きこもった態度であったり、見さかいなく他人になつくことであったりする。一人の心が育つためには、一人の心が必要になる。保育者が頻繁に入れ替わるのでは、子どもは自分の居場所がわからなくなり、情緒が不安定になる。

＊ベビーシッターを雇うなら、まず証明書類に目を通し、それから一度以上面接を行ない、

家でいっしょに過ごす時間をとること。
＊どんな託児形態をとるにしても、毎日必ず、子どもとその日の出来事について話し合うこと。
＊子どもはテレビの前で過ごす時間が長すぎると、ほかの活動のための時間が削られ、暴力などの有害な内容にさらされ、自由な想像力を阻まれる。また、毎日強い刺激がなければ落ちついていられなくなり、集中力が続かなくなる。
＊働く親が子どものためにとっておく、いわゆる〝上質の時間（クオリティ・タイム）〟は、不自然な「詰め込み」時間となって子どもにマイナスの影響をもたらすことがある。

第11章　間違いが起こるとき――悲しい子ども、怒れる子ども

数年前、トロントで開かれた米国精神医学協会の会議に出席していたときのことである。マサチューセッツ大学の小児精神科医の話に、一同はショックを受けた。ペリハン・ローゼンタールというその医者は、過去五年間に治療にあたった自殺傾向のある二歳半から四歳の子ども八人*について報告した。

ベンジーという二歳半の子どもは、二週間何も食べようとせず、車の前に飛び出しそうになったり、自分の体を強く嚙んだりしたという。ローゼンタールは、ベンジーとの心理療法のセッションでのやりとりの一部を紹介した。

セラピスト「その子はどうして自分にひどいことするの？」

ベンジー「悪い子だから。誰もその子のことを愛してないんだ」

セラピスト「どうして？」

ベンジー「だって、ママとパパ［養父母］がいなくなっちゃったんだもの」

セラピスト「どうしてママとパパがいなくなっちゃったの？」
ベンジー「ベンジーが悪い子だから。だから、ベンジーはひどい目にあわなきゃいけないんだ」

子どもが自殺的な行動をすることなどめったにないと一般には考えられている。しかし、ローゼンタールにいわせれば、それは親や精神科医が明らかな事実から目をそらそうとしているからだ。子どもでも重度のうつになることがある。しかし、まわりの大人たちがその事実を認めたがらないのだという。

ローゼンタールは厳然たる証拠を突きつける。彼女は、自殺傾向のある二歳半から五歳までの未就学児一六人を、年齢、性別、人種、親の地位、母親の地位、社会経済的地位などがほぼ同じで、行動上の障害はあるが自殺傾向はない未就学児一六人と比較した。その結果、自殺傾向のある子ども一六人のうち一三人が、両親から望まれずに生まれ、両親から虐待または育児放棄を受けていることがわかった。残る三人も、養育者との関係がきわめて悪いことがわかった。

オーストラリア・シドニーの新小児病院で最近開かれた会議*では、シドニー南西部にある政府医療施設の臨床部長ルイーズ・ニューマンが、乳児のうつの症例を報告した。生後わずか二週間の新生児が、うつとストレスと不安の徴候を見せたという。彼女は一同に次のように説明した。

「これは、その子どもが適切な方法であやされたり、なだめられたり、抱かれたりしていないことを意味します。子どものこうした症状は、親の問題の現れなのです。これまで、赤ちゃんや乳児が感情をもつとは、まして、うつになることがあるとは、考えられていませんでした。しかし、最近構築されつつある子ども像では、子どもはこれまで考えられてきたような受身で完全に依存的な生き物ではありません。子どもは複雑で、社会とのかかわりをもつ小さな人間なのです」ということは、乳児は悲しみを感じることもあるはずである。

イアン・グッドイヤー（ケンブリッジ大学小児思春期精神医学部）は、アメリカの学齢児の二パーセントから五パーセントが深刻なうつ障害を患っていると推定している。また、アメリカで最近行なわれた調査では、一〇パーセントの子どもがうつ状態にあるという結果が出ている。

管理医療が幅をきかせる現在の医療体制では、医師たちは、根本的な問題について子どもや母親と時間をかけて話し合うよりも、薬を処方するほうがはるかに容易である。そのため、最近では、行動上の問題の治療に、認可不認可をとわず興奮剤や精神安定剤、抗うつ剤などが使用されることが多くなっている。アメリカで一九九七年に医師からプロザックその他の抗うつ剤を処方された一三歳から一八歳の子どもは、前年比四六パーセント増の六〇万人であった。

一部の影響力をもつ人々たちの意見がもとで、最近では大多数の人々が、精神科系の問題はすべて脳の問題であると信じこむようになった。そのため、うつは糖尿病や肺炎と同様に一種の病気なので、適切な薬によって治療できる、という論理がまかり通っている。このときの魔法の処方薬の王様が、プロザックというわけだ。

九歳のウィリアムは興奮剤と抗不安薬を併用している。そのうえ、彼の主治医はプロザックも追加しようといった。ウィリアムの母親は興奮気味に薬を絶賛する。「今の子どもたちは、プレッシャーが多くて大変ですよね。ウィリアムももっと小さいころは本当にかわいそうでした。自尊心が低く、学校の勉強についていくのがやっとだったし、友だちもろくにつくれなかったんですから。でも、薬を飲むようになって、変わりました。とても明るく、穏やかになったんですよ」

ウィリアムのような子どもにとって、薬は確かに役立つこともあるだろう。彼の問題の原因は、遺伝的資質にあるのかもしれないし、人生最初の脳の調整に失敗したことにあるのかもしれない。あるいは、離婚などの家庭問題にあるのかもしれない。しかしいずれにしても、重度の多動やうつのせいでまともに集団生活を送ることができないとすれば、適切な薬を服用することによって、心理療法や学校の授業に集中することができるようになるかもしれない。自分の衝動をコントロールできるようになれば、自分をもっと好きになることができるだろう。教師から〝問題児〟あつかいされることもなくなり、ほかの子どもたちからも好かれるようになるだろう。

しかし、自尊心の問題をもつウィリアムが本当によくなるためには、錠剤と他人からのプラスの評価だけではじゅうぶんではない。大人そして子どもを対象にしたあらゆる研究の結果から、本当の改善のためには、心理療法と薬物療法とを組み合わせたほうがいいことは明らかだ。私たちは、うつやパニック障害、アルコール依存症、過食症などを、単純に〝遺伝〟や〝生化学物質のバランス異常〟のせいだといいきることによって、患者本人やその家族の、さらには社会全体の責任から目をそらしている。大切なのは、過去の心の傷やトラウマに立ち向かい、それを癒すこと、患者本人に何が足りないかを見つけること、そして、患者の家庭生活や社会的な立場を改善していくことなのに、そうした努力なしにやみくもに薬に頼り、うつを悪化させ、犯罪を増やしているのである。

ＵＣＬＡの神経精神病学研究所は、ある四年間に同研究所で治療を受けた思春期の子ども六六二人のうち、五パーセントがひどく自滅的または自殺傾向があったと報告している。[*]この研究を行なった臨床心理学者モーリス・ポールソンは、こうした子どもたちに共通の特徴があることを発見した。「全員が家庭で、子どもにとって必要な理解と保護を得ていない」のである。

こうした子どもたちは一般に、愛されていない、望まれて生まれてきていない、自分は人より劣っている、自分は無力である、疎外されている、と感じている。彼らは自分のことを価値のない人間だと思いこんでおり、本章冒頭のベンジーと同じように、自分が無視され拒絶され虐待されているのは、自分自身のせいだと思っている。

女の子はうつの感情を、頭痛、胃の不調、摂食障害などの精神身体症状のかたちで表に出すことが多い。いっぽう男の子はうつを攻撃に変えて、いじめ、公共物破壊、その他の軽犯罪などに走りやすい。男女ともに成績、興味の対象、睡眠習慣が激変し、大きな事故にあうリスクも著しく上昇する。

関連のあるほぼすべての研究から、死、別離、離婚などのせいで家庭崩壊が高率で起こっていること、そして、それらが子どもの障害の大きな原因となっていることがわかっている。ある研究グループの報告によれば、早い時期に親を失った場合、その後の家庭生活の質が、のちの精神障害の発症にかかわるという。[*]幼い子どもがいだく喪失感を無視した不適切な育児が、うつの発症につながることはほぼまちがいない。生後まもない時期に片親を失った場合、その後の育児に支障が出るリスクは高くなる。というのは、育児にあたらなければならないもう一人の親が、夫または妻を亡くした悲しみや不安や怒りと戦っているからだ。こうした葛藤は、明らかに、子どもの要求に応える能力を阻むことになる。

子どもの反応は、生きている片親の気持ちや態度に影響されるだけでなく、失った親とのあいだに築かれていた関係にも影響される。これはきわめて複雑な事態である。というのも、子どもを虐待していたどんなに残酷な母親でも、子ども自身が親は立派であるという幻想にしがみついていれば、理想化されることがあるし、どんなに愛情深くすばらしい父親でも、子どもが自分を残していなくなったことに怒りを感じていれば、悪者にされることがあるからだ。とはいえ、多くの場合、失った親とポジティブな関係が築かれていた場合、子どもは一時的に深い悲しみに沈むことになるが、長期的には、より健全な情緒につながるといってよい。

すでに見てきたように、不安やストレスやうつをかかえる母親は、出産前にも出産直後にも子どもにマイナスの影響を与える。のちに自分自身がうつをかかえる子どもは、自分の気分によって、すでに損なわれている神経生物学的なしくみをさらに悪化させる。強力な証拠が示すところによれば、うつのときには、自律神経系（とくに交感神経系）および視床下部―脳下垂体―副腎系（HPA）（二四六〜二四七ページ参照）のまわりの部位の活動が、大きくではないが、統計的にみて有意に増加している。結果として、ストレスホルモンのコルチゾールとβ－エンドルフィンの血中濃度が上昇し、免疫機能が衰える。子どもがうつに加えて、親やまわりの環境から阻害されていると感じているとすれば、うつよりもはるかに危険なもの、たとえば、攻撃性、暴力、犯罪などに発展してしまうかもしれない。

攻撃的な子どもたち

子どもは機能不全の家庭と崩壊しかけた社会環境で育つと、怒りを自分でなく他人に向ける率が著しく高くなる。多数の研究が共通に示すところによれば、虐待を受けている子どもは、虐待を受けていない子どもよりも、幼児期からの反社会性障害や行動障害の発症率がはるかに高い。また、子ども時代に虐待または育児放棄を受けた人は、そうでない人よりも少年犯罪、成人犯罪、暴力犯罪で逮捕されている率が高い。* さらに、女性よりも男性のほうが少年犯罪、成人犯罪、暴力犯罪を犯しやすいというデータもある。

不幸なことに、近年、一〇歳前後の子どもによる暴力犯罪が、国境をこえて激増している。最近では、こうしたショッキングな記事を目にしない日はないといっていいほどだ。一九九三年二月には、イギリスじゅうを震撼させる犯罪が起きた。〝気晴らしのための殺人〟* である。犠牲となった二歳児は、リバプールのショッピングセンターで誘拐された。のちに発見された遺体は、あまりに痛ましい姿をしており、警察官たちがショックを受け、涙を流したという。ショッピングセンターの防犯カメラが誘拐犯の姿をとらえており、その後、彼らは逮捕された。犯人は二人の一〇歳の少年で、申し立てによれば、それまでは近所の動物を虐待していたという。

フロリダ州オーランドでは、九歳の少年が暴行と家庭内暴力で告訴された。* ハンバーガーチェーンのバーガーキングでおもちゃをもらえなかったことを理由に、母親とほかの三人の子どもを殺すと脅したのである。当時、バーガーキングでは、子ども向けメニューのおまけに、ディズニー映画「ノートルダムの鐘」のキャラクターグッズをつけていた。少年は、母親がバーガーキングに寄らずに家に帰ろうとすると、母親の髪をつかみ、頭を車の床《ゆか》まで引きずり下ろした。母親はなんとかいい聞かせて手を離させたが、続いて少年はポケットナイフを取り出し、母親の喉元に突きつけて、バーガーキングに戻って〝キッズクラブミール〟を注文しなければ、母親とほかの子どもたちを殺すと脅したという。

日本の神戸では、一四歳の少年が逮捕された。* 彼は年下の少年を殺害し、切断した頭部を学校の正門前に捨てたという。名前の公表されていないこの少年は、一一歳の犠牲者の頭部が発見された現場の近くに住んでいた。子どもの目は傷つけられ、口は耳元まで切り裂かれていた。犠牲者の口にはさまれていた手紙のなかで、犯人は警察を「愚鈍」と呼び、「さあゲームの始まりです。（……）ボクは殺しが愉快でたまらない。人の死が見たくて見たくてしょうがない」と宣言していた。

近年、少年による暴力的、精神病的な犯罪が爆発的に増加している。過去には、こうした犯罪傾向は遺伝子に由来するという考え方が優勢だった。確かに、遺伝子の影響がないわけではない。しかし新たな研究から、出生前と出生後二、三年のネガティブな環境によって、病気や障害のリスクがはね上がることが明らかになった。うつを患っている親は、子どもの脳に失望と絶望のための配線をほどこしやすくなる。育児放棄された子ども、たえず愚弄《ぐろう》された子どもは、不安、うつ、精神病をはじめとするさまざまな障害を起こしやすくなる。ストレスや虐待が極端になると、脳の情緒調整スイッチが切り替わり、反社会的行動、爆発的な怒り、暴力犯罪を始動させることがあるのだ。虐待が極端になれば、健全そのものの脳でもダメージを受けることがある。

しかし同じ理由によって、遺伝的に精神病にかかりやすい子どもや、出生前または出生時に心の傷を受けた子どもも、愛されて大切に育てられることによって、不幸な運命から救われる可能性はじゅうぶんにある。

暴力の起源*

人間という種の成功の鍵は脳の柔軟性にあった。人間は、脳が環境によってつくられるからこそ、アフリカの広大なサバンナや氷河時代の襲来といったさまざまな条件に耐え抜くことができ、農耕の厳しさも道具をつくる緻密な作業ももののともせず、中国語から英語にいたるさまざまな言語、あるいは文字を発展させることができた。歴史のはじまりのころには、人間には危険を切り抜けるための才能が必要だった。現在、人が暴力をふるうのは、進化の過程で必要とされたこの才能の現れなのである。

暴力とそれが子どもに与える影響を理解しようとするなら、歴史をさかのぼって考えてみればよい。二五万年ほど前、私たちの祖先である数千人のホモサピエンスがアフリカを出て、何世代にもわたって各地に住み着き、やがて地球のすがたを変えていった。ホモサピエンスのこの成功は、脳の柔軟性に負うところが大きい。脳が柔軟だからこそ、多様な環境に適応し、世代から世代へと情報を受け継ぎ、（生物学的な要請ではなく）文化の要請に応じて進化することができた。

このような脳がなければ、人間が地球を支配することはありえなかっただろう。というのも、歴史をふり返ればつねに、人間の生活は予測のつかない危険なものだったからである。自然災害、極端な気候、野生動物からの襲撃、ほかの人間からの攻撃に耐えながら、私たちの祖先は、気まぐれで残酷で情け容赦のない世界を生き抜いてきた。脳をつくるのに必要なのは体験だった。そして、私たちの祖先にとって、その体験こそが暴力だったのである。

子どものトラウマ回復プログラムのディレクター、ブルース・D・ペリー（ベイラー医科大学、テキサス小児病院）は、暴力によって鍛えられた脳は、その脳が生んだ文化のなかに暴力を反映する、と述べている。「複雑な文化や〝文明〟の進化は、人類の〝前進〟を特徴づける残忍性から人類を守りはしなかった。〝文明〟は人間以外の捕食者に対する私たちの弱さを減らしはしたが、同一種内での暴力を減らすことはほとんどなかった」とペリーはいう。確かに、奴隷制、宗教裁判、集団殺戮《さつりく》などの組織的暴力は、現代までくりかえされている。

しかし、暴力という過去からの遺産は、もはや私たちにとって生存の役には立たない。それどころか、核兵器や生物兵器などの最新の暴力手段には、私たちを滅ぼす力がある。現代の生活に必要なのは協力であるにもかかわらず、私たちの心は、いまだに太古からの暴力の文化を引きずっている。すでに私たちを存続させるという役目を失った本能を、私たちは日常生活にしみ渡らせているのである。

家庭内暴力、身体的・性的・精神的虐待、レイプ、暴行、人種間暴力、軍隊による攻撃、テロ攻撃、政府の圧力、メディアを通して伝わってくる残虐な映像――これらすべてが、影響されやすい人々に、とりわけ幼い子どもたちに、暴力的な気分を植えつけている。

暴力のサイクル*

現代の子どもたちは、暴力の文化をあたりまえのように感じているかもしれない。どれだけ多くのアメリカの子どもが、世界貿易センターの二つのタワーが崩壊するシーンを、少なくともテレビで目撃しただろうか。どれだけ多くの子どもが、いつか空から攻撃されるかもしれない、郵便物に病原菌が入っているかもしれない、さらには、となりに住む誰かから襲われるかもしれない、と思っているだろうか。私たちの進化の背景となった暴力的環境は、今も私たちとともにある。

暴力を身近で体験することも珍しくない。シカゴなどの犯罪多発地域に住む子どもの三〇パーセントが、一五歳までに殺人事件を目撃し、七〇パーセント以上が暴行事件を目撃するという。まるで戦時中のようなひどさである。国立精神保健研究所の調べ*によれば、ワシントンDCの〝ほどほどに暴力的な〟地域では、五年生と六年生の四三パーセントが路上強盗を目撃している。アメリカの歓楽街では、大人だけでなく子どもも、日常的に銃を所持することが当然のように受け入れられている。こうした社会で生きる子どもたちはたいてい貧しく、育児放棄や虐待を受けている率もきわめて高い。また、家庭で父親が不在であったり、うつや薬物乱用のためろくに子育てのできない親と暮らしていたり、無教養な親、働くあてのない親に育てられていたりすることも多い。

テレビの世界や地域社会そのものにこれほど暴力があふれているにもかかわらず、アメリカでもっとも暴力が多発している場所は、なんと家のなかである。そして、ティーンエイジャーや大人が犯す略奪的な犯罪は、しばしば幼いころの家庭での体験に端を発している。子ども時代の最悪の体験とは、〝恐怖のなかで純粋培養〟されること、つまり、永久に脳を変えられてしまうことだ。こうしてダメージを受けた子どもは、世代から世代へと受け継がれる暴力のサイクルに入っていく。

暴力を起こすのは遺伝のせいか環境のせいかという議論は、じつのところ数多くの研究によって、ほぼ決着がついている。ここ数年来、マスコミや一部の心理学者は、いわゆる〝暴力の脳科学〟を声高に叫んできた。彼らの理屈は、凶悪犯罪者には共通の生化学的指標がある、というものである。しかしこの指標は、血液や髄液やＤＮＡのなかに徹底的に探されたにもかかわらず、見つかっていない。確かに、なかには生化学的に異常のある暴力犯罪者もいる。それでも、遺伝子の一貫した違いは、いまだ見つかっていないのである。

実際には、大人の暴力の指標として唯一信頼できるものは、幼いころに暴力や育児放棄を受けた体験である。虐待された子どもはしばしば虐待者となり、暴力の犠牲となった子どもは、しばしば暴力犯罪者となる。いまや数多くの研究結果がいっせいに、暴力と虐待が世代間に伝わることを示しているのである。

精神医学者のドロシー・オトノー・ルイス（ニューヨーク大学）は、暴力的な若者について長年研究している。[*] ルイスはある研究のなかで、殺人傾向のある攻撃的な子どもを対照群の子どもと比較した。その結果、殺人傾向のある子どもは、そうでない子どもよりも暴力的な家庭で育っている率が高かった。父親が母親に身体的暴力をふるっていた率が、殺人傾向のある子どもが育った家庭では六二パーセント、対照群の子どもの家庭では一三パーセントだったのである。また、父親がアルコール依存症である率も、殺人傾向群では五二パーセントときわめて高かったのに対し、対照群では一〇パーセントだった。さらに、父親から虐待を受けていた率は、殺人傾向群では二九パーセント、対照群では七パーセントであった。加えて、殺人傾向のある子どもには、精神病歴をもつ肉親がいる率が高いこともわかった。母親が精神疾患で入院したことのある率が、殺人傾向群では四三パーセント、対照群では七パーセントだったのである。

その後の研究で、ルイスは極端な暴力性を示す九人の少年を、一二歳から一八歳までの六年間にわたって観察した。このうちの一人は、四歳で自分のベッドに放火し、一四歳で幼い男の子をレイプし、一九歳で重罪謀殺（強盗などの重罪を犯す際に殺意なく起こした殺人）で告発された。別の一人は、二歳で女の子の首を絞め、四歳で窓から犬を放り投げ、少年期にきょうだいの腕を骨折させ、一六歳で少女をレイプし、一八歳で大人の女性をレイプし、一三回刺した。ルイスの研究は、攻撃性が、知性と同様に、生涯にわたって持続しやすいことを示している。

この説は別の調査によっても裏づけられている。それはニューヨーク郊外の小学生八七五人をその後二〇年間追跡[*]した調査である。この調査によれば、八歳の時点でほかの子どもたちからきわめて攻撃的と評価された子どもは、三〇歳の時点で、自分自身のことをきわめて攻撃的と評価しており、配偶者からも同様な評価を受けた。この研究による発見の一部を紹介する。

＊少年は少女よりも一貫して攻撃的である。しかし、少女でも一〇歳の時点で攻撃的であった

場合、その後は攻撃的な少年と同様の経過をたどる。
＊早期に学校で攻撃性を示した場合、青年期に深刻な反社会的行動に発展するリスクが高い。
＊極端に攻撃的な子どもは、極端に攻撃的な大人になる。
＊暴力的とみなされていた子どもは、大人になってから犯罪行為をするリスク、身体的虐待、配偶者への暴力、児童虐待を犯すリスクが高い。
＊攻撃性は家庭内で世代から世代へと伝わる。

ある小児科医が、極端な暴力性をもち続けた若者の事例を語っている。*

「私がバディとはじめて会ったのは、彼が一三歳のときでした。当時の彼は、バンクーバー東部にある風紀のよいハイスクールの八年生でした。バディを私に紹介した彼のホームドクターは、バディの母親の子どものころからの主治医であり、のちにバディのことも診るようになったといいます。その医師の話によれば、バディは小学生のときにすでに何度も、行動評価と治療を受けるために専門医にかかっていました。家庭が慢性的に貧しくトラブル続きであったにもかかわらず、バディの母親はよくがんばっていたそうです。

私は学校とホームドクターに頼んで、バディの過去の記録を手に入れておきました。彼を診察する前によく目を通しておこうと思ったからです。ところが、その作業がすむ前に、スクールカウンセラーの指示で、バディが私のところへ急患として母親と継父に連れてこられたのです。バディは学校のホールでけんかをして、停学処分になったところでした。しかも、相手にナイフを突きつけたのだといいます」

バディには胎児性アルコール症候群を思わせる症状が多少見られたが、神経学検査は正常で、手近にあった年齢相応の本をじゅうぶんに読むことができたという。

「バディのトラブルが幼稚園時代からあったことは、本人も母親も認めていました。学校の勉強については、能力はあったのですが、努力することができませんでした。校長室に呼ばれることもしばしばで、授業を頻繁にさぼっては、ほかの生徒を脅して宿題をやらせていたそうです。また、物が紛失したときには、いつも現場近くにいたようでした」

この症例は複雑だった。バディには、放火、暴力事件、万引き、シンナー、性的嫌がらせなどの前歴があった。母親と継父は育児放棄と虐待の疑いで社会福祉事業から取り調べを受けたことがあり、両者とも、アルコール依存症と薬物常用の前歴があった。

「ひどい環境のなかでもなんとか生きているバディに驚いていることを、私はつい親にいってしまいました。すると、母親は腹を立てて診察室から出ていったのです。バディは、薄笑いを浮かべて私をちらりと見ると、母親に続いて出ていきました。

バディはその後も小さな非行をくりかえしましたが、法的な罪を問われることはありませんでした。彼はやがてドラッグに手を染め、しだいに地元のコカインを常用するグループに巻きこまれていきました。学校へはまったく行かなくなり、母親の前にもほとんど姿を現さなくなりました。ところが、どういうわけか、私のところへ来るのだけはやめないのです。きちんと定期的に通ってきていました」

やがて、小児科医はバディが通ってくる理由に気づく。バディは処方箋の用紙を盗んで嘘の処方を書き、リタリン〔訳註・おもにうつ病の治療に使われる中枢神経興奮剤〕を手に入れていたのだった。

「もはやバディを救うためには、彼を拘留《こうりゅう》施設に送り、裁判所の司法精神医学プログラムで更生させる以外に道はない、と感じました。バディは施設に入ると、私に何度か脅迫文めいたものを送ってよこしました」

小児科医はその後バディに会っていない。しかし、彼の状況は引き続き把握できた。

「バディが一八歳になるまで、彼のようすを逐一知ることができました。彼が違う施設に送られるたびに、そこから私のところへ、彼の医療記録のコピーを送ってほしいという依頼が来たからです」

コピーの依頼がとだえてからは、地方新聞の記事が彼の近況を伝えることになる。武装強盗、レイプ容疑、数度の飲酒運転。そして、最後に、地元の店の店員に暴行を加え、かろうじて殺しはしなかったものの、生涯消えない傷を負わせた。

「私がバディをもう少しなんとかしてあげられたら、どんなによかったでしょう。バディと母親にかかわったほかの大勢の専門家たちも、皆同じ気持ちだと思います」と小児科医は私に語った。

暴力と脳

脅かされた子どもが、人を脅かす青少年へと変わっていく道*をつくるのは、行動の支配者、つまり脳である。結局、被害者である子どもを暴力によるトラウマに適応させるのは脳であり、のちにその子どもを暴力的な行動を起こす加害者に仕立て上げるのも同じ脳なのである。いったいなぜ、子どもが暴力に耐えるための適応が、成長とともに暴力的な行動へと進んでいくのだろうか。

この答えを見つけるために、ブルース・D・ペリーは自らの研究を含む膨大な数の研究*を統合し、暴力が脳内で発達するしくみについての理論を提示した。彼はこう説明している。

「人間の脳には〝使われ方しだい〟で発達するという驚くべき能力がある。つまり、人間の脳は、発達の過程で体験したことに応じて、成長し、組織化し、機能するのである。このことからいえるのは、人間のあらゆる行動をもっとも強力に支配しているのは、体験だということである。脳が順次、階層的に発達していく過程では、脳のより複雑な部位である大脳皮質と辺縁系が、脳のより原始的で〝反応的〟な低次の部分を、調整し、抑制し、〝支配〟するようになる。こうした脳の各部位は、それぞれ子ども時代の違った時期に発達し、組織化し、完全な機能をもつようになる。

たとえば、出生時には、心臓血管と呼吸をつかさどる脳幹はじゅうぶんに機能しているが、抽象概念の認知をつかさどる皮質は、その後何年もたってから完全に機能するようになる。大脳皮質がまだじゅうぶんに機能していない三歳児が欲求不満になると、脳幹が引き起こす反応的な興奮状態をうまくコントロールできず、叫んだり、蹴ったり、噛みついたり、物を投げたり、叩いたりする。もっと大きな子どもでも、欲求不満になれば、蹴ったり、噛んだり、つばを吐いたりしたくなるかもしれないが、大きな子どもの脳には、そうした衝動を調整し、抑制する能力がすでに〝組みこまれて〟いるのである」

脳は決まった順序で発達する。成長とともに、大脳皮質をはじめとする脳のより進化した部分が、より原始的で未熟な部分が引き起こす衝動を、しだいにうまく抑制できるようになるのである。けがや脳卒中などの病気によって大脳皮質が損傷し、その機能が損なわれると、原始的な脳の衝動を抑制する力が衰える。しかし、こうした損傷が起こるのは病気やけがの場合だけではない。大脳皮質の発達に必要な体験が奪われた場合にも、原始的な脳の衝動が優勢になり、過剰反応の素因がつくられるのである。

暴力的な人の多くは、脳内でこの現象が起きている。幼いときに過度のストレスに継続的にさらされることによって、脳の低次の部分が過剰に刺激され、大切に育てられるという体験の不足によって高次の脳の発達が阻害されると、脳のバランスが大きくくずれ、暴力的な傾向が生じてしまうのである。

単純に考えても、トラウマのもとになる体験は脳を混乱させ、数十億の脳細胞と数兆のシナプス結合から病的な神経ネットワークをつくりだす。ロックフェラー大学（ニューヨーク）の最近の研究によれば、トラウマは、文字通り遺伝子のスイッチのように働いて、タンパク質製造装置を間違ったタイミングで停止させたり、始動させたりする。その結果生まれるのが、脳細胞の異常なネットワークである。

病的ネットワークの特徴の一つは、ストレスホルモンのコルチゾールとアドレナリンの過剰な産生である。ストレスに満ちた環境は、生命を脅かす状況で生き延びるのに必要な遺伝子を過剰に発現させる。こうした遺伝子が過剰に発現すると、さまざまな状況のもとでむやみに攻撃的で暴力的な行動を引き起こしやすくなる。

なぜ同じトラウマでも、早い時期に受けるほど被害が大きくなるのだろうか。それは発達神経科学によって説明できる。脳は決まった順序で発達するため、出生前や周産期に混乱が起こると、脳幹と中脳の構造に狂いが生じる。この構造の狂いは、必然的に辺縁系と皮質の発達も狂わせる。なぜなら、高次の部分は低次の部分から受けとる信号にしたがって発達するからだ。

いったんできあがった発達の神経生理学的な連鎖は一定不変である。そのため、一二歳の子どもは、二週間たった一人で過ごし、触れられることも言葉を聞くこともなかったとしても、耐え抜くことができる。いっぽう生後二カ月の子どもの場合、こうした孤立は致命的であり、脳に永久のダメージを負うことになる。

トラウマ・虐待・育児放棄の生理学

子どもの脳は使われ方に応じて発達する。そのため、暴力やトラウマを受け続ければ、必然的に、それに適応するべく発達する。この場合の適応とは、過剰に警戒した状態の維持である。継続的に恐怖にさらされていると、脳は、つねに戦うか逃げるかの状態で構えているようになる。そして、危険を認めると、たちまち体が走り出したり、すくんだり、逃げたり、隠れたりするのである。

しかし、虐待から身を守るためのこの特性こそが、将来の災いの種なのである。かつて被虐待児だった大人の脳は、その体験に応じて発達しているせいで、世界をゆがんだ視点でとらえてしまう。恐怖に過敏になったのは、子ども時代の環境に適応するためだったのに、大人になって環境が変わっても、同じ過敏さであらゆる物事に反応してしまうのだ。脳の構造と脳に蓄積された記憶のせいで、他人の善意の言葉やふるまいを、すぐに攻撃されたと誤解し、衝動的に、しばしば暴力的に反応するのである。

発達中の脳に深刻なダメージを与えるものの筆頭にあげられるのが、親の育児放棄である。ペリーが報告した一五歳の少年は、ほかの子どもがしゃれたスニーカーをはいているのを見て、銃を突きつけて脱がせた。しかし、それでも飽き足らず、その子どもの頭に銃を押し当て、ほほえんで引き金を引いた。少年はのちに、もしも時間を戻すことができたら、どうしたいかと尋ねられると、「自分の靴を洗っておいたね」と答えた。靴に残っていた血痕が、少年逮捕につながったからだ。自分が捕まったことを嘆くだけで、被害者の痛みに共感する気持ちも、自らの行為を悔いる気持ちも、みじんもなかったのである。

この少年は一五歳になるまでに、いったい何があって、これほど残虐になりえたのか。ペリーによれば、この少年は幼いころ、主たる養育者に育児を放棄され、屈辱を与えられたために、情緒の発達が阻害されたのだという。決定的な体験をしそこなったせいで、ほかの人間とのつながりを感じるのに必要な脳が正常に発達しなかったというのである。認知力が正常に発達しなかった子どもが抽象概念を理解する能力に欠けているように、この殺人少年は、ほかの人間と健全にかかわる能力に欠けていたのである。

ペリーは、慢性的に心に傷を負い続けた子どもたちを自ら保護し、その子どもたちについて報告している。彼によれば、こうした子どもたちには共通した生理学的特徴があるという。それは、筋緊張が強い、体温がやや高い、驚愕反応が大きい、重度の睡眠障害がある、気分をコントロールしにくい、深刻な不安症状がある、などである。少年は、これらの症状を略奪的・攻撃的な行動を通して外に発散することが多く、特定の暴力事件について話すよう求められると、心拍数が低下する（心が落ちつく）傾向さえある。いっぽう少女は、症状を内に向けて、摂食障害や自傷*など自己破壊的な態度を示すことが多い。

アメリカでは摂食障害が驚くほどの増加を見せている。青少年と家庭に関する米国下院内特別委員会によれば、思春期の少女と若い女性の一〇パーセントから一五パーセントが拒食症または過食症を患っている。拒食症の罹患《りかん》率は、この二〇年で二倍近くに上昇している。また、女子大生に対象をしぼれば、一九パーセントが過食症であると推定される。〔訳註・拒食症に関しては、日本では中学一年から高校三年の間に二・三パーセントが発症しているという調査結果がある（二〇〇二年）〕

最近、私の患者の若い女性がいった。「食べることも、ドラッグも、セックスも、やりすぎてしまうんです。そうしないと、家のなかのあらゆるものを、物だろうが人だろうが、片っ端からめちゃめちゃにしてしまうんです」この言葉には、科学的診断と理論と治療の複雑な対立関係が正確に現れている。この女性は、不安、無力、落胆、怒り、拒絶された気持ちをかかえて成長した。彼女が心の痛みに耐えるには、二つの方法があった。一つは、心の痛みを、依存症やうつや自殺未遂といった自己破壊的な態度を通して内に向ける方法。そして、もう一つは、他人に暴力的・攻撃的にふるまうことによって外に向ける方法であった。

暴力のカクテル

虐待されてトラウマを負った子どもでも、そのほとんどは暴力犯罪者にも社会病質者にもならない。こうした子どもたちでも、たとえば祖父母や教師などとよい人間関係を結ぶことができれば、たいていは社会に適応できる大人になり、豊かな人生を送れることもある。しかし、そうした幸運に恵まれなければ、いつまでも人と深くかかわることができず、空虚感や孤独感をもち続けるかもしれない。あるいは、人と深くかかわるにしても、破壊的なかかわり方しかできなかったりする。こうした人たちは、程度の差はあるにしても、共感と信頼の気持ちに欠けているので、嘘をついたり、だましたり、盗みをしたりといった反社会的な行動を起こすことになりやすい。

調査によれば、人は、幼少時に虐待を受けたというだけでは、極端に暴力的な人間にはならない。* 極端に暴力的になるのは、遺伝的素因、バーストラウマ（出生時のトラウマ）、愛情不足、認知への刺激不足など、複数の要因が組み合わさったときだという。

ここで、悪名高い二人の殺人犯の経歴を見てみよう。デーヴィッド・エドウィン・メイソンとロバート・アールトン・ハリスは、晩年を死刑囚監房で過ごし、それぞれ一九九三年と一九九二年に、カリフォルニア州でガス処刑を受けた。メイソンの調査書類を見ると、彼が孤独で不幸な子どもだったことがわかる。メイソンの母親は、彼を妊娠中に故意に流産しようとしたうえ、彼が望まれずに生まれた子どもだということにこだわり続けた。姉たちの供述によれば、家庭では人を抱きしめたり笑ったりすることは一切許されず、幼いデーヴィッドは毎日のように、父親のベルトか母親の鞭《むち》で打たれていた。

デーヴィッドは、わずか五歳で自殺を図ろうとした。丸薬を一瓶飲んだり、着ている服に火をつけたりしたのである。八歳のときには、教会や学校に放火して敵意を発散させた。両親はやがて、一室の窓を釘でふさぎ、そこを〝地下牢〟と呼んで、デーヴィッドを閉じこめるようになる。また、デーヴィッドがおねしょをしたり、便で服を汚したりすると、頭に汚れた服を巻きつけて外を歩かせた。

メイソンはついに二三歳のとき、生まれ育った町で、九カ月間の惨劇を繰り広げる。高齢の男女四人を絞殺したのである。彼はのちに、これを「ずっとやりたかった」と告白している。

ハリスの子ども時代も驚くほどよく似ている。母親は妊娠中、夫に腹部を乱暴に蹴られて出血し、予定より三カ月早くロバートを出産する。メイソンの両親と同様に、ロバートの両親もくりかえし彼を打ちすえた。父親はまだ二歳にもならないロバートを拳固《げんこ》で殴り、顎《あご》を骨折させたこともある。食事の席では、ロバートが父親に無断で何かを取ろうとすると、手の甲をフォークで突き刺された。

父親はふざけて銃に弾をこめ、三〇分以内に子どもたちに家の外のどこかに隠れろと命じた。そして、獲物でも狩るように子どもたちを探し、見つければ、撃つぞと脅した。のちに父親は娘たちに性的いたずらをして投獄され、母親は酒とタバコがたたって死んだ。

メイソンと同様に、若いハリスも動物と人間に怒りを向けるようになる。そして、二五歳のとき、サンディエゴの二人のティーンエイジャーを銃殺した。検察官の陳述によれば、ハリスは引き金を引く前に被害者をあざけり、撃ったあとに被害者を笑い、そのあと、被害者が昼食に買ったハンバーガーを何食わぬ顔で食べたという。

ドロシー・オトノー・ルイスは、殺人者の精神医学的特徴、神経学的特徴、家庭の特徴について論じている。ルイスの主張によれば、殺人者とほかの犯罪者を大きく分けるものは、親の暴力的なふるまい、深刻な虐待、肉親の精神病歴、神経性の異常、そしてさまざまな精神症状といったものが組み合わさっているかどうかであるという。要するに、暴力を受けた子どもは確かに暴力をふるう大人になりやすいが、それだけで凶悪な犯罪者となるリスクが高まるわけではない。

地域の社会的・文化的荒廃も問題を悪化させる。家庭が貧困であるとか父親がいないとか、母親が一〇代であるとか麻薬常用者であるといった場合、さらにそのダメージを埋め合わせることのできる良質の学校にも恵まれないとなると、子どもたちにとって成長過程で受けた暴力は、暴力犯罪に直結しやすくなるかもしれない。

さらに、ブルース・ペリーは、自ら保護している子どもたちの研究から、ある種の信念体系*が最後の決定的な一撃となることもあることを発見した。「人種差別、性差別、女性嫌悪、子どもは親の所有物であるという考え方、暴力的な〝ヒーロー〟の崇拝、子どもの虐待を容認する文化、部族主義、民族主義、狂信的愛国主義などはいずれも、暴力的な人間を生み育てるもとになる」とペリーはいう。私たちは、文化的な信念体系や育児習慣と、これまで書いてきたような出生前や周産期の影響との関係を理解したうえで、問題解決に取り組まなければならないようだ。それをしなければ、この世から暴力がなくなることはないだろう。

精神的な虐待*

親は、子どもの体を殴っていなくても、心を打ちのめしていることがある。子どもは、つねにどなられ、批判され、見くびられ、侮辱されていると、体を打ちすえられた場合と同じように、戦うか逃げるかの態勢をとるようになる。

こうした言葉による虐待が体の虐待にともなえば、ダメージはいっそう深刻になる。

最近のある研究は、こうした虐待者のなかでも最悪のタイプ、すなわち、心理学者たちが「周期的/感情的爆発性虐待者」と呼ぶタイプに注目している。研究者たちは、このタイプの親が、メイソンとハリスの親と同様に、子どもを殴り、かつ侮辱することを発見した。さらに、男の子がおもに父親から侮辱を受けると、そのことが成長後に妻に暴力をふるう強力な要因となることもわかった。身体的虐待を度外視し、侮辱された体験を単独で見た場合でも、成長後の怒りやすく虐待的な態度と強く結びついていた。

しかし、この逆は成り立たなかった。つまり、息子が父親から身体的虐待を受けたことは、それ単独では、息子が虐待者となることとの関連性が認められなかったのである。子どもがのちに周期的/感情的爆発性虐待者となるための必要条件は、身体的虐待と侮辱という致命的な組み合わせだった。そして不幸なことに、この致命的な組み合わせは、体だけ、あるいは言葉だけの虐待よりも、はるかに件数が多いこともわかった。

認知刺激の剥奪*と暴力とのつながり

子どもから認知的な刺激を奪うことも、子どもに暴力的傾向を与える原因となる。結局、原始的な脳の暴力的な衝動を抑えるのは、おもに思考の中枢である大脳皮質の仕事だからだ。大脳皮質の機能がすぐれていればいるほど、低次の脳が発する信号をうまく調整することができる。感覚運動の体験を奪われた子ども、つまり、豊かな色彩や光景や音や香りに囲まれた環境、言葉のやりとり、調子を合わせてくれる養育者などに恵まれなかった子どもは、脳の認知野《や》の発達がさまたげられる。たとえば、ブルース・ペリーは、極端な育児放棄を受けた子ども一二人の脳を断層撮影して観察したところ、七人の大脳皮質に発育不全の部位があることを発見した。ペリーはこれを、この部位はかつては存在したが、使われないせいで退化したのだと述べている。

精神疾患のルーツ*

もちろん、虐待や育児放棄を受けても、大多数の子どもが暴力的にはならない。しかし、虐待や育児放棄は、その頻度や程度によって、さまざまな精神疾患の引き金になる。

＊自殺――ドロシー・オトノー・ルイスは暴力的な若者の研究を通して、極端に攻撃的で殺人傾向のある子どもの五七パーセントは、自殺未遂の経験もあることを発見した。さらに、こうした子どもの八〇パーセントが自殺を考えたことがあることもわかった。

＊解離障害（多重人格障害）――極端に残酷な身体的あるいは性的虐待を受けた子どもは、多重人格障害を発症するリスクがきわめて高くなる。精神科医で多重人格障害のエキスパートであるフィリップ・M・クーンズ（インディアナ大学医学部）は、「多重人格を引き起こす虐待は、過酷で長期的であり、その子どもと愛憎のからみ合った関係で結ばれている家族の一員が虐待者であることが多い」と述べている。

たとえば、ある研究で患者二〇人を調べたところ、虐待を受けていた期間は一年から一六年であり、虐待者が家族でなかったのは一人だけだった。虐待の内容は、近親相姦、性的いたずら、育児放棄、殴る、やけどを負わせる、言葉による虐待などであった。

＊うつ――虐待を受けた子どもは、成長後にうつを発症する率がきわめて高くなる。また、精神的虐待の犠牲者は、身体的虐待の犠牲者よりもうつになるリスクが高い。驚くまでもないが、被虐待児は自尊心が低くなるという調査報告もある。

＊不安障害――性的および身体的虐待を受けた子どもは、対人恐怖症、パニック障害、不安障

害を発症するリスクがきわめて高くなる。ある研究によれば、身体的虐待の犠牲者は、生涯にわたって強迫性障害と診断されることが多く、性的虐待の犠牲者は、生涯にわたって単一恐怖症と診断されることが多い。

＊心的外傷後ストレス障害（ＰＴＳＤ）――性的虐待を受けた子どもは成長後にＰＴＳＤと診断されることが多い。虐待を受けていない対照群と比較すると、悪夢を見る頻度もはるかに高い。ある研究者チームは、性的虐待の犠牲者が、ベトナム戦争でトラウマを負った帰還兵と多くの点で共通していることを発見した。しかし、実際には、子ども時代に身体的虐待を受けたかどうかが、ベトナムから帰還した後ＰＴＳＤを発症するかどうかの大きな決め手であることがわかった。戦争自体は発症の大きな〝引き金〟ではあったが〝原因〟ではなかったのである。

被虐待児がのちに統合失調症と診断されることがあるが、それは誤診であることが少なくない。彼らが訴える幻視や幻聴はしばしば、正真正銘の精神病によるものでなく、ＰＴＳＤによるものである。また、被虐待児が成長後に双極性障害（躁《そう》うつ病）の躁を思わせる症状（多弁、注意散漫、思考の目まぐるしい変化、心理的身体的不安定など）を示すこともある。これも、じつは双極性障害でなく、トラウマの現れであることが多いようだ。

＊アルコール・薬物依存症――多くの研究によれば、言葉による虐待、身体的虐待、性的虐待を受けた子どもは、大人になってからアルコールや薬物に溺れるリスクがきわめて高い。虐待

は、アルコール・薬物依存症の家族歴以上に、アルコールにからんだ問題に発展しやすいという重要なデータもある。これも、環境が遺伝よりも強く影響する例だといってよい。

＊性機能不全――性的虐待の犠牲者は、性機能不全に陥りやすい。ここでいう性機能不全には、パートナーへの不信感、依存、回避、性的欲求の不足、性的不安および罪悪感、快感の欠如、不特定多数の相手との肉体関係などが含まれる。

＊人格障害――境界性人格障害（自己像、感情、行動、対人関係の不安定および無秩序な反復的パターンを特徴とする）の患者の六七パーセントから七五パーセントが、子ども時代に虐待されていたと自己申告している。また、子ども時代に虐待を受けた男性は、反社会的人格障害（他人の権利を無視し侵害する広範なパターンを特徴とする）と診断される率がきわめて高い。

＊深刻な精神病――子ども時代の虐待は、統合失調症や双極性障害などの深刻な精神病の危険因子であるらしいという報告がある。

ある研究グループは、精神科に通院している女性のうち、性的虐待を受けた経歴のある女性は、そうした経歴や関連するトラウマのない女性よりも、統合失調症の診断基準による得点が有意に高いことを発見した。別の研究では、慢性的な精神病の患者のうち、児童虐待の犠牲者は、そうでない患者よりも、精神病の発症年齢が低く、解離症状を示す率が高く、再発の頻度が高いことがわかった。しかし、現在専門家のあいだで優勢な見解によれば、子ども時代の虐待は、統合失調症や双極性障害の直接の原因になるわけではなく、すでに素因のある人の発症のリスクを高めるのだという。

早期の防止と介入

少年期または青年期に始まった犯罪行動は、大人になっても続くことが多い。そのため、早期に介入を行ない、犯罪を未然に防ぐことが重要である。以前から、リスクのある子どもには早めの介入が必要であると訴え続けていた人々がいる。そうした人々の正しさが今、神経科学の発見によって強力に裏づけられたのである。

リスクのある子どもたちを守る役をまず期待されるのは、福祉事業の職員や教育者である。しかし不幸なことに、こうした職務についている人々は、彼ら自身が暴力にさらされすぎてトラウマを負うことによって、本来の力を発揮できずにいる。彼らは一般に、過労働、低収入で意気阻喪《そそう》ぎみであるうえ、〝同情による疲労〟の犠牲者でもある。そのため彼らは、はなはだしく危険な状況にすら気づかないことがある。こうした人たちによい仕事をしてもらうためには、職業訓練を充実させ、相応の報酬を支払い、彼らの仕事にもっと敬意をはらう必要があるだろう。

早期の介入が必要なケースでは、親自身がサインを発していることが多い。リスクの高い母親と父親は、子どもに食事を与えるなどの最低限の世話すらじゅうぶんにできていないことがある。そのようなケースを見つけたら、社会が家庭に踏みこんで、救いの手をさしのべなければならない。

リスクの高い親を見つける目安を以下に述べる。

＊未婚であるか、配偶者と別居または離婚している。
＊収入が不十分（結婚していても、夫婦ともに失業しているなど）。
＊定住所がない。
＊電話がない。
＊教育を受けた期間が一二年未満。
＊協力してくれる肉親がいない。
＊薬物乱用の経歴がある。
＊妊婦検診を出産まぎわだけか、あるいは、まったく受けていない。
＊一年以内に妊娠中絶をした。あるいは、過去に二回以上中絶経験がある。
＊現在妊娠中の子どもを中絶しようとしたことがある。
＊児童保護の機関とかかわったことがある、あるいは、現在かかわっている。
＊精神科の治療を受けたことがある、あるいは、現在受けている。
＊うつを患ったことがある、あるいは、現在患っている。
＊子どもを養子に出そうと考えたことがある。
＊子どもの行動に非現実的な期待をいだいている。

＊子どもの要求を理解しておらず、子どもの泣き声にすぐにいらつく。
＊すぐに子どもをどなったり、強く揺さぶったり、叩いたりする。

暴力のサイクルを止めるために、私たちは政府に建設的な対策を立てることを求めなければならない。一九八五年にハワイのオアフ島で始まった〝ヘルシースタート〟にならい、虐待の早期防止計画を制定する必要がある。〝ヘルシースタート〟は、政府の資金による試験計画で、現在ではハワイの主要七島で実施されている。この計画は、虐待と育児放棄の芽を九九パーセントつみとるというすばらしい成果を上げているほか、親子関係を大きく改善する効果や、子どもの医学的・情緒的な問題を早期に見つける効果も認められている。

今後、政府がこうした計画にさらに積極的に資金を提供するようになれば、じつに意義深い結果が出るに違いない。貧困と所得不平等の削減計画によっても、青少年の暴力は大きく減少するだろう。また、不必要に暴力的なテレビゲームやテレビ番組＊を減らすのも有益だと思われる。そして、子どもからの性的および経済的搾取を減らすことは、ほかのどんな立法議案よりも優先されるべきである。

しかし、私たちがこうした仕事を、個人の日常から離れた政府などの公的機関に任せているだけでは、結局のところ、問題は解決しないだろう。本気で変化を求めるなら、私たち自身から変わっていかなければならない。

最新の調査によれば、暴力的な子どもが急速に増えすぎたので、その子どもたちすべてを治療し、更生させることは、もはや不可能であるという。しかも、幼児殺害、非行、犯罪などの驚くべき発生率は、じつは氷山の一角にすぎない。水面下には、子ども一人ひとりの魂がかかえる見えない傷がある。なんらかの防止手段をとらないかぎり、この小さな傷が、不安、うつ、人間関係の破綻、無気力、耽溺《たんでき》、自殺の渦巻く人生に発展するかもしれないのである。世代間を受け継がれてきた問題を断ちきるために、私たちは育児文化そのものに革命を起こさなければならない。

子どもは、地球と人間の未来の象徴である。その意味では、自分の血を分けた子どもであるかどうかにかかわらず、すべての子どもが〝自分の子ども〟である。その大切な子どもたちが今、あらゆる社会的経済的階層で、世界のいたるところで、あらゆるかたちで育児放棄を受け、虐待され、侮辱され、傷つけられている。私たちはそのことにもっと目を向けなければならない。

ほかの星の宇宙探査に巨額のお金を投じる余裕があるのなら、その資金のほんの一部でも、子どもの情緒と知性を育む計画に用いるべきである。

まとめ

人生でもっとも破壊的な問題は、たいてい心の問題である。うつや不安などの心の問題は、人間関係の破綻や犯罪につながることがある。暴力行動を含むあらゆる心の問題は、たいてい、人生の初期に受けた虐待や育児放棄やトラウマに端を発している。初期のストレスが神経生理学的な欠陥をつくり、その欠陥が子どもたちを、ひどく衝動的に、激《げき》しやすくする。そして子どもたちのこうした症状は、言語能力の不足、抽象的概念を理解する力の不足、集中力の欠如、読書に対する興味の欠如といった、関連して起こる要因によって、さらに悪化する。また、こうした要因が合わされば、学業成績がふるうはずもなく、早くに学校生活から脱落しやすくなる。そうなれば、次に待っているのは、耽溺と犯罪に満ちあふれた人生かもしれない。

攻撃的な子どもの多くが、暴力的な大人になるわけではない。とはいえ、暴力的な大人が、少年期または青年期に攻撃的な傾向を見せていなかったという例はめったにない。不幸な子どもは、暴力の絶えない環境と無秩序な社会のなかで、いとも簡単に、〝悪い〟子どもに変わるのである。

これから親となる人や、すでに子育てをしている人を含め私たちは、胎児も幼い子どもも一人の人間であることを認めなければならない。そして、その子どもが愛され、望まれているのだということを、その子自身に伝えてあげなければならない。世界の未来は、この単純だが大切なメッセージを、私たちがどれほどうまく伝えることができるかにかかっているといってよい。私たちが子どもと向き合うさまと同じように、子どもは世界と向き合うのである。

虐待と育児放棄は、子どもの魂の見えない傷になる。この小さな傷が、その後の防止手段の有無によって、心身ともに健康な人生につながることもあれば、人間関係の破綻やさまざまな精神病、そして、糖尿病や心疾患に満ちあふれた人生につながることもある。

育児のポイント

＊夫婦げんかばかりしていると、子どもの暴力的な行動の素因をつくることになる。子ども

がけんかには加わらず、たんに見ているだけでも同じことだ。
＊言葉による虐待や感情の無視は、体の虐待以上に、精神疾患につながりやすい。
＊テレビで無意味な暴力シーンを見すぎると、暴力的になりやすい。
＊〝ためになる〟テレビ番組も、見すぎれば、創造力や知性の発達をさまたげる。
＊子どもが攻撃性を示したときは、決して軽視しないこと。「男の子はこんなものよ」などと、たかをくくってはいけない。子どもが動物や人に、叩く、噛むなどの危害を加えていたら、それはすぐに対処すべき問題である。

第12章　子どもの「善意」の基盤をつくる——思いやり、共感、利他主義の育て方

利他主義とは

利他主義（altruism）の語源は、〝他〟を意味するラテン語の alter である。altruism という言葉自体は、「他人の福祉のために無私無欲でつくすこと」を表すために、フランスの哲学者、オーギュスト・コント*がつくったものである。しかし、その後一五〇年のあいだに、意味が広がり、「自主的に、相手が動物であれ人間であれ、他者に利益を与えるために、たとえ自分が傷を負う危険を冒してでも行なう行為」を表すようになった。利他主義の基本的な原動力は、他人の苦しみに共感する心である。

人が他人を助ける行為にはさまざまな種類があるが、それらは専門的には、〝向社会性〟という用語でまとめられる。この無欲の態度には、愛国心、殉教精神、英雄主義《ヒロイズム》、〝よきサマリア人《グッド・サマリタン》〟〔苦しむ人々に援助と同情を与える人。聖書に登場する〕の行為、博愛主義などもあれば、お年寄りが道を渡るときに手を引いてあげるといった日常のささやかな親切もある。しかし、これらすべてと利他

主義との違いは、利他主義の人が、自らの安全をかえりみず、相手からの報酬を期待することもなく、純粋な親切心のみから、他者に手をさしのべる点である。

ある意味、利他主義と向社会性の行為との違いは、脳と心の違いであるともいえる。もちろん、脳が働いていなければ心などありえないと誰もが思うだろう。確かに、心にとって脳の働きは不可欠だと私も思う。しかし、脳の働きがあればそれでじゅうぶんなのだろうか。それは、おそらく違う。

三つで一つの脳*

脳の構造、そして、脳から人の心への飛躍に注目すると、暴力と愛との関係が見えてくる。脳の研究者たちによれば、私たちは進化の過程で、〝三位一体の〟脳を発達させた。もっとも原始的な脳は、頭の底部にあり、脳幹の一部である。これは系統発生上、最古の脳で、その芯というか台座にあたる部分は、大まかにいえば、爬虫類の脳にあたる。この脳、すなわち古皮質は、おもに生存(食うか食われるか)のために働いている。そこに感情はない。古皮質は、遺伝子が決めたプログラムに忠実にしたがって反応する。

二番目に古い脳は、爬虫類の脳に重なるように形成されており、哺乳類の脳または中間皮質と呼ばれる。この部分は、睡眠と食欲をつかさどる間脳と、性行動と情動をつかさどる辺縁系でできている。

高等哺乳類の時代になると、新哺乳類の脳または新皮質と呼ばれる三つめの脳が進化しはじめる。この脳と、とくにそのなかの前頭葉と呼ばれる灰白質の部分（額のすぐ奥に位置する）が、より低次の脳から押し寄せてくるむきだしの衝動を調整し、過去の経験や社会とのかかわりにもとづいて行動を決定する。ここが脳のなかで圧倒的に優勢だからこそ、私たちは人間なのだといえる。心が脳にあるといえるのも、新皮質のおかげなのである。

アメリカの詩人、ロバート・ブライがこんなおもしろいことをいっている。爬虫類の脳が冷たさを、哺乳類の脳が温かさを連想させるとすれば、人間の脳は光を連想させる。* 釈迦《しゃか》の頭や宗教の聖人の頭のまわりにきまって黄金の輪が描かれるのも、高次の脳が発散する光を表すためかもしれない、と。だとすれば、王たちがこぞって金の冠をかぶるようになったのも、このためだろう。光を発散（emanate）できなければ、まね（imitate）しよう、というわけだ。

新皮質の大きさは、より低次の二つの脳を合わせた大きさの五倍もある。ここは理性的な思考だけでなく、共感、同情、愛、利他主義の基盤でもある。三つの脳は、階層的で、統合されたシステムである。どんな要求を認識するかによって、低次の脳が高次の脳に道をゆずることもあれば、その逆が起こることもある。

この現象を研究するために、新皮質を手術で中間皮質から切り離す動物実験*が行なわれた。興味深いことに、ネコの性格は、皮質が一つ欠けても、脅威にさらされないかぎり変わらない。しかし、脅威にさらされたときに、新皮質のコントロールがないと獰猛《どうもう》になる。また、獰猛な捕食動物であるはずのオオヤマネコでも、扁桃体（攻撃的な行動に関係し、感情をともなう記憶の貯蔵場所である）が取り除かれると、* 永久におとなしくなる。

この実験やほかの多くの関連した実験によって、動物は、低次の脳の中心に特定の刺激を与えられると攻撃性を増すことが確かめられている。しかしそれよりも重要なのは、人間をはじめとするより高等な哺乳動物は、情緒的に健全な状態であれば、新皮質を使って状況を慎重に評価し、自分の利用できるすべての情報にもとづいて、反応の仕方を決めるということである。

たとえば、妻が夕食のしたくをすませて待っているのに、夫がいつも通りに帰ってこないとしよう。三〇分たっても、まだ夫から連絡がない。すると、妻の攻撃中枢が怒って叫び出す。「いったいどこをほっつき歩いてるのかしら。ただじゃおかないわ」そのとき、新皮質が記憶の貯蔵庫とともに働き出し、妻に教えてくれる。「きょうは火曜日。近所の野球チームの試合がある日ですよ」すると、妻はすぐに穏やかな気持ちになる。新皮質が、扁桃体のなかでホルモンをがぶ飲みしていた小さな悪魔たちに「静まれ」と命令してくれたのだ。情報を取り出して評価し、それにもとづいて反応を決める新皮質は、低次の脳の暴力的で攻撃的な衝動を抑えることができるのである。

爬虫類の精神構造からマザー・テレサの精神構造へと劇的に進化するには、情緒にかかわる神経ホルモンの発達が必要になる。こうしたホルモンが豊富に存在すれば、社会性と共感と愛の素因ができる。ほかの動物種と比べて人間に豊富なこの〝化学スープ〟には、気分をよくする神経ホルモンである、プロラクチン、オキシトシン（育児ホルモン／愛情ホルモン）、バソプレシンが含まれている。これらは視床下部（哺乳類の脳の一部）で合成されて、下垂体から放出される。これらのホルモンの受容体は脳全体に存在するが、とくに新皮質に数が多い。

人間以外の霊長類の研究によれば、オキシトシンを脳に注射すると、*穏やかさ、友好的な態度、母性的なふるまいが増す。また、プロラクチンを注射すると世話好きになり、バソプレシンを注射すると、*雄の場合には、父親らしくなる。この三つの神経ホルモンはさらに、エンドルフィンの増加もうながす。エンドルフィンは、幸せな気分をつくり、痛みを軽減する体内の自然な麻薬である。

人間においては、これらのホルモンが、子宮のなかにいるときから働いている。双子の超音波研究*で有名なイタリアの小児科医であり精神分析学者のアレッサンドラ・ピオンテッリは、すばらしく興味深い発見をしている。ピオンテッリは、双子の胎児の超音波映像を観察しているとき、女の子（アリシア）よりも男の子（ルーク）のほうがずっと活発に動いていることに気づいた。「ルークはたえず向きを変えたり、蹴ったり、移動したり、子宮壁に足を伸ばしたりしていました」しかし、ルークはときどきそうした動きを止めて、アリシアのほうに注意を向けた。「ルークは手を伸ばし、二人を分ける膜ごしに、アリシアの顔にやさしく触れました。アリシアが反応してルークのほうに顔を向けると、彼はしばらく彼女を、やさしくなでたり、頬ずりしたりして注意を引いていました」

このときから、ピオンテッリらは、この二人を〝やさしい双子ちゃん〟と呼ぶようになった。二人のふれあいは、たいていルークからの働きかけで始まった。「アリシアは眠ってばかりのようでした。たまに目覚めているときは、頭や手を、ほとんどわからない程度にゆっくりと動かしていました。それでも、ルークがやさしく刺激すると、必ず反応を返したのです」とピオンテッリはいう。

二人の誕生後、病院にようすを見にいったピオンテッリは、彼らが生まれる前とまったく変わらないことに気づいた。相変わらず、ルークは機敏で活発、アリシアは平和で穏やかだったのである。さらにおもしろいことに、二人のやさしい関係は、丸一年たってからも変わらなかった。「満一歳になった二人のお気に入りの遊びは、カーテンの陰に隠れて、それを二人を仕切る膜のように使って遊ぶことでした。ルークがカーテンの向こうから手を伸ばすと、アリシアがその手に頭を押しつけるのです。それから、たがいをなで合っては、のどを鳴らして笑ったり、ほほえんだりしていました」

共感の心は誕生から

ワシントン大学の尊敬すべき心理学者、アンドルー・メルツォフ（第8章参照）によれば、赤ちゃんは生まれたときから自分がほかの人間の仲間であることを知っている。というのも、赤ちゃんは、生命のない物体と人間、意味のない言葉と意味のある言葉、本物の母親とビデオに映った母親を区別することができるのである。「人間の子どもは、はじめからほかの人間との深いつながりを感じています＊」とメルツォフはいう。私たちはほかの人間との一体感をもって人生をスタートさせるのであり、別れや争いの痛みは、もっとあとになって知るのである。

新生児を観察したことのある人なら誰もが知っていることだが、新生児はほかの新生児の泣き声に反応して泣くが[*]、それと同じ強さの騒音には無関心である。しかも研究者の発見によれば、つられて泣いた新生児の泣き声は、たんに音声をまねただけの感情のこもらないものではなく、力強く生き生きとしており、何らかの苦痛があって最初に泣き出した新生児の泣き声と区別のつかないものなのである。この反応としての泣き声は、共感のしるしであり[*]、新生児にははじめから他者に共感する心がそなわっていることを意味する。

共感から利他主義へ

国立精神保健研究所の発達心理学研究室長であるマリアン・ラドキー－ヤローは、利他的な行動と攻撃的な行動の最初の徴候[*]を他に先がけて研究した。彼女は、母親たちに頼み、子どもが家の内外で利他的あるいは攻撃的な行動をとったときのようすを、録音テープに口述記録してもらう方法をとった。

地方紙の広告を見て応募してきた母親たちは、九カ月にわたって子どもをよく観察し、その結果を忠実に記録してくれた。「自分の子どもがまわりで起きているすべてのことに、すばらしく敏感であることを知って、とても驚いたという母親もいました」とラドキー－ヤローは述べている。

研究者たちは、対象となった生後一〇カ月から二〇カ月の子どもたちから、一五〇〇のエピソードを集めることができた。そして、これがまさに宝の山だった。こんなに小さな子どもたちが、研究者たちでさえ予想していなかったほど、頻繁に温かさや思いやりを示したのである。

たとえば、ある母親が喉が痛くて医者に行ったとき、喉に薬を塗られて思わずあえぐような声を出すと、いきなり一二カ月の息子が医者の手から綿棒を叩き落とそうとしたという。別の母親は、病気の父から電話を受けて動揺した。すると、二〇カ月のビリーが気づいて駆け寄り、両手を母親の体にまわし、「好きだよ」といってキスをしたという。こうした話は少しも珍しいことではなく、ごくあたりまえに起きていることだった。さらに、共感や利他主義を早い時期に示した子どもは、その後もそれらを示し続けることがわかった。

おもしろい実験をもう一つ紹介しよう。カリフォルニア大学バークレー校の心理学者たちが、生後一八カ月の子どもたちのグループに、「ゴールドフィッシュクラッカー」〔魚のかたちをした子どもに人気のクラッカー〕を乗せた皿とブロッコリーを乗せた皿*を見せた。実験者はまず、自分がその二種類の食品のどちらが好きかを示すために、それぞれに対して嬉しそうな表情と嫌そうな表情をつくって見せた。それから、両手を子どもの前に出して、何か食べるものをちょうだい、といった。別のグループの子どもに対しては、好きな食品を逆にした。

すると、どちらのグループの子どもも、実験者が好むほうの食品を差し出した。実験者がブロッコリーを好むなら、自分自身はクラッカーのほうがずっと好きだとしても、ためらわずにブロッコリーを差し出したのである。この子どもたちは明らかに、実験者の気持ちを理解し、それにそって行動することができた。こうした行動は、きわめて高度な社会性を示している。

多くの研究が示すところによれば、共感の心と利他主義を伸ばすためには、どの行ないがよくて、どの行ないが悪いのかを、親が筋道立てて説明してあげる必要がある。また、その説明は、心のこもった力強いものでなくてはいけない。抑揚もなしに「あの女の子は傷ついていています」とか「あの男の子のおもちゃを取りあげてはいけません」といっても、ほとんど効果はない。しかし、心のこもったメッセージには説得力がある。「二度とそんなことしちゃだめよ！」とか「お友だちにもおもちゃを貸してあげたのね。偉いわ。ママすごく嬉しいわ」などの言葉を心をこめて伝えれば、永久の効果をもたらすはずだ。

ラドキー－ヤローによれば、共感する能力の高い子どもは、いつも気にかけてもらっている子どもである。親が子どものちょっとしたすり傷、好きなことや嫌いなことなどによく気づいて反応してあげていれば、子どもは自分が受けた協力的な態度や自然な共感を、社会に返すようになる。

生後まもない時期に、重要な一人の人物（通常は母親）とのあいだに築かれた愛着やきずなが、のちの人間関係の原型となることは、かなり前からわかっていた。また最近の研究によって、安定した愛着を築いた子どもほど*、のちにたがいを高め合う友人関係を築くようになることもわかった。最初（出生前と周産期）の関係が安定したものになるかどうかは、親が子どもの要求にどれほど敏感に応えてあげられるかにかかっているが、それに成功することが、利他主義を伸ばし、攻撃性を減らすための大切な一歩となる。

子どもはやさしく抱かれ、温かく保護され、親の瞳のなかに愛を読みとることができ、「あなたは、かわいくて、賢くて、いい子よ」というメッセージをいつも受けとることができれば、安心感と自信を身につける。そして、のちに、自分が受けたのと同じ待遇を、他人に返すようになる。とはいえ、子どもは一度温かい保護のもとを離れてしまえば、その後どんな体験をし、どんな人と関わるかによって、共感の心がさらに伸びることもあれば、抑えられることもあるだろう。

道徳的な子どもに育てるために

子どもは、励まされたり、がっかりしたり、報いられたり、罰せられたりするたびに、そこから何かを学ぶ。また、親の言葉や行動からもつねに学んでいる。とくに親の行動から学ぶことを「モデリング」という。親が困っている人を助けたり、弱い人や貧しい人を気にかけたりしているのを見れば、子どもはそうした価値観を意識して身につけたり、無意識に心に刻んだりする。

サミュエル・オリナーとパール・オリナーはすばらしい共著『利他的な人格 *The Altruistic Personality*』のなかで、ナチスからユダヤ人を救った人々の人格の特徴を検証している。彼らはこう述べている。

「救済者の多くにとって、ユダヤ人を救うことは、人類全体に広がる倫理の原則の表現であった。また、それは平等や正義を重視する考えの現れでもあったが、それ以上に、自分のなかに深く根づいている思いやりの態度の現れだったのである。救済者は、他人の幸福を積極的に守ったり増したりすることに、ナチの脅威のもとで突然目覚めたわけではない。そうではなく、そうした価値観が、戦争の始まるずっと前から、自らの人生に組みこまれていたのである。そして、戦争が終わってからもずっと、その態度は変わらなかったのである」*

救済者と傍観者にインタビューを行なった結果、救済者のほうが、幼いころの家族との関係、とくに母親との関係が温かいものだったことがわかったという。また、救済者のほうが、父親に対してより親密な気持ちをいだいていることもわかった。救済者は家族関係のなかで行動の模範を示されたおかげで、責任と思いやりと信頼を、より重視するようになったのである。

子どもは道徳的な行動の実践を通して道徳的な態度を身につける。毎日の生活のなかで道徳的な態度をうながされればうながされるほど、その価値観を内面化しやすくなる。

ここで一つ、親がぜひ知っておきたいことがある。道徳的な価値観は、自分のためにたんに望ましいというだけでなく、この複雑で危険に満ちた世の中で自分を守っていくために、絶対になくてはならないツールなのである。心のなかに道徳という羅針盤がなければ、子どもは、職場やさまざまな人間関係のなかで、あるいは、非倫理的な事業や不法な事業に足を踏み入れることによって、愛も友情もない反社会的な人に近づかれやすくなり、そうした人たちの餌食となって身を落とすことになりかねないのだ。

子どもを人間の尊い可能性を理解できる人に育てるために、東アフリカのある部族の考え方*を参考にするといいかもしれない。この部族は、習慣的に、出産前から子どもと〝きずな〟を結んでいる。その村では、子どもの誕生日は、その子どもが実際に生まれた日ではなく、かといって、ほかの村の例のように受精の日でもない。なんと、母親がその子どものことをはじめて思い描いた日なのである。

女性は、ある決まった男性の子どもを身ごもろうと心に決めると、村を出て一人木の下に座る。そこで耳をすませていると、やがて自分が身ごもる子どもの歌が聞こえてくる。歌を聞き終えると、女性は村へ戻り、その歌を未来の父親に教える。そして、二人は、愛を交わしながら、覚えた歌を歌い、子どもを呼び寄せる。

やがて身ごもると、母親はこの歌をお腹の子どもに歌って聞かせる。それから、同じ歌を村の老婆や産婆たちにも教える。それによって、子どもは陣痛のあいだも生まれる瞬間も、自分の歌を聞いていられる。その後は、村人全員が新しい仲間の歌を覚え、その子が病気やけがのときに、皆で歌ってあげる。この歌はさらに、勝利のときや儀式のとき、イニシエーションのときにも歌われる。やがて子どもの結婚式にも歌われ、人生の終わりには、皆が死の床《とこ》を囲んで、最後にもう一度だけこの歌を歌う。

受精のときも、子宮のなかで過ごしているときも、生まれるときも、生まれてからも、ずっと愛され続けた子どもは、すばらしい恵みのなかで成長し、やがて自分が受けとったものを、何度も世界に返すようになる。善が悪に打ち勝つことを心から願うなら、つまるところ、物質主義(materialism)よりも母性愛(maternalism)を、絶望よりも希望を、テクノロジーへの愛よりも子どもへの愛を、大切にすることを学ぶしかないのだ。

まとめ

人間には、食事、セックス、身の安全といった、生存のための基本的な要求を、他者を攻撃することによって満たすための原始的な脳がある。しかし、私たちは進化の過程で、もっと幅広い視野で行動を選択する高度な脳も手に入れた。この新皮質という強力な脳は、原始的な脳の攻撃的な衝動を調整したり抑制したりすることができるだけでなく、攻撃的な衝動を、他者の役に立ちたいという新たな社会的衝動に置きかえることができるのである。

低次の脳から高次の脳へと進化の階段を昇る途中で、私たちは、自己中心的な存在から、無私無欲の存在に進化した。ユダヤ人哲学者、マルティン・ブーバーの言葉を借りるなら、〝わたしとそれ〟の姿勢から〝わたしとあなた（我と汝）〟の姿勢に、つまり、他者を物としてでなく自分と同じ人間としてあつかう姿勢に進化したのである。

もしも私たちの脳が、進化の計画によって、暴力的で攻撃的になるように配線されているとすれば、なぜ、私たちには愛情ホルモン*を放出するしくみがあるのだろうか。愛情深い母と父のもとに生まれながら、結局、暴力に満ちた世界で堕落していくしかないのだろうか。それは違うと私は思う。

育児のポイント

*物事の善悪を筋道立てて説明するときは、言葉に心をこめること。親が心をこめて伝えたメッセージには、永久の効果がある。

*子どもは励まされたり、がっかりしたり、報いられたり、罰せられたりするたびに、そこから何かを学ぶ。

＊親の価値観と模範的な態度がどれほど大切であるかは、いくら強調してもし足りないほどだ。親がどなれば子どももどなり、親が殴れば子どもも殴る。親が思いやりをこめて子どもに接すれば、子どもは思いやりを世界に返す。子どもは親の言葉と行動から学んでいるのである。

第13章　意識的な子育て（コンシャス・ペアレンティング）

意識的な子育て《コンシャス・ペアレンティング》とは、広い見聞にもとづく配慮の行き届いた子育て、親の心が子どもの要求に共鳴する子育てのことである。神経科学、細胞生物学、心理学など多様な分野での発見が、意識的な子育ては受精の瞬間から始めるべきだと教えてくれる。理想的には、すべての子どもが計画され、望まれて生まれてくるべきだ。どんな子どもも、はじめから大切にされ、愛される価値がある。

新米の母親と父親にとって、子育てが大変な苦労であることはまちがいない。母親も父親も、乳児の世話に精神的にも肉体的にも疲れきってしまうので、細かいことに気を配る余裕などないかもしれない。しかし、だからこそ、意識的な子育ての指針をもつことが、きわめて重要なのだ。

誰もが、子育ての天才になりたいと思っている。どんなときも怒りやストレスを感じることのない、そして、決して間違いを犯すことのない、親としての天性の直感的才能があったらどんなにいいだろう、と。しかし、人生はときとして、自然にふるまっているだけでは手に負えないほど難しい。だからこそ、意識して正しい子育て法を習得しておくことが、本能だけではどうにもならないときに、大いに役立つのだ。健全な情緒をそなえた子どもが育つためには、健全な情緒と正しい知識をそなえた親が必要である。

これから意識的な子育て《コンシャス・ペアレンティング》について話をするにあたり、まずお伝えしておきたいのは、この子育て法が、おそらくどんな親も達成することのできない完璧な基準である、ということだ。それでも、自分の子どもの幸せと地球の未来の平和を心から願うなら、全力をつくしてこの基準に近づいてほしい。そうするだけの価値は必ずある。

さあ、病院や助産院で無事に出産がすみ、赤ちゃんを家に連れて帰るときがきたとしよう。あるいは、自宅で出産し、助産師や医師や付き添ってくれた人たちが帰ってしまったところだとしよう。残されたのは、自分とパートナーと赤ちゃんだけ。新米の親はたいていここで、不安になる。この小さな子をどうやってあつかったらいいものか。頭のなかは疑問でいっぱいになる。オムツのあて方はこれでいい？　授乳の仕方は？　睡眠、泣き方、コリック（疳《かん》の虫）、感染症についてもわからないことだらけ。おっぱいをちゃんと吸ってくれないときは？　おっぱいが出なくなってしまったら？　こんなに心配だらけでは、とても穏やかな気持ちでいられない。

新米の母親でも、心の通い合った大勢の家族や親族に囲まれているなら幸運である。子どもの祖父母や曾《そう》祖父母が育児のアドバイスをしてくれ、精神的な支えになってくれるだろう。それにもちろん、子どもをいっしょに育てる意欲のあるやさしい夫がいれば、赤ちゃんは、本当によいスタートを切ることができる。ところが、シングルマザーの赤ちゃんはこうはいかない。養子に出される子どもはさらに厳しい状況にある。

本書をここまで読んでくださった読者は、子どもは生まれた瞬間から一人ひとり違っていることを理解されているだろう。それが遺伝子のせいだけでなく、受精から出生にいたるまでの体験の違いによるものだということも。羊水の海での暮らしには、無数の出来事がある。出生前のあらゆる体験が、情緒の分子、自律神経系、中枢神経系、脳の構造を変えていく。たった一つの細胞から、体と脳をそなえた個体へと成長するまでのあいだに、敏感さ、期待、気分、態度、強さ、弱さ、楽観的あるいは悲観的な傾向、信頼または不信、そして愛または憎しみの素因を、体験がつくり続ける。出生に続く三年間も、子どもの可能性と人格の傾向が、どの方向にどの程度発達するかを、大きく決定する。

こう考えると、生まれたばかりの子どもは、完全に親のなすがままである。出生前や周産期にどんなトラブルがあったとしても、適切な育児をすれば、問題を少しずつ克服していくことができるだろう。しかし、間違った育児をすれば、健全で愛情深い心を、たちまちのうちに、そして、永久にむしばんでしまうかもしれない。

子どもの人格をつくるものは、目には見えない、そしてたいていは無意識の、親のかかわり方と行動である。子どもが見たもの聞いたもの、触れられたときの感触、話しかけられた言葉の響き、オムツを替えてくれるときの父親の顔、授乳してくれるときの母親のまなざし——こうしたもののすべてが大きな意味をもっている。子どもの身体的な要求は、もちろん満たしてあげなければならない。しかし、子どもの情緒的、知的、道徳的、精神的要求を満たしてあげることも、それにおとらず重要だ。それなのに、一般の育児書では、たいていその事実が見落とされている。

◎第一のルール――自分のなかの悪魔に立ち向かう

私は以前、母性的な育児《マザーリング》をテーマに講演を行ない、一部の親たちの抵抗にあったことがある。「母性なんて自然にそなわっているものでしょう?」「母親なら直感で子どもを育てられますよ」という意見が返ってきたのである。

しかし、すべての母親が最初から自然に子どもを愛することができるとか、すべての父親が過去の心の傷を忘れて子どもを慈しむことができる、などという考えは、甘い思いこみにすぎない。例外なく誰もが、神経症的な傾向のあった誰かの子孫なのだ。これは大げさにいっているのではなく事実である。心の傷は、自分や他人を愛し尊重する能力を損ねてしまうのだ。

そのため、親になる前の準備として、自分の心の傷をよく調べてみる必要がある。それをしないとどんなことになるか、ここで事例を一つ紹介しよう。

女優のジェネヴィーヴは、子どもをとてもほしがっていた。しかし、夫のパトリックは、子どもをもつことにあまり興味がなかった。ジェネヴィーヴは夫の態度にいら立つあまり、何が何でも子どもをつくらなければ、と躍起になりはじめる。そして、妹が出産したのをきっかけに、子どもをつくらないのなら別れる、とパトリックを脅すようになる。数カ月後、彼女は妊娠し、月満ちて元気な男の子が生まれる。夫婦はその子をジェイソンと名づけた。

はじめは何もかも順調だった。しかし、時がたつにつれ、ジェネヴィーヴはひどく神経質な母親になっていく。ジェイソンが泣きはじめた瞬間に走っていって抱き上げる。ほんのちょっと咳をすれば、小児科に駆けつける。ジェイソンをほかの人に見てもらうことは絶対にしなかった。ジェネヴィーヴはノイローゼになっていたのである。

さらに悪いことに、彼女は子どもといっしょにいることに、少しも喜びを覚えなかった。彼女はジェイソンの世話をすることを「ジェイソンする（doing Jason）」といった。夫にもっとジェイソンの面倒を見てほしかった。やがて夫婦は週に五日ベビーシッターを雇いはじめる。それでも、夜にベビーシッターが帰ってからパトリックが仕事から戻るまでのあいだ、ジェイソンと二人きりになると、ジェネヴィーヴは仕事をしないでゆっくりしていられるはずなのに、まだいら立ちを感じていた。それで今度は、住みこみのベビーシッターを雇い、ジェネヴィーヴとパトリックはジェイソンとの〝上質の時間（クオリティ・タイム）〟を過ごすようになった。

赤ちゃんはあまりにも手がかかる。だから、夜になってやっと寝ついてくれるのを心待ちにしない親はないだろう。生活費を稼ぐために、日中は子どものそばを離れなければならない親がいて、そうした親がかかえる悩みもある。しかし、そのいっぽうでジェネヴィーヴのように、一日じゅう子どもと過ごし、一瞬たりとも気が休まらない、という親もいる。これはこれで深刻な問題である。ジェネヴィーヴが自分の母親としての資質を、妊娠前に知る方法はなかったのだろうか。

ジェネヴィーヴは自分に正直になって、自分のことや自分とまわりの人との関係のこと、とくに母親との関係のことを考えてみればよかったのではないだろうか。そうすれば、子どもがほしいのは純粋な気持ちからではなく、妹への対抗意識からであることに気づいたのではないだろうか。さらに、彼女は、自己イメージや自尊心をもう少し引き上げてから、母親になろうとするべきだった。

つまり、意識的な子育て《コンシャス・ペアレンティング》の第一のルールは、「勇気をもって、自分自身と自分の配偶者の心の闇に立ち向かうこと」である。心の奥に潜む恐怖や不安に親としての能力を阻まれることのないように、ぜひ、それらに立ち向かってほしい。

さて、ジェイソンは、愛情はあるけれど、子育てを〝嫌々やっている〟両親から、どんな影響を受けるのだろうか。あえてはっきりいうなら、彼は自分をつまらない人間、何かダメな人間、と感じるようになるだろう。そして、いい人になりたいという強烈な衝動のもとに、まわりを喜ばせる人になるだろう。しかし、この一見、感じのよい人柄の陰に、不安や怒り、生きづらさが隠れていたりする。あるいは、彼は、権力や名声や富を求めることにとりつかれるかもしれない。そうすることによって、満たされなかった愛を埋め合わせようとするのだ。いずれにしても、母親と父親から受けた矛盾した態度を反映した人生を歩むことになるのである。

親の無意識の葛藤は、子どもの正常な情緒の発達をさまたげる。すると、今度は子どもの不健全な情緒が親の神経をさらにいら立たせる。

心理学者ルネ・スピッツが観察した母親の例が*、このプロセスをよく物語っている。その母親はひどく不安げな顔で授乳をしている。子どもがほしがる以上のミルクを子どもに与え、子どもに合わせて自分までのどを動かしている。飲みこむ動作を見せることによって、子どもがよく飲むように働きかけているのだろうか。しかし、この直後に、彼女の喉の動きの本当の意味がわかる。彼女はひどい吐き気を必死でこらえていたのだ。このことは、彼女の表情の変化から明らかだった。子どもは、もちろん最初は吐き気を起こしていなかった。神経質な母親が、自分までミルクを飲んでいる気持ちになることによって、吐き気を催していたのである。

彼女の望みは、ミルクをできるだけ早く与えることによって、子どもの不快を取り除いてあげることだった。しかし、子どもはミルクそのものでは吐き気を起こさなくとも、無理やり飲ませられることによって吐き気を起こす。母親が必死で飲ませれば飲ませるほど、子どもは飲みすぎたミルクを吐き戻す。このことがさらに母親の嫌悪感をあおり、早く子どもに飲ませなければ、という気持ちをさらにかりたてる。

◎第二のルール――すべてを手に入れることはできない

意識的な子育て《コンシャス・ペアレンティング》の第二のルールは、一般の意見には反するが、「すべてを手に入れることはできない」ということだ。人はフルタイムの仕事を続けながら子どもを育て、スポーツクラブで定期的に汗を流し、友だちの誘いにはすべて応じ、配偶者とセクシーな夜の生活を満喫するなど、できるはずがない。そんなことをしようとすれば、疲れはて、いらいらするだけだ。そして、気づいたときには、抗うつ剤の飲みすぎで、体がぼろぼろになっているかもしれない。自分が何をいちばんしたいのかを、きちんと考えること。子どもが生まれれば人生は永久に変わる。子どもが生まれてもそれまでと変わらぬ生活を続けようなどというばかな考えは決してもたないこと。

◎第三のルール――子どもは親の気持ちを知っている

調査によれば、ロンドン大空襲のとき、三歳以下の子どもは、母親が不安を感じていないかぎり、不安を感じることはなかった。このことから、意識的な子育て《コンシャス・ペアレンティング》の第三のルールを、「子どもは親の気持ちを知っている」としよう。

親と子がたがいに作用をおよぼし合うものであるという考え方は一般にも受け入れられている。子どもは生まれる前にすでに、特定の態度や好みを身につけている。そのため、生まれたときにはすでに、外向的な子と内向的な子、よく笑って声を出す子とあまり笑わない子、抱きしめられるのが大好きな子とそうでない子がいる。親は親で、子どもの体の特徴やふるまいや気性に対するそれぞれの好みがある。また、意識的かどうかはともかく、親は男の子を女の子と違うようにあつかい、おっとりした子を神経質な子とは違ったふうにあつかう。

親は神経質になっていると、子どもの情緒的、医学的要求に気づきにくくなる。科学者の発見によれば、親が一貫性のない不適切な反応を返していると、子どもの心の健康が長期的に損なわれることがある。たとえば、母親が生後一カ月の子どもの態度を否定的にとらえていると、その子どもは四歳半と一〇歳のときに、社会的、情緒的問題をかかえている率が高いことがわかった。

最近の神経科学は、〝随伴反応〟*の重要性を指摘している。これは、親は子どものシグナルに、その場ですぐに適切な反応をしてあげなさい、ということだ。それができるかどうかは、子どもの出すサインに気づく力、それを正確に解釈する力、適切に応えてあげる力にかかっている。随伴反応は、子どもの認知力、動き、言語能力、自尊心、安心感の正常な発達、ひいては社会性や情緒の健全な発達と大きくかかわってくる。

◎第四のルール——子どもを固定観念で見ない

子どもと親との〝相性〟は、子どもの性格よりもむしろ、親の先入観や態度で決まることが多い。ある研究では、どこの家庭にもありがちな微妙な固定観念を調べるために、*子どもの両親に質問票を渡し、「固い／柔らかい」「大きい／小さい」「おおらか／神経質」などの選択肢から子どもの特徴を選択してもらった。また、医師が子どもの皮膚の色、筋緊張、刺激に対する反応、体重、身長などを評価した病院の記録も集めた。

その結果、病院の評価については、一五人の男児に対するものと一五人の女児に対するものとのあいだに有意な差は認められなかった。ところが、親の評価は違った。父親も母親も共通して、女の子をより柔らかく、より容姿にすぐれ、より小さく、より無愛想だと評価した。また、母親は男の子をよりかわいいと評価し、父親は女の子をよりかわいいと評価した。研究者たちはこの発見を「オイディプス効果」と呼んだ。

男女の区別は生まれたときに始まり、時とともに増大していく。ある研究では、一一人の母親に、生後六カ月の男の子と育児室で遊んでもらった。*母親のうち五人には、この男の子をブルーのズボンをはかせた状態で紹介し、名前はアダムだと伝えた。残りの六人には、同じ子どもをピンクのドレスを着せた状態で紹介し、名前はベスだと伝えた。次に、母親たちがこの子どもと遊ぶようすを、マジックミラーごしに観察した。

母親と子どもの目の前のテーブルには、魚と人形と電車の三種類のおもちゃを用意しておいた。

すると、子どもが女の子だと思っていた女性は、子どもに人形を手渡すことが多かった。いっぽう子どもが男の子だと思っていた女性は、電車を手渡すことが多かった。性的に中性な魚のおもちゃのあつかい方には、違いが見られなかった。母親たちは女の子のほうにより頻繁にほほえみかけた。二人の母親は、ベスはかわいらしくて、泣き方もおとなしいから、すぐに女の子だとわかるといい、別の母親は、アダムは男の子らしい顔立ちだからすぐに男の子とわかるといった。

子どもが両親の期待と認識によって、よくも悪くも影響されることは明らかだ。だから、子どもに対する自分のネガティブな予想や不安、固定観念を知ること。これが意識的な子育ての第四のルールである。それから、そのことを配偶者や信頼できる友人、あるいはプロのカウンセラーに率直に話そう。先入観を明るみに出すことによって、親子ともにその束縛から大きく解放される。

◎第五のルール――育児中に起こる葛藤に対処する

子どもの世話に熱中するあまり、自分の気持ちをかえりみない親は多い。子どもとの生活にどっぷり漬かり、授乳したり、オムツを替えたり、抱っこをしたり、写真を撮ったりをくりかえしているうちに、心の奥に潜んでいた不安が勢いづいてくることがある。

父親は妻の愛情を子どもに独占されてしまうのではないかと不安になるかもしれないし、経済的負担が増えたことや束縛されているという思いからうつに陥るかもしれない。母親の場合は、父親と同様の葛藤に加え、出産で体型がくずれてしまったこと、若々しさを失ってしまったこと、おっぱいをあげるのが動物的だと感じることなどで、気分が落ちこみがちになるかもしれない。

子どものオムツを替えていると、ふだんはあまり意識しない排泄機能や性を見せつけられているようで恥ずかしくなる、という親もいる。親は自分の受け入れたくない感情から身を守るために、過剰に子どもの世話を焼くようになることも少なくない。さきほど紹介したジェネヴィーヴがそのいい例だ。

子どもは親の未解決の葛藤に敏感に反応し、親は子どもの親に対する気持ちに影響される。すべての子どもが自分の親を自動的に好きになるわけではないし、逆もまた同じである。しかし、忍耐とおたがいの愛と共感があれば、葛藤は解決し、結果として親も子も成長する。したがって、親は子どもに与え、教えるだけの存在ではなく、子どもから受けとり、学ぶ存在であると心得ること。これが意識的な子育ての第五のルールだ。

ほとんどの時間は、親が先生、子どもが生徒だろう。しかし、受精の瞬間からずっと、子どもは親に、より賢く、よりやさしく、より立派な人間となるための、かけがえのない機会を与え続けてくれるのである。

◎第六のルール――父親の愛も母親の愛と同じくらい大切

父親といえば昔から、子どもが生まれても何もできずにとまどうばかりで、自分が育児に加わることなど考えもせず、子どもに関心さえないことが珍しくなかった。ところが、この二、三〇年のあいだに、父親たちは救世主さながらの勢いで育児の世界に飛びこんできた。今の父親はラマーズ法の教室に積極的に参加し、分娩室にもためらわず入ってくる。彼らには、妻とともに育児をする意欲があるのだ。職場を家の近くに変える父親もいれば、外で働くのをやめてフルタイムの親になる父親もいる。

しかし、同時に、アメリカとカナダは父親不在の社会*になりつつあるという現状もある。今夜もアメリカの子どもの四〇パーセントが、父親のいない家庭で眠りにつく。この子どもたちが一八歳になるまでには、この大陸の子どもたちの半分以上が、子ども時代の大半を父親と離れて過ごしたという事態になっているだろう。ある信頼できる機関の推測によれば、一九九〇年代に生まれたアメリカの子どもに限定すれば、この数字が六〇パーセントになる。*

父親不在の現状は、黒人社会でより顕著である。今日、アフリカ系アメリカ人の家庭の多くは、女性がひとりで切り盛りしている。*アフリカ系アメリカ人の夫婦は、白人の夫婦よりも離婚率、別居率が高く、再婚率が低い。アメリカ全体の離婚率〔結婚して離婚に至る率〕は四八パーセントだが、その陰には、親の離婚を少なくとも一回経験している子どもが白人では三八パーセントなのに対し、黒人では七五パーセントという現状がある。そのため、黒人の子どもは平均的に、父親不在の家庭で暮らす期間が白人の子どもよりも長いことになる。

〔訳註・人口一〇〇〇対では、アメリカの離婚率が三・六に対して日本は二・〇八（二〇〇五年）〕

この傾向は警告に値する。というのも、過去三〇年間に行なわれた膨大な数の研究から、子どもの自尊心、経済的な安定、心身の健康は、父親の存在によってうながされることがわかっているからだ。父親の不在は、子どもを幼いときには虐待の危険にさらし、成長後は暴力や反社会的行動の危険にさらす。

父親は子どもに母親とは違う影響を与えるのだろうか。研究者の多くがそのとおりだと考えている。たとえば、父親は子どもが、とくに男の子が、男女の役割と自己の性別を認識するうえで大きな役割をはたすことがわかっている。アメリカ人の父親は長男に対し、長女に対するより頻繁に話しかけ*、体に触れ、反応を返す。この傾向はイギリス人の父親にも共通する。父親は生後三カ月の息子と過ごすときは*、娘と過ごすときよりも温かく敏感になる。クン族（ブッシュマン）*でさえ、父親は娘と過ごす時間より息子と過ごす時間のほうが長いことがわかっている。

いくつかの研究によれば、男女による接し方の違いがはっきりとしてくるのは、生後二年目*である。この時期になると、父親が息子に特別な関心を向けはじめることが多いという。アメリカの詩人であり、男性運動の先導者であるロバート・ブライは、この段階を見事に表現している。

「一歳半頃になると、息子は熱烈な視線を父親へと移しはじめると研究者は主張している。母親はこれにそなえなければならない。父親の荒っぽい遊び方が急にずっと魅力的に思える。男児は一歳半になる前は、父親を単なる母親の代役とみなしているのかもしれない。ところが今度は、この母親とは違ったエネルギーと違った体の雰囲気になぜか惹《ひ》き付けられる。父親は息子を宙に放り上げたり、転げ回ったり、熊のまねをしたりする。息子はここでは分子の振動が違うことを知り、自分もこの新しい振動に合わせて無我夢中になることもある。父親との愛情関係が今始まるのだ。これは息子の生涯を通じてもっとも決定的出来事の一つとなるのだが、息子はそれについて語ることはできないだろう。大部分が言葉を覚える前に起こるからである。それは理想化された父親との、競争のない、うっとりするほどすばらしい関係である」*（『未熟なオトナと不遜なコドモ』〔荒木文枝訳、柏書房、引用は邦訳を使用)）。

母親の愛は、どんなに純粋で寛大でも、父親の愛のかわりにはならない。もちろん、その逆もいえる。私たちは父親と母親から最初に、男らしさと女らしさについて、男女の役割や期待や男女関係について学ぶ。父親のいない家庭の子どもは、いったい誰から、男性について、男らしさについて、そして男性とのかかわりについて学べばいいのだろうか。

男の子の場合、父親不在の影響が社会的にもっとも深刻なかたちで現れたものが、少年期の暴力である。*女の子の場合は、それが少女期の未婚での出産である。そのため、意識的な子育ての第六の、そして最後のルールはこうである――「子育ては一人でするものではない」。子どもは、母親と父親が協力し、たがいにないものを補い合いながら、育てる必要がある。

批判は子どもをダメにする

私はこの三〇年あまり、精神科医として、患者たちが子どものときに親から受けた批判や侮辱を、涙まじりに、あるいは憤りながら訴えるのを何度となく聞いてきた。子どもの口げんかの決まり文句に「棒や石ならけがするけど、言葉なら何をいわれたって平気だよ」というのがある。だが私は今、確信をもって、それは間違いだといえる。

私が考える、避けるべき言葉と態度のトップ一〇を以下にあげる。

1．次のような時代遅れの信念をもち続ける。

＊子どもが泣いたりあばれたりするのは、気を引こうとしているだけ。だから、放っておくのがいちばん。

＊子どもにやさしくしすぎたり、興味をもちすぎたり、すぐに反応しすぎたりすれば、子どもは甘ったれでわがままになる。

＊子どもに物を買い与えたり、ピアノのレッスンを受けさせたり、サッカーの合宿に参加させたり、名門大学に入学させたりするために、親は休暇をとるのも趣味を楽しむのもしばらくがまんすべきである。

＊配偶者とけんかが絶えず、寝る部屋も別々で、もう何年も夫婦生活がないとしても、子どものためにはいっしょにいるのがいちばんである。

2．子どもが泣いたり、盗みや放火などの悪事をしたときだけ、子どもに注目する。

3．子どもに無理やりスポーツをさせる。子どもが嫌がれば、友だちの前であからさまにけなす。

4．親の幸せは子どもの成功にかかっているかのような態度で子どもに接する。とくに結婚のために芸術系の仕事をあきらめた親は、こうした態度に陥りやすく、子どもに音楽やダンスを習わせて、友だちの前で披露させたがる。

5．子どもの身体的な欠陥や特徴（近眼、肥満など）を、〝明るいジョーク〟にする。

6. 息子が泣いたとき、「弱虫ね、強い子は泣かないよ、しゃんとしなさい」といったり、「どこかへ売り飛ばしちゃうよ」と脅したりする。

7. 子どもを、きょうだいや近所の子ども、あるいは自分の子どものころと比較してけなす。

8. 自分にない、あるいは、ひそかにうらやましいと思っているわが子の特徴を、短所にしてしまう。たとえば、活発で知りたがりの子に「こんなに落ちつかないなんて病気ね」といったり、自分よりも頭の切れる子どもに「いつまでもそんなくだらないことばかり聞くんじゃないの」といったり、動物好きの娘に「いったい誰のせいでそんなふうになったのかしら（私のせいじゃないことだけは確かだわ）」といったり、料理が好きな息子を指して、「あら、小さな奥さんね」といったりする。

9. 読書、絵画、宿題などに長時間費やす子どもを、このままでは〝オタク〟になると考え、ほかのことで忙しくさせるために、電話番、猫の餌やり、雪かき、洗車、掃除、芝刈り、ゴミ出し、買い物などの用事をむやみにいいつける。そうすることで、世のなかを渡っていくために本当に必要なことを身につけさせてあげているのだと思いこむ。

10. 父親が好みがちな〝根性を鍛える〟しつけ。

＊跳べといわれたら、つべこべいわず、跳ぶべき高さだけを聞け。
＊自分の力だけで何とかしろ。
＊おい、しゃきっとしろ。その態度は何だ？　今すぐ改めろ。

＊ここはおまえの部屋じゃない。ここは私の家の私の部屋だ。家賃を払っているのは私だからな。
＊よし、嫌なら出ていけ。学校を卒業するまで待たなくていいぞ。今すぐ出ていけ。
＊一度でちゃんとやれ。

子どもを叩くことの是非

シェイクスピアは『じゃじゃ馬ならし』のなかで、強情な女性をおとなしくさせるには、夫が適度に打ちすえるのがいちばんだとおもしろおかしく伝えている。しかし、そのような態度はもはや、西洋では（少なくとも公然とは）通用しない。誰でも夫や妻に腹が立つことはあるだろう。けれど、相手の態度がどんなに気にさわったとしても、暴力に訴えることは絶対に許されない。相手が子どもの場合でも同じである。

今から五〇年以上前に、著名な人類学者、アシュレイ・モンタギュー＊は、「子どもを叩くことは、戦いの心理の種をまくことかもしれない」と述べている。彼は暴力のない八つの未開部族社会を調べた結果、どの社会にも共通して、暴力を用いない育児習慣、すなわち子どもを叩かずに育てる習慣がある、という結論を得たのである。

社会学者のマレー・A・ストラウス＊（ニューハンプシャー大学）は、叩くことが個人と社会に与える影響についての広範な研究を行なった。ストラウスらは、ヨーロッパの一〇カ国で、親と教師が体罰をどの程度肯定しているかを調べた。その結果、体罰の許容度が高い国ほど、殺人率全般および乳幼児殺害率が高いことを発見した。

ストラウスによれば、アメリカの親の四人に一人が子どもを乳児のうちに叩いており、四歳までには、ほとんどの親がぶっているという。別の研究によれば、一三、四歳の子どもの半数以上がまだ叩かれているという。これほど残酷で威圧的な習慣の結果、何が起こるのだろうか。

体罰を用いる大人は、子どもに、誰かが自分に逆らったときや、自分の命令にそむいたときには、どうすればいいかを教えている。子どもは、自分の気持ちや願いを言葉で表現する方法を覚えずに、自分をいら立たせる相手に衝動的に手をあげることを覚えてしまう。

くりかえし、激しく、不当に罰せられている子どもは、次のような大人になりやすい。


*子どもを激しく攻撃する。

*配偶者を攻撃する。

*うつになる。

*夫婦間で激しく対立する。

女性の場合、ＩＱが八ポイント低くなる（母親も温かさが欠けていた場合は、さらに四ポイント低くなる）。


カナダとアメリカでは、親による子どもへの体罰は刑法のもとで求刑の対象となっていない。しかし、ハリエット・L・マクミラン博士率いる研究班の報告を見れば*、いまや、この刑法を変えなければいけない時期に来ていることがわかる。この研究では、カナダ・オンタリオ州の住民を対象に大規模な調査を行なった結果、子どものときに叩かれた覚えのある大人は、そのような覚えのない大人の二倍の率で、現在、アルコール依存や反社会的なトラブル（不正薬物への依存や窃盗など）の問題をかかえていることがわかった。子どもを叩かずに育てることには、精神的な病気にかかりにくくしたり、認知能力を高めたりといった、生涯にわたるメリットがあることは、三年前の調査によってすでに証明されていた。しかし、マクミランの研究と最近の別の五つの長期的な研究によって、そのことがさらに強力に裏づけられた。

では、子どもを叩いてはいけないとしたら、どうやってしつけたらいいのだろうか。心理学者のあいだでは、体罰を禁止すれば、親はそれを言葉の攻撃にかえたり、子どもをしつけること自体を完全に放棄したりするのではないか、という懸念の声もある。しかし、なかにはそのような親がいたとしても、叩くことを禁ずることによって、全体としては、プラスの効果があると私は思う。子どもの傷つきやすさに対する親の意識が向上し、結果的に言葉の攻撃も減るのではないだろうか。

証拠が出そろっているにもかかわらず、家庭や学校で相変わらず体罰が絶えないのはなぜだろうか。理由はいくつかある。一つは、叩かれた子どものほとんどが傷を負っているようには見えないことである。これは喫煙者のほとんどが病気には見えないのと似ている。叩かれた子どもも時がたてば、「わたしは叩かれて育ったけど、ほら、今は何の問題もないでしょ」という具合である。だが、目にみえる問題はずっとあとになって出てくる。だから、たとえば夫婦間の不和や配偶者への暴力というかたちで現れたときには、誰もそれを子どものころに受けた暴力と結びつけないのだ。喫煙と心疾患や肺疾患との関連が認められるまでには数百年を要した。そこまでの年月がかからずに、体罰と自滅的行為や暴力的行為との関連が認められることを願うばかりである。

叩くことを問題にしたがらないもう一つの理由は、親を理想化する傾向である。誰も自分が過去に親にひどい仕打ちを受けたとは思いたくない。親は親で、自分が〝キレて〟子どもにつらく当たった事実を忘れていることが多い。

さらに火に油を注ぐように、アメリカ型文化には、社会的によいと認められるもののためであれば、暴力を奨励する根強い風潮がある。体をぶつけ合う競技（コンタクトスポーツ）の愛好、ギャングやけんかを見せものにするテレビ番組、アクション映画のスーパーヒーローたち、競争と勝利をあおる習慣。不幸にもこれらすべてが、強靱な糸となって、アメリカ型社会の構造にしっかりと織りこまれているのである。

意識の高い親は、暴力を用いるのではなく、道理ある言葉で子どもを諭《さと》す。それをたびたび試みても効果がないときには、罰として、子どもの特権を一つ取り上げる（好きなテレビ番組を見せないなど）か、家以外のどこかで少し頭を冷やさせる。また、家のなかでやっていいことと悪いことのけじめをつけておくのも大切な親の役割である。

子どもは親の決めたことにすべて納得するわけではないだろう。けれど、子育ては親が好かれるためにやっているのではない。子育ては、子どものためにすることなのである。

子どもに罰を与えなければならないときには、次の簡単な三つのルールを守ってほしい。

1. 〝罪〟の重さに見合った罰を与えること。ささいないたずらで一週間もおやつを抜くなどはやりすぎ。

2. 罰を与えると決めたら、責任をもって最後までやり通すこと。無意味な脅しをしたり、途中で罰を与えていることを忘れたり、子どもや配偶者からの抵抗に負けて中途半端にしたりしないこと。

3. 夫婦で一貫したしつけをすること。子どもにばらばらの指示を出してはいけない。意見が合わないときは、子どもが聞いていないところで話し合うこと。

もう一つはっきりさせておきたいことがある。子どもに暴力をふるってはいけないのはもちろんだが、子どもに暴力を見せることもいけない。大人が酔いつぶれている姿を見せるのも、テレビで無意味な暴力シーンを見せるのもよくない。性的な行為を子どもの目に触れさせたり、子どもを性的な目的で利用したりすることが許されないのはいうまでもない。

まとめ

ストレスに満ちた現代の生活のなかで、子どもの要求を満たしてあげるためには、まず、そうすることがどれほど大切であるかを認識する必要がある。そして、成功の鍵は、愛情深く、思いやりある、理性的な育児である。

この〝意識的な子育て《コンシャス・ペアレンティング》〟を実現するために、親は正直な気持ちで、自分の心の闇、現在の夫婦関係、自分が受けた育児を見直さなければならない。そして、知りえたことを糧に、妊娠、出産、育児にのぞまなくてはならない。

意識的な親なら、過去にどんな心の傷を負ったとしても、今の生活にどんな悩みがあるとしても、子どもの要求を満たすことができる。なぜなら意識的な親は、すでに時間をとって、自分の内にある感情や真の動機を理解するための努力をしているからだ。そして、自分自身の親とは違い、健康で幸福な子どもを育てるための教訓を、しっかりと身につけているからだ。

世界のよりよい未来のために私たちが望むことはただ一つ。子どもの、他人に共感し、いたわり、思いやる能力を、最大限に引き出してあげることだ。

育児のポイント

● 妊娠前

＊妊娠前と妊娠中に避けるべき物理的環境および化学的毒素についての知識を得る。

＊子どもを生み育てるという大きな仕事に対し、どれだけ準備ができているかを正直に自己評価する。医学的、心理的、経済的な問題が浮上した場合には専門家の助けを求める。

●**受胎のとき**

＊どの子どもも、理想的には、望まれた子どもであるべきである。

＊どの子どもも、両親の愛の結晶であるべきである。

●**妊娠中**

＊母親と父親それぞれが、自分自身の出生、子ども時代、親との関係についてできるかぎり知っておく。

＊夫婦関係をよく見直し、たがいの希望や不安について率直に話し合う。

＊胎児が一人の人間であることを認め、胎児に愛を伝える。

＊話しかけ、歌い、踊り、イメージし、遊ぶことを通して、胎児との〝きずな〟づくりに励む。

＊妊婦はとにかくストレスを減らすこと。暴力を受ける恐れのある環境にい続けてはいけない。

＊母親は出産準備クラスに、できれば父親といっしょに参加する。

＊妊婦はアルコールやタバコ、〝気晴らしのための〟ドラッグに手を出さない。

●**出産のとき**

＊ぜひ父親が立ち会うこと。病院で出産するなら、できれば助産師によるケア（分娩も含めて）をすすめる。

＊医学上の必要がないかぎり、出産に医療を介入させるべきではない。不必要な胎児心拍数モニター、麻酔や鎮痛薬、会陰切開、鉗子、人工誘発、帝王切開に頼らない。
＊陣痛と出産のときに付き添ってもらうのは、気心の知れた友人や身内だけにする。
＊子どもを愛し尊重してくれる医療者を選ぶ。

●出産直後

＊子どものことを話題にするときは、ほめることしかいわない。新生児にも聞こえていることを忘れずに。
＊産後すぐに抱かせてもらう。また、母子同室にしてもらう。
＊母子の〝きずな〟づくりの時間を確保するために、感染症予防のための抗生物質の点眼など、子どもに施す一連の医療措置や検査は、断るか、少なくとも生後数時間後に遅らせてもらう。
＊できるだけ早く退院する。
＊最低三カ月は自分で子どもの世話をする。
＊母乳哺育ができない場合は、子どもを腕に抱き、心をこめてミルクをあげる。

●最初の数カ月

＊孤独で、不安で、気持ちが落ちこむときは、助けを求める。看護師やソーシャルワーカーなどに訪問してもらうと、確実に状況が改善する。

＊子どもが癇《かん》が強かったり、泣いてばかりいたり、あまり眠らなかったりしても、自分の落ち度だとは思わないこと。それよりも人の助けを借りることを考えよう。
＊子どもが病気になったら、翌日まで待たず、その日のうちに医者に連れていく。
＊あなたがシングルマザーで、子どもにいらいらしてきたら、友人や身内、女性のための支援グループ、社会福祉機関などに連絡をとること。何があっても、子どもをどなったり、強く揺さぶったり、叩いたりしてはいけない。
＊赤ちゃんはとてつもなく手がかかる。なにしろ、自分のことを何一つ自分でできないのだ。それでも、赤ちゃんは大きな喜びの源泉でもある。ぜひ、大切な赤ちゃんとの暮らしを楽しんでほしい。
＊子どもは親に、大切なことをたくさん教えてくれる。いつも子どもから学ぶ姿勢でいよう。

●最初の数年

＊子どもにできるだけたくさん話しかける。
＊事情が許すなら、子どもを保育所に預けるのは二歳を過ぎてからにする。
＊自分の要求でなく、子どもの要求に敏感に反応するよう心がける。
＊子どもに何かするときは、自分だったらこうされたい、と思うとおりにしてあげる。

監訳者あとがき

出産関係にたずさわって一五年になりますが、いつも私の頭の片隅にあったのは、「赤ちゃん側からみた妊娠、出産、育児のベストな姿は何だろう?」ということでした。本書の原書「*Pre-parenting: Nuturing Your Child from Conception*」を知人から紹介されたとき、私はその問いへの答えを見つけました。訴えられない赤ちゃんの声を、現在の科学的研究はここまで解明してくれていま す。本書のなかで語られている内容は、おそらく多くの人たちが、とくに子どもを産んで育てた経験のある女性なら、直感として感じていたことがらだと察します。

私自身の妊娠期を思い起こしても、赤ちゃんとのつながりを体と心で感じることが何度もありました。娘がまだ受精卵だったとき、私は私の身体のなかで新しい命が誕生したことを体で感じ確信したこと。生まれる子どもの名前を考えるのに、男の子の名前はまったく何も思いつかず、二つの女の子の名前から先に進まないとき、誕生前に長い黒髪の娘が私の夢に現れ、その姿に合う名前が決まったこと。一五階のマンションに住む友人宅のエレベーターが途中で突然停止し、中にいた臨月の私の心が動揺したとたん、お腹の赤ちゃんが激しく動き始めたこと。まるで赤ちゃんも動揺してもがいているかのように。妊娠中、ニューヨークで看護大学生だった私は、不思議と赤ちゃんへの否定的な影響を避けたい思いが湧き、授業で学ぶ多くの疾患については頭のなかでありありとイメージせず、たんなる言葉の記号として暗記するにとどめたこと、等々。

赤ちゃんの心または要求を直感として感じてはいるものの、社会のなかに根づく価値観や構築されたシステムに阻まれて、その直感を真に受けとめて形にすることができないことがらもあるでしょう。たとえば産科病院で赤ちゃんと離されたり、「抱いてばかりでは甘やかすよ」と言われ、抱くことにつねに罪悪感を覚えたり、一歳になったばかりの子どもをおいて仕事に行かざるをえないことなど。

しかしこの本にあるような多くの研究の成果が、少しずつ社会のなかで確実に生かされつつあることも実感します。私はアメリカの病院の産科に一〇年前から勤めた経験がありますが、新生児の男児の割礼《かつれい》が以前は麻酔をまったく使わずに平気に行なわれていましたが、今は局部麻酔と鎮痛剤は必須です（割礼は、本来は宗教上の理由で男児性器の包皮を切除することをさしますが、アメリカでは衛生上または疾病予防のために広く行なわれてきました。しかし現在は医学上のメリットが薄いことが判明し、減少傾向にあります）。また、生まれたばかりの新生児は五分ほど母親の胸に置かれると、すぐに計測、検診、注射などの処置のため、一〜二時間は母親と離されていたのが、今では、これらの処置はすべて二時間ほどの母親とのきずな作りや、授乳のあとに行なわれるようになっています。

これらは嬉しい変化ですが、まだまだ赤ちゃん側からみていちばん望ましいシステムや考え方が広く流布しているとはいえません。すべての産科病院が赤ちゃんにやさしい病院になることが理想的であることは、この本を読めば納得がいかれると思います。

病院のケアのあり方の変化を待たずとも、何よりも大切なのは、胎児、赤ちゃん、乳幼児にいちばん近い存在であるお母さん方がこの本に書かれてある内容を知り、できる限り実践されることではないでしょうか？　それがこの本のすすめる「意識的な子育て（コンシャス・ペアレンティング）」であり、子どもの人間的な豊かな心をはぐくむ基盤をつくることにつながると信じます。

もちろんそれは、妊娠期、出産、子育てにおいて、子どものことだけを考えて、そのために他はすべて犠牲にせよ、というものではないでしょうし、また一歳児を保育所に預けたから子どもの心は必ずトラウマを負う、という短絡的なものさしでは計れないでしょう。この本をよく読めば、そうしたことがバーニー博士の意図ではないことがわかります。

また読者の方々のなかには、バーニー博士の意見に「ここまで言えるの？」と疑問をもたれる方もおられるでしょう。その答えは今後のさらなる科学的研究が私たちにより明確に示してくれるでしょう。今私たちにできる大切なことは、女性が妊娠した瞬間、いえ、もっと正確にいえば、子どもを持ちたいと思った瞬間から、子育ては始まるということ、母親の心は胎児に直結しているということ、乳幼児の心は両親の心や言葉、態度からよくも悪くもはかりしれない影響を受けるということ、これらを意識して子育てをするということであり、これが　バーニー博士の願いだと思います。

社会の実情ゆえに複雑な問題をかかえる現代人にとって、子育てをすべて思うように実現することも、母親の直感が求めるものにすべて応えることもむずかしいと思います。しかしバーニー博士は、子育ては修復可能だと何度も訴えています。そのためには限られた条件のなかでも両親の「心をこめた愛」を実践した子育てを行なってほしいということが、この本からのメッセージです。胎児、赤ちゃん、乳幼児に対して、一人の情緒あふれる知性豊かな存在として向き合うこと。それは、やさしい言葉かけであるとか、温かいスキンシップであるとか、赤ちゃんの要求にきちんと耳を傾けるといったごくシンプルなこと、そしてそれを続けていくことなのではないでしょうか？

この本が多くの方々の目にとまり、一人でも多くの子どもの心が愛情に満たされ豊かに育ち、私たち社会の未来が平和な方向に進んでいきますよう、切に願っています。

なお今回の邦訳では、原書第8章の「養子になることとアイデンティティ探し」は、日本とアメリカにおける養子縁組の実態がかなり異なるため、権利者の承諾を得て省略させていただきました。

末筆になりましたが、本書の出版にあたりまして、この分野で日本で先駆的な研究をされ、「本書によせて」のお言葉をいただきました産科医の池川明先生、訳者の千代美樹様、また、日本教文社・第二編集部の田中晴夫氏にこの場を借りて深謝申し上げます。

日髙　陵好

二〇〇七年三月

❖監訳者紹介——**日高陵好**（ひだか・りょうこ）＝宮崎県出身、コロンビア大学で看護学を学び、NY州立大学大学院で助産学修士取得。日米の看護師と助産師の資格をもつ。アメリカの病院（産科）と日本の助産院勤務。現在は県立広島大学保健福祉学部看護学科准教授。訳書に『自然出産の智慧』（日本教文社）、『アーユルヴェーダとアロマテラピー』（フレグランスジャーナル社）、『アーユルヴェーダハンドブック』（日経BP社）がある。

❖訳者紹介——**千代美樹**（せんだい・みき）＝青山学院大学理工学部経営工学科卒業。大手コンピュータメーカー勤務を経て翻訳業に。翻訳書に『自然への介入はどこまで許されるか』（日本教文社）、『デトックスマニュアル——「きれい」をからだの中からつくる法』（バベル・プレス）がある。翻訳協力書は『世界の怪物・神獣事典』『シンボル・コードの秘密』『ケンブリッジ世界宗教百科』（いずれも原書房）ほか多数。

【著者トマス・バーニー博士のＨＰ】
http://www.trvernymd.com/
【「出生前・周産期心理学協会 Association for Pre- & Perinatal Psychology and Health (APPPAH)」のＨＰ】
http://birthpsychology.com/apppah/

胎児《たいじ》は知《し》っている母親《ははおや》のこころ
――子《こ》どもにトラウマを与《あた》えない妊娠期《にんしんき》・出産《しゅっさん》・子育《こそだ》ての科学《かがく》

初版第 1 刷発行　平成 19 年 4 月 25 日
初版第 5 刷発行　平成 27 年 5 月 20 日

著者　トマス・バーニー、パメラ・ウェイントラウブ
監訳者　日髙陵好（ひだか・りょうこ）
訳者　千代美樹（せんだい・みき）
発行者　岸　重人
発行所　株式会社日本教文社
〒 107-8674　東京都港区赤坂 9-6-44
電話　03-3401-9111（代表）　03-3401-9114（編集）
FAX　03-3401-9118（編集）　03-3401-9139（営業）
振替　00140-4-55519

装丁　細野綾子
印刷・製本　凸版印刷

ISBN978-4-531-08160-8 Printed in Japan

●日本教文社のホームページ　http://www.kyobunsha.jp/
乱丁本・落丁本はお取り替えします。定価はカバー等に表示してあります。

原　註

第１章：羊水の海で

(12 ページ) 移住の旅 ——Arnold B. Scheibel, "Embryological Development of the Human Brain," *New Horizons for Learning Electronic Journal* (September/October 1997), http://www.newhorizons.org/neuro/scheibel.htm

(14 ページ) 脳の形成はあまりに複雑な仕事なので ——Rima Shore, *Rethinking the Brain* (New York: Families and Work Institute, 1997), 15.

(16 ページ) "方向性をもつ進化"—— ジョン・ケアンズ (John Cairns) とバリー・ホール (Barry Hall) へのインタビュー (1990); J. Cairns, J. Overbaugh, and S. Miller, "The Origin of Mutants," *Nature* 335 (1998): 142-145.

(16 ページ) 人のゲノムを解読した結果 ——Robert Sapolsky.〔*Newsweek*, 10 April 2000, 68 に引用あり〕

(17 ページ)「遺伝子の発現に柔軟性があることは……」——Bruce H. Lipton, "Nature, Nurture, and the Power of Love,"*Pre- and Perinatal Psychology Journal* 13 (1) (1998).

(17 ページ) どんな生物でも……—— 同上。リプトン (Bruce H. Lipton) は最先端の仕事をしており、私は彼の知識に畏敬の念を抱いている。

(19 ページ) 脳の性別 ——Bruce S. McEwen and Harold M. Schmeck, Jr., *The Hostage Brain* (New York: The Rockefeller University Press, 1994).（ブルース・S・マッキイエン、シュメック『とらわれの脳』、加藤進昌監訳、定松美由紀訳、学会出版センター、2003）

(20 ページ) マギル大学 (ケベック州) とハートフォード大学 (コネティカット州) の科学者 ——Joyce F. Benenson, Erica R. Liroff, Stacey J. Pascal, and Giuseppe Della Cioppa, "Propulsion: A behavioral expression of masculinity," *British Journal of Developmental Psychology* 15 (1997): 37-50.

(20 ページ) ロンドン大学の研究者たち ——Abi Berger, "The Dangers of Blues for a Boy," *New Scientist* 147 (1985): 4, 1995.

(21 ページ) 神経生物学者、ドナルド・プファーフ ——Donald W. Pfaff, *Estrogens and Brain Function: Neural Analysis of a Hormone-Controlled Mammalian Reproductive Behavior* (New York: Springer Verlag, 1980).

(22 ページ) オックスフォード大学の科学者たち ——G. W. Harris and S. Levine, "Sexual differentiation of the brain and its experimental control,"

Journal of Physiology 181 (2): 379-400 (1965).

(22 ページ) オックスフォードの科学者たちは、続く実験で、雄ラットを去勢し、逆に雌ラットには男性ホルモンのテストステロンを投与した —— Geoffrey Raisman and Pauline Field, "Sexual dimorphism in the preoptic area of the rat," *Science* 173 (1971): 731-733.

(25 ページ) 妊娠中の飢饉の影響 ——Alan S. Brown, Jim van Os, Corine Driessens, Hans W. Hoek, and Ezra S. Susser, "Further Evidence of Relation Between Prenatal Famine and Major Affective Disorder," *American Journal of Psychiatry* 157: 2 (February 2000); Richard Neugebauer, Hans W. Hoek, and Ezra Susser, "Prenatal Exposure to Wartime Famine and Development of Antisocial Personality Disorder in Early Adulthood," *Journal of the American Medical Association* 282 (5): 455-462 (1999).

(25 ページ) オメガ三系脂肪酸 ——A. C. van Houwelingen et al., "Essential fatty acid status in neonates after fish-oil supplementation during late pregnancy," *British Journal of Nutrition* 74 (5): 723-731 (1995).

(26 ページ) 有害物質は胎児の脳にとりかえしのつかないダメージを与える ——Jeannette L. Johnson and Michelle Left, "Environmental Agents and the Developing Brain." "Children of Substance Abusers: Overview of Research Findings," *Pediatrics*, part 2 of 2, 103 (5): 1,085-1,900 (1999).

(27 ページ) マウスによる実験 ——C. P. Ross and T.V. Persaud, "Neural tube defects in early rat embryos following maternal treatment with ethanol and caffeine," *Anatomischer Anzeiger* 169 (4): 247-252 (1989); Susan M. Smith, "Alcohol-induced cell death in the embryo," *Alcohol Health & Research World* 21 (4): 287-296 (1997).

(27 ページ) 妊娠中のラットにアルコールを与え続けると……——Marion Diamond, "The Significance of Enrichment," *Enriching Heredity* (New York: The Free Press, 1988). (「より豊かな脳をこどもたちに伝えるために」、マリアン・クリーヴス・ダイアモンド『環境が脳を変える』〔井上昌次郎・河野栄子訳、どうぶつ社、1990〕)

(27 ページ)脳の左半球でとくに著しい ——I. A. Janzen, J. L. Nanson, and G. W. Block, "Neuropsychological evaluation of preschoolers with FAS," *Neurotoxical Teratol* 17 (1995): 273-275.

(28 ページ)シカゴで行なわれたある研究 ——L. S. Wakschlag et al., "Maternal Smoking During Pregnancy and the Risk of Conduct Disorder in Boys," *Archives of General Psychiatry* 54 (1997): 670-676.

(28 ページ) 犯罪行動を起こすリスク ——Patricia A. Brennan, Emily R. Grekin, and Sarnoff A. Mednick, "Maternal Smoking During Pregnancy and Adult Male Criminal Outcomes," *Archives of General Psychiatry* 56 (1999): 215-219.

(28 ページ) コカイン ——N. He, "Cocaine induces cell death within the primate

fetal cerebral wall," *Neuropathology Applied Neurobiology* 25 (6): 504-512 (1999).
(29 ページ) 母親が妊娠中にインフルエンザにかかると、子どもがうつ病にかかるリスクが高くなることを発見した ——Ricardo A. Machón, "Adult major affecfive disorder after prenatal exposure to an influenza epidemic," *Archives of General Psychiatry* 54 (4): 322-328 (1997).
(29 ページ) 妊娠中のほかの病気や症状 ——Ezra B. Susser, Alan Brown, and Thomas D. Matte, "Prenatal Factors and Adult Mental and Physical Health," *Canadian Journal of Psychiatry* 44, May 1999.

第2章：胎児の意識のはじまり

(32 ページ) 情緒的な反応 —— Jason Birnholz による記事〔"Sonochromes," *The Medical Post* 25 (19), 16 May 1989 に掲載〕。
(33 ページ) 学ぶのに必要な脳の構造 ——Dominick Purpura, "Consciousness," *Behavior Today*, 2 June 1975, 494.
(34 ページ) 夢を見ているときに ——Maria Z. Salam and Raymond D. Adams, "New Horizons in the Neurology of Childhood," *Perspectives in Biology and Medicine,* Spring 1966, 364-410.
(34 ページ) 受精時の心理 ——Sabina Spielrein, "Die Destruktion als Ursache des Werdens," *Jahrbuch für psychoanalytische und psychopathologische Forschungen* 4 (1912): 465-503.
(34 ページ) イザドル・ザージェル——Isador Sadger, "Preliminary Study of the Psychic Life of the Fetus and the Primary Germ Cell," *The Psychoanalytic Review* 28 (3), 1941.
(35 ページ) こうした生理学的な現象 ——Candace B. Pert, *Molecules of Emotion* (New York: Simon & Schuster, 1999).
(36 ページ) 胎児が成長するにつれ ——David Chamberlain, "The Sentient Prenate: What Every Parent Should Know," *Pre- and Perinatal Psychology Journal* 9 (1), 1994.
(36 ページ) こだまの鳴り響く部屋 ——Peter G. Hepper and Sara B. Shahidullah, "Development of Fetal Hearing," *Archives of Disease in Children* 71 (1994): 81-87.
(37 ページ) 三種類の童話 ——Anthony J.deCasper and William P. Fifer, "Of Human Bonding: Newborns Prefer Their Mothers' Voices," *Science* 208 (1980): 1,174-1,176.
(38 ページ) メロディーを歌ってもらった ——R. K. Panneton, "Prenatal Auditory Experience with Melodies: Effects on Postnatal Auditory Preferences in Human Newborns" (博士論文、University of North Carolina, Greensboro, 1985).
(38 ページ) 言語を学びはじめている ——Marshall R. Childs, "Prenatal Language

Learning," *Journal of Prenatal and Perinatal Psychology and Health* 13 (2), 1998.

（40 ページ） 胎児の痛み ——K. J. S. Anand and P. R. Hickey, "Pain and Its Effects—the Human Neonate and Fetus," *New England Journal of Medicine* 317 (1987): 1,321-1,329; Anne Faddio, Joel Katz, et al.; Fran Lang Porter, Cynthia N. Zaloff, and L. Philip Miller, "Procedural Pain in Newborn Infants: The Influence of Intensity and Development," *Pediatrics* 104 (1): 13-27 (1999); A. Tadio, J. Katz et al., "Effect of neonatal circumcision on pain response during subsequent routine examination," *The Lancet* 349 (1997): 599-605.

（42 ページ） ニコラス・M・フィスク ——Nicholas M. Fisk and V. Glover, "Fetal pain: implications for research and practice," *British Journal of Obstetrical Gynecology* 106 (1999): 881-886.

第３章：母親のストレスと胎児のこころ

（45 ページ）「わたしはとても不幸な女です。……」—— 著者が受けとった手紙より。

（46 ページ）統合失調症の子どもをもつ母親——P. B. Jones et al., "Schizophrenia as a long-term outcome of pregnancy, delivery, and perinatal complications: a 28-year follow-up of the 1966 North Finland General Population Birth Cohort," *American Journal of Psychiatry*, 155 (1998): 355-364.

（46 ページ） 多動、運動性の問題、注意力欠陥 ——B. R. H. Van den Bergh, "The Influence of Maternal Emotions During Pregnancy on Fetal and Neonatal Behavior," *Pre- and Perinatal Psychology Journal* 5 (20): 119-130 (1990).

（46 ページ） 超音波診断を行なうと —— この結果についての優れた考察は、*Birth* 13 (1): March 1986 に記載されている。以下も参照。Susan M. Heidrich and Mecca S. Cranley, "Effects of Fetal Movement, Ultrasound Scans, and Amniocentesis on Maternal-Fetal Attachment," *Nursing Research* 38 (2): 81-84 (1989); James D. Campbell, Wayne Efford, and Rollin Brannt, "Case-control study of prenatal ultra-sonography exposure in children with delayed speech," *Canadian Medical Association Journal* 149 (10): 1,435-1,440 (1993).

（46 ページ） 癇《かん》の強い子ども ——Barry Zuckerman, Howard Bauchner, Steven Parker, and Howard Cabral, "Maternal Depressive Symptoms During Pregnancy and Newborn Irritability," *Developmental and Behavioral Pediatrics* 11 (4): 190-194 (1990).

（48 ページ） これらのホルモンは、体にとって諸刃の剣となる ——Bruce S. McEwen, "Allostasis and Allostatic Load: Implications for Neuropsychopharmacology," *Neuropharmacology* 22 (3): 108-213 (2000).

（48 ページ） 動物実験や人間の脳の研究 ——Charles A. Nelson and Leslie J. Carver, "The effects of stress and trauma on brain and memory: A view from the

developmental cognitive neuroscience," *Development and Psychopathology* 10 (1998): 793-809.

(49ページ) ショックを与えられたラット ——W. R. Thompson, "Influence of prenatal maternal anxiety on emotionality in young rats," *Science* 125 (1957): 698-699.

(50ページ) ストレス要因の種類 ——W. R. Thompson, J. Watson, and W. R. Charlesworth, "The effects of prenatal maternal stress on offspring behavior in rats," *Psychological Monographs* 76 (38), 1962.

(51ページ) 出生前のストレス ——Pathik D. Wadhwa et al., "The association between prenatal stress and infant birth weight," *American Journal of Obstetrics & Gynecology* 169 (4): 858-865 (1993).

(51ページ) 低体重や早産 ——P. D. Wadhwa, "Prenatal stress and life-span development," in *Encyclopedia of Mental Health* ed. Howard S. Friedman (San Diego, Calif.: Academic Press, 1998).

(52ページ) 金銭的な問題や家庭問題 ——Kathleen M. Kalil, James E. Gruber, Joyce Conley, and Michael Sytniac, "Social and Family Pressures on Anxiety and Stress During Pregnancy," *Pre- and Perinatal Psychology Journal* 8 (2), 1993.

(52ページ) デンマークの女性を対象としたある研究 ——H. C. Lou, M. Nordentoft, and F. Jense, "Psychosocial stress and severe prematurity," *Lancet* 340 (1992): 54.

(53ページ) アラバマの妊娠女性に関する研究 ——Rachel L. Copper and Robert L. Goldenberg, "The preterm prediction study: maternal stress is associated with spontaneous preterm birth at less than thirty-five weeks gestation." *American Journal of Obstetrics & Gynecology* 175 (5): 1,286 (1996).

(55ページ) ストレスが脳の生理機能に影響する ——Curt A. Sandman, Pathik D. Wadhwa, Aleksandra Chicz-DeMet, Christine Dunkel-Schetter, and Manuel Porto, "Maternal Stress, HPA Activity, and Fetal/Infant Outcome," *Annals of the New York Academy of Sciences* 814 (1997): 266-275.

(55ページ) ストレスホルモンの過剰分泌が脳の性差に影響する ——Jaak Panksepp, *Affective Neuroscience: The Foundations of Human and Animal Emotions* (New York: Oxford University Press, 1998), 237-239.

(56ページ) 神経科学者のジャーク・パンクセップ —— 同上。

(58ページ)「母親がストレス状態にあると、……」——Jaak Panksepp, *Affective Neuroscience*, 238.

(59ページ)「わたしは七カ月の胎児のとき、……」—— 著者が受けとった手紙より。

(59ページ) 一一二三人の母親を対象とした研究 ——Barry Zuckerman, Howard Bauchner, Steven Parker, and Howard Cabral, "Maternal Depressive Symptoms During Pregnancy and Newborn Irritability," *Developmental and*

Behavioral Pediatrics 11 (4): 190-194 (1990).
(60 ページ) 別の調査によって、神経質な新生児は血中のノルアドレナリン値が高いことが確かめられている —— 神経興奮性については以下を参照。M. Joels and E. Vreugdenhil, "Corticosteroids in the brain," *Molecular Neurobiology* 17 (1998): 87-198; C. Pavlides and A. Kimura et al., "Hippocampal homosynaptic long-term depression/depotentiation induced by adrenal steroids," *Neuroscience* 68 (1995): 379-385; E. Gould, P. Tanapat et al., "Proliferation of granule cell precursors in the dentate gyrus of adult monkeys is diminished by stress, *Proceedings of the National Academy of Science* 95 (1998): 3, 168-3, 171.
(60 ページ) 一〇代の妊娠に関する最近の調査——Angelo Ponirakis, Elizabeth J. Susman, Cynthia A. Stifer, "Negative emotionality and cortisol during adolescent pregnancy and its effects on infant health and autonomic nervous system reactivity," *Developmental Psychobiology* 33 (2): 163-174 (1998).
(60 ページ) アプガー指数 —— 新生児の生存可能性を生後６０秒以内に１から１０の数値で評価したもの。評価項目は、心拍数、呼吸能、筋緊張、刺激に対する反応、皮膚の色。１０が完璧で、７はいたってふつう。３以下は緊急の処置が必要となる。
(61 ページ) 妊婦の約一五パーセントが家庭内暴力を受けている —— Barbara Parker, Judith McFarlane, and Karen Soeken, "Abuse During Pregnancy: Effects on Maternal Complications and Birth Weight in Adult and Teenage Women," *Obstetrics & Gynecology* 841 (1994): 323-328.
(64 ページ)「わたしは、末の娘が……」—— 著者が受けとった手紙より。
(65 ページ) 望まない妊娠によって生まれた子ども ——Muhammad N. Bustan and Ann L. Coker, "Maternal Attitude Toward Pregnancy and the Risk of Neonatal Death," *American Journal of Public Health* 4 (3): 411-414 (1994).
(65 ページ) プラハの科学者たち ——Henry P. David, Zilenek Dybrich, Zilenek Matejcek, and Vratislav Schuller, *Born Unwanted—Developmental Effects of Denied Abortion* (New York: Spring Publishing, 1988).
(65 ページ) 自尊心を評価した ——William G. Axinn, Jennifer S. Barber, and Arland Thornton, "The Long-Term Impact of Parents' Childbearing Decisions on Children's Self-Esteem," *Demography* 35 (4): 435-443 (1998).
(66 ページ) 妊娠中の喪失感 ——Gayle Peterson, "Chains of Grief: The Impact of Prenatal Loss on Subsequent Pregnancy," *Pre-and Perinatal Psychology Journal* 9 (2) 1994.

第４章：子宮は学びの場

(72 ページ) ブリジット・バルドー —— ブリジット・バルドー (Brigitte Bardot) の自叙伝より〔*The Sunday Times*, 27 October, 1996 に掲載された

Kirsty Lang の記事による〕。

(73 ページ) この問題については、ウィリアム・アクシン率いる研究班(ミシガン大学)が——William G. Axinn, Jennifer S. Barber, and Arland Thornton, "The Long-Term Impact of Parents' Childbearing Decisions on Children's Self-Esteem," *Demography* 35 (4): 435-443 (1998).

(76 ページ) 管理者から養育者に——Robble E. Davis-Floyd, "Mind over Body: The Pregnant Professional," *Pre- and Perinatal Psychology Journal* (3): 201-227 (1994).

(78 ページ) "「クモの巣」一掃セッション"——Candace Fields Whitridge, "The Power of Joy: Pre- and Perinatal Psychology as Applied by a Mountain Midwife," *Pre- and Perinatal Psychology Journal* 2 (3), 1988.

(87 ページ) 歌う会——Rasario N. Rozada Montemurro, "Singing Lullabies to Unborn Children: Experience in Village Vilamarxant, Spain," *Pre-and Perinatal Psychology Journal* 11 (1): 9-16 (1996).

(89 ページ) バロック音楽——Michele Clements. 〔Dorothy Trainor, "Newborns Love Womb Sounds—Vivaldi, Mozart," *Medical Tribune*, 23 March 1978 に記載あり〕

(90 ページ) 二台のピアノのためのソナタ・ニ長調 K448——F. H. Rauscher, "Improved Maze Learning Through Early Music Exposure in Rats," *Neurological Research* 20 (1998): 427-432.

(90 ページ) モーツァルトを聴いてＩＱテストを受けた大学生——F. H. Rauscher, "Listening to Mozart enhances spatial-temporal reasoning towards a neurophysical basis," *Neuroscience Letter* 185 (1): 44-47 (1995).

(90-91 ページ) 就学前の子どもにモーツァルトを聴かせると——F. H. Rauscher et al., "Music training causes long-term enhancement of preschool children's spatial-temporal reasoning," *Neurological Research* 19 (1): 218 (1997).

(91 ページ) さらに別の研究——Don Campbell, *The Mozart Effect for Children* (New York: William Morrow, 2000).

(91 ページ) すぐれた言語能力——D. J. Shetler, "The Inquiry into Prenatal Music Experience; a Report of the Eastman Project," *Pre- and Perinatal Psychology Journal* 3 (3): 171-189 (1980-1987).

(92 ページ) レネ・ヴァン・デ・カー——Rene Van de Carr, "Enhancing Early Speech, Parental Bonding and Infant Physical Development Using Prenatal Intervention in Standard Obstetric Practice," *Pre-and Perinatal Psychology Journal* 1 (1): 20-29 (1986).

(93 ページ) さまざまな遊び道具を置いた広い飼育箱——Marion Diamond, "Mother's Enriched Environment Alters Brains of Unborn Rats," *Brain/Mind Bullettin* 12 (7): 1 and 5 (1987); M. C. Diamond, "The Significance of

Enrichment," *Enriching Heredity* (New York: The Free Press, 1988).（「より豊かな脳をこどもたちに伝えるために」、マリアン・クリーヴス・ダイアモンド『環境が脳を変える』〔井上昌次郎・河野栄子訳、どうぶつ社、1990〕）

(95 ページ) 乳幼児は過剰な刺激にさらされると ——T. Berry Brazelton〔Susan Quinn, "The Competence of Babies," *Atlantic Monthly*, January 1982, 54-62 に引用あり〕

第5章：出生体験は性格の形成にどう影響するか

(99 ページ)「胎児は子宮のなかで、……」——Chairat Panthuraamphorn, "How to Maximize Human Potential at Birth," *Pre-and Perinatal Psychology Journal* (winter 1994): 117-126.

(102 ページ) 比較文化的研究 ——James W. Prescott, "Body of Pleasure and the Origins of Violence," *Pulse of the Planet* 3 (1991): 17-25; James DeMeo, "The Origins and Diffusion of Patrism in Saharasia, c. 4000 BCE: Evidence for a Worldwide, Climate-Linked Geographical Pattern in Human Behavior," *Pulse of the Planet* 3 (1991): 3-16.

(103 ページ) 技術ばかり高度（ハイテク）で、ふれあいの少ない（ロータッチな）——Ruth Dianne Rice, "Neurophysiological Development in Premature Infants Following Stimulation," *Developmental Psychology* 13 (1): 69-76 (1997).

(104 ページ) 分娩のときに放出されるホルモン ——Michel Odent, "Why Laboring Women Don't Need Support," *Mothering* 80 (fall 1996), 46.

(106 ページ) 出産を楽にするために ——Gayle Peterson, *Birthing Normally* (Berkeley: Mindbody Press, 1984), 15, 16, 35, 115, 161, 186, 194; Marshall H. Klaus, John H. Kennell, and Phyllis H. Klaus, *Mothering the Mother* (Reading, Mass.: Addison-Wesley Publishing Company, 1993), 13, 17-22, 25-30. (M・H・クラウス、J・H・ケネル、P・H・クラウス『マザリング・ザ・マザー——ドゥーラの意義と分娩立ち会いを考える』、竹内徹監訳、大阪府立助産婦学院教務訳、メディカ出版、1996)

(107 ページ) 出産の方法 ——William R. Emerson, "Birth Trauma: The Psychological Effects of Obstetrical Interventions," *Journal of Prenatal and Perinatal Psychology and Health* (fall 1998), 11.

(113 ページ) 出産のタイミング ——Roger Smith, "The Timing of Birth," *Scientific American* 280 (3) : 68 (1999).

(117 ページ) トラウマに満ちた出産 ——L. Salk, Lewis P. Lipsitt et al., "Relationships of Maternal and Perinatal Conditions to Eventual Adolescent Suicide," *The Lancet* 1 (1985): 624-627.

(117 ページ) これに関連した研究 ——B. Jacobsen, and G. Eklund, et al., "Peri-

natal Origin of Adult Self-Destructive Behavior," *Acta Psychiatrica Scandinavia* 76 (1987): 364-371.
（118 ページ）攻撃的な行動——Elizabeth Kandel and Sarnoff Mednick, "Perinatal Complications Predict Violent Offending," *Criminology* 29 (3): 519-527 (1991).
（119 ページ）「一般精神医学アーカイブス *Archives of General Psychiatry*」誌の記事——Adrian Raine, Patricia Brenman, and Sarnoff A. Mednick, "Birth Complications Combined with Early Maternal Rejection at Age 1 Year Predispose to Violent Crime at Age 18 Years," *Archives of General Psychiatry*, 51 (1994): 984-988.
（120 ページ）生まれた順序——Frank Sulloway, *Born to Rebel* (New York: Vintage Books, 1996).
（121 ページ）妊娠を重ねるごとに、子どもの出生時の体重が増加していく——Michel Odent, "Birth order and Intrauterine Life," *Primal Health Research* 4 (3): 1-4 (1996).

第６章：新生児の感覚と神経はこうして発達する

（123 ページ）新生児に対する小児科医たちの誤解——Susan Quinn, "The Competence of Babies," *Atlantic Monthly*, January 1982, 54-62.
（125 ページ）唇の動き——Patricia Kuhl and A. N. Meltzoff, "The bimodal perception of speech in infancy," *Science* 218 (1982): 1,138-1,241; Meltzoff and Kuhl, "Faces and speech."［D. J. Lewkowicz and R. Lickliter, eds., *The Development of Intersensory Perception* (Hillsdale, N.J.: Erlbaum, 1994) に収録］
（125 ページ）感覚の劇的な発達——S. Begley, "Your Child's Brain," *Newsweek*, February 1996; Sheila Anne Feeney, "Babies' Amazing Skills," *New York Daily News*, 26 March 1999.
（126 ページ）ジェイコブ・E・スタイナー——J. E. Steiner, "Discriminative Human Facial Expressions to Taste and Smell Stimulation," *Annals of the New York Academy of Sciences* 237 (1974): 229-233.
（127 ページ）視界には入らない位置から——Meltzoff and Kuhl, 前掲書。
（127 ページ）父親に対しても特別な関心を示す——"What Do Babies Know," *Time* 15 August 1983.
（131 ページ）新生児も大人と同様に痛みに反応する——K. J. S. Anand and. P. R. Hickey, "Pain and its effects in the human neonate and fetus," *New England Journal of Medicine* 317 (1987): 1,321-1,329.
（132 ページ）その後の痛みに対する反応として残る——Anna Taddio, Joel Katz, A. Lane Ilersich, and Gideon Koren, "Effect of neonatal circumcision on pain response during subsequent routine vaccination," *Lancet* 349 (9,052): 599-603 (1997).

（133 ページ）犠牲となった親たち ——Madeleine H. Shearer（論説）, "Surgery on the Paralyzed, Unanesthetized Newborn," *Birth* 13 (2): 79 (1986); Jill R. Lawson（投稿）, *Birth* 13 (2), 1986; Helen Harrison（投稿）, *Birth* 13 (2), 1986.

（136 ページ）新生児が極度の痛みを味わうと ——J. Winberg, "Do Neonatal Pain and Stress Program the Brain's Response to Future Stimuli?" *Acta Paediatrica Scandinavica* 87 (1998): 723-725.

（136 ページ）脳の可塑性がもっとも高い時期 ——Fran Lang Porter, "Pain in the Newborn"〔J. Volpe, ed., *Clinics in Perinatology: Neonatal Neurology*, Vol. 16 (Philadelphia: W. B. Saunders, 1989), 549-564 に収録〕; Fran Lang Porter, "Pain Assessment in Children: Infants"〔N. L. Schecter, C. B. Berde, and M. Yaster, eds., *Pain in Infants, Children, and Adolescents* (Baltimore: Williams & Wilkins, 1993), 87-96 に収録〕

（136 ページ）脳が急激に発達する新生児期 ——K. J. S. Anand and F. M. Scalzo, "Can adverse neonatal experiences alter brain development and subsequent behavior?" *Biology of the Neonate* 77 (2): 69-82 (2000).

（137 ページ）痛みの管理 —— 年齢にかかわらず、どんな子どもも、安全かつ効果的な痛み軽減の処置を受ける権利がある。1992 年 2 月、米国保健社会福祉省（U. S. Department of Health and Human Services）、公衆衛生総局（Public Health Service）、健康管理政策研究局（Agency for Health Care Policy and Research）は、*Acute Pain Management: Operative or Medical Procedures and Trauma. Clinical Practice Guideline* を発行した。このガイドラインの目標は以下のとおり。

1．手術後および外傷後の発生率を低下させ、発生した場合の痛みを最小限にする。
2．痛みを迅速に評価して適切な処置を施すために、痛みが緩和されなければそれを伝えることの大切さを患者と家族に教える。
3．患者の快適さと満足感の向上を図る。
4．手術後の合併症の発生率を低下させることにより、入院期間の短縮を図る。

これらの目標は、新生児を含むあらゆる患者にあてはまる。

当ガイドラインは、医療チームが患者一人ひとりに対し、痛みの評価と再評価を繰り返し、薬理学的および非薬理学的方法を用いることによって、痛みの予防に焦点を置いた痛みの管理にあたることがいかに大切かを主張している。しかし、新生児の痛みとその管理をめぐる根強い誤解によって、このガイドラインを適用し、ここに定められた目標を達成することがきわめて難しくなっている。

新生児や乳児に安全に麻酔をかけることはできるのだろうか。もちろんできる。これについては以下を参照。Susan Givens Bell, "The National Pain Management Guideline: Implications for Neonatal Intensive Care,"

Neonatal Network 13 (3): 9-17 (April 1994).
(138 ページ) アメリカとカナダの研究者からなるストレス研究チーム —— M. J. Meany et al., "Individual Differences in the Hypothalamic-Pituitary-Adrenal Stress Response and the Hypothalamic CRF System," *Annals of the New York Academy of Sciences* 697 (1993): 70-85.
(139 ページ) シアトルのある小児科医 ——Louis D. Pollack, M.D.
(141 ページ) 刺激の剝奪 ——L. Salk, "The role of the heartbeat in the relations between mother and infant," *Scientific American* 228 (1973): 24-29.
(141 ページ) 子宮のなかでは、子どもは母親や羊水の動き、子宮の筋肉の壁や胎盤を通して、つねに触覚刺激や運動感覚刺激を受けている —— Ruth Dianne Rice, *Developmental Psychology* 13 (1): 69-76 (1997).
(142 ページ) インファント (乳幼児) マッサージ ——T. Field, N. Grizzle, F. Scafidi, S. Abrams, and S. Richardson, "Massage therapy for infants of depressed mothers," *Infant Behavior and Development* 19 (1996): 109-114.
(143 ページ) インファントマッサージ訓練団体 ——Tiffany M. Field, *Touch in Early Development* (Mahwah, N.J.: Lawrence Erlbaum Associates, 1995).
(143 ページ) 子どもにマッサージをほどこし、入浴させせた父親 ——K. Scholtz and C. A. Samuels, "Neonatal bathing and massage intervention with fathers, behavioral effects 12 weeks after birth of the first baby: The Sunraysia Australia Intervention Project," *International Journal of Behavioral Development* 15 (1), 67-81 (1992).
(143 ページ) 顔をゆがめる、しかめる、拳を握る ——F. Scafidi et al., "Massage stimulates growth in preterm infants: A replication," *Infant Behavior and Development* 13 (1990): 167-188.
(143 ページ) カテコールアミンのうちノルアドレナリンとアドレナリン —— C. Kuhn et al.,"Tactile-kinesthetic stimulation effects on sympathetic and adrenocortical function in preterm infants," *Journal of Pediatrics* 119 (1991): 434-440.
(144 ページ) 食物の吸収 ——K. Uvnas-Moberg, A. M. Widstrom, G. Marchine, and J. Windberg, "Release of GI Hormone in Mothers and Infants by Sensory Stimulation," *Acta Paediatrica Scandinavica* 76 (1987): 851-860.
(144 ページ) コカインにさらされた乳児やＨＩＶ (ヒト免疫不全ウイルス) に感染した乳児は、マッサージを受けることによって ——Tiffany M. Field, 前掲書。
(146 ページ) 音楽には分娩にかかる時間を短縮し ——M. A. Winokur, "The use of music as an audio-analgesia during childbirth" (修士論文、Florida State University, Tallahassee, 1984).
(146 ページ) 出生時の母子双方の痛みをやわらげる ——C. H. McKinney, M. H. Antoni, A. M. Kumar, and M. Kumar, "The effect of selected classical music

and spontaneous imagery on plasma beta-endorphin," *Journal of Behavioral Medicine* 20 (1): 85-99 (1997); S. B. Hanser, S.C. Larson, and A. S. O'Connell, "The effect of music on relaxation of expectant mothers during labor," *Journal of Music Therapy* 20 (2): 5-58 (1983).

(146ページ) 新生児集中治療室の看護師たち ——Sharon K. Collins and Kay Kuck, "Music Therapy in the Neonatal Intensive Care Unit," *Neonatal Network*, March 1991.

(147ページ) 子宮内の音と女性の歌声とを組み合わせた録音テープ —— S. K. Collins and K. Kuck, "Music therapy in the neonatal intensive care unit," *Neonatal Network* 9 (6): 23-26 (1997).

(147ページ) 音楽療法 —— ＮＩＣＵで子守歌を流すと、新生児たちの酸素飽和度が低下しにくくなる。J. Caine, "The effects of music on the selected stress behaviors, weight, caloric and formula intake, and length of hospital stay of premature and low-birth-weight neonates in a newborn intensive care unit," *Journal of Music Theory* 28 (4): 180-192 (1991).

ＮＩＣＵの未熟児に音楽を聞かせると、一日の体重増加量が二倍になるという研究報告もある。これについては、同書および以下に記載されている。J. M. Coleman, R. R. Pratt, and H. Abel, "The effects of male and female singing and speaking voices on selected behavioral and physiological measures of premature infants in the intensive care unit."〔International Society for Music in Medicine Symposium in San Antonio, Texas, October 1996における講演原稿〕

上記の研究者たちとスタンドレー（J. M. Standley）は、新生児に音楽を聞かせると、ＮＩＣＵ滞在日数を三日ないし五日短縮させることができることを示した。J. M. Standley, "The effect of music and multimodal stimulation of physiologic and developmental responses of premature infants in neonatal intensive care."〔International Society for Music in Medicine Symposium in San Antonio, Texas, October 1996における以下の講演原稿〕

新生児に落ち着いたクラシック音楽を聞かせると、興奮しにくくなり、異常な動作をしにくくなることもわかっている。June Kaminski and Wendy Hall, "The Effect of Soothing Music on Neonatal Behavioral States in the Hospital Newborn Nursery," *Neonatal Network* 15 (1): 45-54 (1996).

(148ページ)「赤ん坊は、目が覚めて意識がはっきりしているときは……」——Louise J. Kaplan, *No Voice Is Ever Wholly Lost* (New York: Simon & Schuster, 1996), 26.

第7章：「親密さ」という魔法

(153ページ) 現在では古典となった『母と子のきずな』——Marshall H. Klaus, and John H. Kennell, *Maternal-Infant Bonding* (Saint Louis, C. V.

Mosby, 1976), 1-2.（マーシャル・H・クラウス、ジョン・H・ケネル『母と子のきずな——母子関係の原点を探る』竹内徹、柏木哲夫訳、医学書院、1979）

（155 ページ）心理学者のルネ・スピッツが二つのグループの子どもに対して行なった研究——Rene A. Spitz, "Anaclitic depression," *Psychoanalytic Study of the Child* 2 (1946): 313-342; Rene A. Spitz, "Hospitalism: An inquiry into the genesis of psychiatric conditions in early childhood," *Psychoanalytic Study of the Child* 1 (1945): 53-74.

（157 ページ）ハーロウ夫妻らは、生まれたての子ザルを母親と引き離した——この研究の概要は、*Primate Perspective* (1979) に記載されている。以下も参照。Stephen J. Suomi and C. Ripp, "A History of Motherless Monkey Mothering."〔M. Rerte and N. Caine (eds.), *Child Abuse: The Nonhuman Primate Data* (New York: Alan R. Liss, 1983), 49-78 に収録〕

（157 ページ）母性剥奪症候群——John. Bowlby, *Attachment and Loss*, vol.1, *Attachment* (New York: Basic Books, 1969)（J・ボウルビィ『母子関係の理論 1——愛着行動』黒田実郎他訳、岩崎学術出版社、改訂新版は 1991）。これに続く二巻（1973、1980）もお勧めしたい（『母子関係の理論 2——分離不安』『母子関係の理論 3——対象喪失』ともに黒田実郎他訳、岩崎学術出版社、1991）。

（158 ページ）"見知らぬ状況"——Mary Ainsworth, M. C. Blehar, et al., *Patterns of Attachment* (Hillsdale, N.J.: Erlbaum, 1978).

（161 ページ）母乳哺育が体の健康に与えるメリット——米国小児科学会栄養委員会（American Academy of Pediatrics' Committee on Nutrition）は、1978 年にすでに次のように宣言している。

- 乳児用調合乳の質が向上したとはいえ、「すべての新生児にとっての最善の栄養源」は母乳である。
- どんな医師も、乳児の栄養全般と、とりわけ母乳について、「より深い知識」を身につける必要がある。
- 産科外来も産科病棟も、姿勢、習慣、施設のすべてを、母乳哺育をうながすかたちに変えるべきである。
- 病院は出産後の母と子を同室にし、新生児がほしがればいつでも母乳を与えられるようにすべきである。
- 母乳哺育に関する情報を学齢期の子どもに提供するだけでなく、テレビなどの媒体でも、育児を自然なものとして表現すべきである。
- 働く母親が母乳哺育と仕事のどちらをとるかで悩むことなく、必ず母乳哺育ができるように、産後三カ月から四カ月は休暇をとることを法律で義務づけるべきである。

栄養委員会の委員長であり、南フロリダ大学（タンパ）の小児科長であるルイス・A・バーネス（Lewis A. Barness）によれば、カナダ小児科

学会（Canadian Paediatric Society）とともに発表されたこの宣言書は五年がかりで作成された。彼によれば、最近の発見によって、「母乳哺育には栄養的価値があるだけでなく、すばらしい感染症予防効果がある」ことが明らかになった。母乳には、肺炎、気管支炎、胃腸障害を防ぐ効果がある。バーネスは、母乳哺育の低体重児が壊死性腸炎にかかる率が、ゼロパーセントではないものの、きわめて低いことに驚いている。委員会のメンバーであり、コロンビア大学人間栄養研究所所長であるマイロン・ウィニック博士（Dr. Myron Winick）は、「母乳哺育児は生後一年時の体重が人工乳保育児よりも軽い傾向がある。以前はこれがよくないことと考えられていた。しかし、今日の肥満の問題を考慮すれば、母乳哺育児は栄養摂取量を自分でコントロールしているのだと考えることができる」と述べている。

"Pediatricians back breast-feeding," *Medical World News*, November 13, 1978, 23.

（162ページ）ＩＱが高い ——Justin Call, John Kennell, and Marshall Klaus, *Frontiers in Psychiatry* (New York: Basic Books).

（162ページ）オーストラリアでの調査 ——Wendy Oddy.〔*British Medical Journal* (July 23, 1999) に発表された論文が、ＣＢＳニュース（September 28, 1999）で紹介された〕

（162ページ）乳がんになるリスク ——J. L. Freudenheim, J. R. Marshall, S. Graham, R. Laughlin, J. E. Vena, and E. Bandera, "Exposure to breastmilk in infancy and the risk of breast cancer," *Epidemiology* 5 (3): 324-31 (1994).

（164ページ）脳細胞が、一連の刺激（継続時間がわずか○・何秒かの刺激。思考や、人との相互作用など）に対する反応として、変化し、成長する —— Rima Shore, *Rethinking the Brain: New Insights into Early Development* (New York: Families and Work Institute, 1997). 神経科学の先駆的研究者によるすぐれた書である。

（164ページ）ハリー・チュガニ ——Harry T. Chugani, "Critical Importance of Emotional Development: Biological Basis of Emotions: Brain Systems and Brain Development," *Pediatrics* 102 (5, Supplement November 1998): 1,225-1,229.

（165ページ）眼窩《がんか》前頭皮質 ——Allen N. Schore, "The experience-dependent maturation of a regulatory system in the orbital prefrontal cortex and the origin of developmental psychopathology," *Development and Psychopathology* 8 (1996): 59-87. 注目すべき論文である。

（166ページ）" 社会的神経系 "——Stephen W. Porges, "Orienting in a defensive world: Mammalian modifications of our evolutionary heritage. A Polyvagal Theory," *Psychophysiology* 32 (1995): 301-318.

（167ページ）迷走神経 ——Stephen W. Porges, "Love: An Emergent Property of the Mammalian Autonomic Nervous System," *Psychoneuroendocrinology* 23 (8): 837-861 (1998). 以下も参照。Susan A. Greenfield, *The Human Brain: A*

Guided Tour (New York: Basic Books, 1997)（スーザン・グリーンフィールド『脳が心を生みだすとき』新井康允訳、草思社、1999）
（169ページ）脳の形成における陰と陽の二つのプロセス——Daniel L. Siegel, "Relationships and the Developing Mind: An Interpersonal Neurobiology of Attachment," *The Childhood Information Exchange* (1999).
（174-176ページ）「次男は子宮のなかで二度痛めつけられました。……」——著者が受けとった手紙より。
（176ページ）二〇世紀後半から家庭事情が激変した——Sharon Hays, "The Fallacious Assumptions and Unrealistic Prescriptions of Attachment Theory: A Comment on Parents' Socioemotional Investment in Children," *Journal of Marriage & the Family* 60 (3), 1998.

第8章：経験が脳をつくる

（184ページ）スイスの心理学者、ジャン・ピアジェ——J. Piaget, *Play, Dreams, and Imitation in Childhood* (New York: W.W. Norton, 1962).（ジャン・ピアジェ『幼児心理学１——模倣の心理学』『幼児心理学２——遊びの心理学』『幼児心理学３——表象の心理学』大伴茂訳、黎明書房、1988）
（186ページ）ビデオを駆使して——A. Meltzoff and M. K. Moore, "Imitation of facial and manual gestures by human neonates," *Science* 198 (1977): 75-78; A. Gopnik, A. Meltzoff, and P. Kuhl, *The Scientist in the Crib: Minds, Brains, and How Children Learn* (New York; William Morrow and Company, 1999).（アリソン・ゴプニック、アンドルー・N・メルツォフ、パトリシア・K・カール『0歳児の「脳力」はここまで伸びる——「ゆりかごの中の科学者」は何を考えているのか』榊原洋一監修、峯浦厚子訳、ＰＨＰ研究所、2003）
（188ページ）肯定的な態度——Rima Shore, *Rethinking the Brain: New Insights Into Early Development* (New York: Families and Work Institute, 1997).
（192ページ）脳の各部に"最盛期"があり——Harry T. Chugani, "Biological Basis of Emotions: Brain Systems and Brain Development," *Pediatrics* 102 (5), Supplement: 1,225-1,229 (1998).
（197ページ）生後三カ月の乳児でも母親がふさぎこんでいると、それに気づく——E. Z. Tronick and A. Gianino, "The Transmission of Maternal Disturbance to the Infant."〔*Maternal Depression and Infant Disturbance*, ed. E. Tronick and T. Field (New York: Jossey-Bass, 1986) に収録〕
（197ページ）トロニックの研究——E. Z. Tronick, "On the primacy of social skills"〔*The exceptional infant: Psychosocial risks in infant environment transaction*, ed. D. B. Sawin, L. O. Walker, and J. H. Penticuff (New York: Bruner/Mazel, 1980), 144-158 に収録〕; E. Z. Tronick, "Affectivity and sharing"〔*Social*

interchange in infancy: Affect, cognition and communication, ed. E. Z. Tronick (Baltimore: University Park Press, 1982), 1-6 に収録〕; E. Z. Tronick, "Emotions and emotional communication in infants," *American Psychologist* 44 (1989): 112-128; E. Z. Tronick, H. Als and L. Adamson, "Structure of early face-to-face communicative interactions."〔*Before speech: The beginning of interpersonal communication*, ed. M. Bullowa (New York: Cambridge University Press, 1979), 349-372 に収録〕

(198 ページ) 幸せな母親の子どもはたいてい楽しげで ——E. Z. Tronick and A. Gianino, "Interactive mismatch and repair: Challenges to the coping infant," *Zero to Three* 6 (3): 1-6 (1986).

(202 ページ) よちよち歩きを始めるころには——Allen N. Schore, "The experience-dependent maturation of a regulatory system in the orbital prefrontal cortex and the origin of developmental psychopathology," *Development and Psychopathology* 8 (1996): 68.

(202 ページ) 最初の一年に親が上手に育てれば——Allen N. Schore, 前掲書、59-87; A. N. Schore, "Early organization of the nonlinear right brain and development of a predisposition to psychiatric disorders," *Development and Psychopathology* 9 (1997): 595-631.

(205 ページ) 専門職についている親の子ども、単純労働職についている親の子ども、生活保護を受けている親の子ども ——B. Hart and T. Risley, *Meaningful Differences in the Everyday Experience of Young American Children* (Baltimore: Brookes, 1995).

(206-207 ページ) 親たちは、さまざまな文化のなかで、それぞれ違った思考様式を子どもたちに授けている ——Erica Goode, "How Culture Molds Habits of Thought," *New York Times*, 8 August 2000.

第９章：初期記憶のミステリー

(210 ページ) 子宮のなかにいたときのわたしの記憶 ——1983 年 5 月に著者が受け取った手紙。

(212 ページ) 私たちは自分の記憶をできるだけさかのぼってみると —— Frances J. Mott, "World Transformation," *Journal of Psychohistory* 4 (3): 319-335 (1997).

(215 ページ) 細胞は環境を読みとり ——Bruce Lipton, "Adaptive Mutation: A New Look at Biology," *Touch the Future*, Summer 1997 (4350 Lime Avenue, Long Beach, Calif. 90807).

(216 ページ) 細胞が記憶するなんてどうも信じられないという人は —— Bruce S. McEwen and Harold M. Schmeck, Jr., *The Hostage Brain* (New York: Rockefeller University Press, 1994).（ブルース・S・マッキイエン、シュメッ

ク『とらわれの脳』、加藤進昌監訳、定松美由紀訳、学会出版センター、2003）
（216 ページ）神経細胞学者、キャンダス・パート ——Candace B. Pert, *Molecules of Emotion* (New York: Simon & Schuster, 1999).
（217 ページ）過去の研究 ——Robert Ader, David Felton, and Richard Cohen, *Psychoneuroimmunology*, 2d ed. (San Diego: Academic Press, 1991).
（217 ページ）ハワード・ホール ——Candace B. Pert, 前掲書 191 に引用あり。
（221 ページ）記憶を専門に研究する心理学者たち ——J. Douglas Bremner, John H. Krystal, Dennis S. Charney, and Steven Southwick, "Neural Mechanisms in Dissociative Amnesia for Childhood Abuse: Relevance to the Current Controversy Surrounding the 'False Memory Syndrome,'" *American Journal of Psychiatry* 153 (1996): 7.
（224 ページ）胎児は母親の体験を文字通り吸収し ——Alice M. Givens, "The Alice Givens Approach to Prenatal and Birth Therapy," *Pre- and Perinatal Psychology Journal* 1 (3): 223-229 (1987).
（225 ページ）オーストラリアの研究者たち ——Inez Correia, "The impact of television stimuli on the prenatal infant" (博士論文、University of New South Wales, Sydney, Australia, 1994).
（226 ページ）出生体験の記憶という現象を早くから研究していた一人に、カリフォルニア在住の産科医、デーヴィッド・B・チークがいる —— デーヴィッド・B・チーク（David B. Cheek）に、著者が直接インタビューを行なった（1989）。以下も参照。D. B. Cheek, "Sequential head and shoulder movement appearing with age regression from hypnosis to birth," *American Journal of Clinical Hypnosis* 16 (4): 261-266 (1974).
（227 ページ）出生の記憶を長年にわたって集めている —— デーヴィッド・B・チェンバレン（David B. Chamberlain）に、著者が直接インタビューを行なった（1989 年 5 月）。以下も参照。D. B. Chamberlain, "The Expanding Boundaries of Memory," *Pre- and Perinatal Psychology Journal* 4 (3): 171-189 (1990).
（227 ページ）オキシトシンが増加している ——Bela Bohus et al., "Oxytocin, Vasopressin and Memory: Opposite Effects on Consolidation and Retrieval Processes," *Brain Research* 157 (1978): 414-417.
（228 ページ）片方の足に、ベッドの上のモビールから垂らしたひもをくくりつけた ——Carolyn Rovee-Collier, "The Memory System of Prelinguistic Infants."〔*Annals of the New York Academy of Sciences*. "The Development of and Neural Bases of Higher Cognitive Functions," vol.608, ed. A. Diamond (1993) に掲載。517-42〕
（229 ページ）六カ月児が、自分の体験した出来事の印象を何年ももち続ける ——E. Perris, N. Meyers, and R. Clifton, "Long-term memory for a single

infancy experience," *Child Development* 61 (1990): 1,796-1,807.

(230 ページ) ビニールの箱の上面に自分の額をぶつけるように頼んだ ——A. N. Meltzoff, "Infant Imitation After a 1-week Delay: Long-term Memory for Novel Acts and Multiple Stimuli," *Developmental Psychology* 24 (1988): 470-476.; P. J. Klein and A. N. Meltzoff, "Long-term Memory, Forgetting and Deferred Imitation in 12-month-old Infants," *Developmental Science* 2 (1989): 102-113.

(230 ページ) ゴングを組み立てているところを見せ ——Patricia Bauer.〔Daniel L. Schacter, *Searching for Memory: The Brain, the Mind, and the Past* (New York: Basic Books, 1996) に記載あり〕

(231 ページ) マウスは新しい環境に入ると……——Matthew Wilson and Bruce McNaughton, "Memory Building," *The Economist*, 29 August 1998.

(232 ページ) フラッシュバルブ記憶 ——J. Douglas Bremner, John H. Krystal, Dennis S. Charney, and Steven Southwick, "Neural Mechanisms in Dissociative Amnesia for Childhood Abuse: Relevance to the Current Controversy Surrounding the 'False Memory Syndrome,'" *American Journal of Psychiatry* 153 (1996): 7.

(232 ページ) 強烈な印象をもつ長期記憶は、恐怖をともなう体験によっても生じ ——Wilson and McNaughton, 前掲書。

(233 ページ)「とりもどした記憶」の真偽は？ ——J. Douglas Bremner, John H. Krystal, Dennis S. Charney, and Steven Southwick, 前掲書。

(234 ページ) 仰向けに寝たまま、胃に挿入されたチューブを通して —— Lynda Share, *Dreams and the Reconstruction of Infant Trauma* (Hillsdale, N.J.: Analytic Press, 1994).

(236 ページ) 家族の習慣として受け継がれている ——Averil Earnshaw, "The Inheritance of Life Events: A Synopsis of *Time Will Tell*," *Pre- and Perinatal Psychology Journal* 10 (3), 1996.

第 10 章：他人に子どもを預けるとき

(239 ページ) 母親か父親以外の誰かに見てもらわなければならない六歳以下の子どもが、アメリカだけで二二〇〇万人いる ——National Institute of Child Health and Human Development, Early Child Care Research Network (NICHD), "The effect of infant child care on infant-mother attachment security: Results of the NICHD of early child care," *Child Development*, 69, 860-879 (1997).

(240 ページ) ＮＩＣＨＤの早期保育研究ネットワーク —— 同上。

(243 ページ) 保育所に関していえば ——Kate Fillon, "The Day Care Decision," *Saturday Night*, January 1989, 23-30.

(243 ページ)" クオリティ 2000"——Sharon L. Kagan and Nancy E. Cohen, "Not

by Chance: Creating an Early Care and Education System for America's Children.: The Quality 2000 Initiative" (New Haven: Bush Center in Child Development and Social Policy at Yale University, 1997).
(244ページ) 保育施設の二〇パーセントを「劣悪」、六〇パーセントを「並」、一五パーセントを「よい」、五パーセントを「大変よい」と評価している——J. Belsky, "Infant day care: A cause for concern?" *Zero to Three: Bulletin of the National Center for Clinical Infant Programs* (Washington, D.C., Superintendent of Documents, 1986).
(244ページ) 家庭の要因とが組み合わさって——National Institute of Child Health and Human Development Early Child Care Research Network (NICHD), *The NICHD Study of Early Child Care* (1998). http://secc.rti.org/publications.cfm
(245ページ) 保育所は病気にもっとも感染しやすい場所——Michael T. Osterholm, "Infectious disease in child day care: An overview," *Pediatrics* 6: 987 (1994).
(245ページ) 髄膜炎——A. K. Takala, J. Jero, E. Kela, P. R. Ronnberg; E. Koskenniem; J. Eskola, "Risk factors for primary invasive pneumococcal disease among children in Finland," *Journal of the American medical Association* 273 (11): 859-864 (1995).
(245ページ) 二倍の率で喘息を発症——Wenche Nystad, "Asthma linked to day care, researchers say," *Toronto Star*, 24 September 1987, A29.
(246ページ) モントリオール大学の研究者チーム——1999年、ベルリンで開かれた音響学会議で、ミシェル・ピカール (Michel Pircard) が発表〔マーガレット・マンロウ (Margaret Munro) が "Daycare may harm hearing, affect ability to learn: Study," *The National Post* (February 23, 1999) で報告〕。
(246ページ) 落ち着かない雰囲気が、発達中の脳にマイナスの影響をおよぼす——Andrea C. Dettling, Megan R. Gunnar, and Bonny Donzella, "Cortisol Levels of Young Children in Full-Day Childcare Centers: Relations with Age and Temperament," *Psychoneuroendocrinology* 24 (5): 514-536 (1999).
(248ページ) クラウディオ・ビオラートとクレア・ラッセル——Claudio Violato and Clare Russell, "Effects of nonmaternal care on child development: A meta-analysis of the published research."〔*The Changing Family and Child Development*, edited by C. Violato, E. Oddone-Paolucci, and M. Genuis (Aldershot, UK: Ashgate, 2000) に収録〕
(248ページ) どの能力においても、女の子よりも男の子のほうがマイナスの影響を強く受けやすい——Henry Brandtjen and Thomas Verny, "Long-Term Effects of Daycare Centers on Infants and Toddlers." (修士論文、St. Mary's University, Minneapolis, 2000)〔*Pre- and Perinatal Psychology Journal*, 15 (4) Summer 2001: 239-286 に掲載〕
(250ページ) 有名なゲゼル人間発達研究所の副所長、ルイーズ・ベイツ・

エイムズ――Louise Bates Ames, "Day Care for Infants May Cause Psychological Harm," *Behavior Today Newsletter*, 16 March 1987, 5.

(251 ページ) ある母親は、息子の通う保育所について熱狂的に語っていた――Kate Fillon, "The Day Care Decision," *Saturday Night*, January 1989, 23-30.

(257 ページ) 子どもとテレビ――"Fantasy, TV and crime."〔Group for the Advancement of Psychiatry による刊行物 (1983)〕

(258 ページ) 子どもはテレビの前で過ごす時間が長すぎると――Joseph Chilton Pearce, *Evolution's End: Claiming the Potential of Our Intelligence* (San Francisco and New York: Harper and HarperCollins, 1992)(ジョゼフ・C. ピアス『知性の進化――脳と心の潜在能力』、西村弁作・山田詩津夫訳、大修館書店、1995); Jane M. Healy, *Endangered Minds: Why Our Children Don't Think* (New York: Simon & Schuster, 1990)(ジェーン・ハーリー『滅びゆく思考力―― 子どもたちの脳が変わる』、西村弁作・新美明夫編訳、大修館書店、1992); Keith A. Buzzell, "The Neurophysiology of Television Viewing."〔キース・バゼル博士 (Dr. Keith A. Buzzell) から直接入手できる。連絡先は、14 Portland Street, Fryeburg, Maine 04037-1206, U.S.A. 〕

第 11 章：間違いが起こるとき――悲しい子ども、怒れる子ども

(266 ページ) 自殺傾向のある二歳半から四歳の子ども八人――Perihan Rosenthal, "Suicide Among Preschool Children Found More Prevalent Than Commonly Believed."〔米国精神医学協会 (American Psychiatric Association) における講演 (Toronto, 1982)。*Psychiatric News*, 6 April 1984 に掲載されている〕

(267 ページ) シドニーの新小児病院で最近開かれた会議――Louise Newman による講演〔Chris Pritchard により、*Medical Post*, 8 October 1996 に報告されている〕。

(270 ページ) ひどく自滅的または自殺傾向があった――Morris Paulson.〔*Time*, 25 September 1978, 76 に引用あり〕

(270 ページ) 早い時期に親を失った場合、その後の家庭生活の質が、のちの精神障害の発症にかかわる――A. Breier, J. R. Kelsoe, and P. D. Kirwin, "Early parental loss and development of adult psychopathology," *Archives of General Psychiatry* 45 (1998): 987-993.

(272 ページ) 虐待または育児放棄を受けた人は、そうでない人よりも少年犯罪、成人犯罪、暴力犯罪で逮捕されている率が高い――Dorothy Otnow Lewis, "From Abuse to Violence: Psychophysiological Consequences of Maltreatment, " *Journal of the American Academy of Child and Adolescent Psychiatry* 31 (3): 383-391 (1992); "Child delinquents who later commit murder."〔*Psychiatric News*, 21 June 1985 に掲載〕

（272 ページ）“気晴らしのための殺人”——Moira Martingale, *Cannibal Killers : The History of Impossible Murders* (New York: Carrol & Graf, 1993).（モイラ・マーティンゲイル『カニバルキラーズ——恐るべき殺人鬼たちの系譜』、河合洋一郎訳、原書房、1997）

（272 ページ）九歳の少年が暴行と家庭内暴力で告訴された ——*Globe and Mail*, 18 July 1996.

（273 ページ）神戸では、一四歳の少年が逮捕された ——*Toronto Star*, 29 June 1997.

（274 ページ）暴力の起源 ——B. D. Perry, "Incubated in Terror: Neurodevelopmental Factors in the 'Cycle of Violence.'"〔*Children, Youth and Violence: The Search for Solutions*, ed. J. Osofsky (New York: Guilford Press, 1997), 124-148 に収録〕

（276 ページ）暴力のサイクル ——Bruce Perry, "The Vortex of Violence: How Children Adapt and Survive in a Violent World," ChildTrauma Academy, Parent and Caregiver Education Series, ed. B. D. Perry, CIVITAS Child Trauma Programs, Dept. of Psychiatry and Behavioral Sciences, Baylor College of Medicine, Texas Children's Hospital.〔*Maltreated Children: Experience, Brain Development and the Next Generation* (New York: W. W. Norton, 2000) の一部を改訂したもの〕

（276 ページ）犯罪多発地域に住む子どもの三〇パーセント ——James Garbarino, "The American War Zone: What Children Can Tell Us About Living with Violence," *Developmental and Behavioral Pediatrics*, 16 (3): 431-435 (1995).

（276 ページ）国立精神保健研究所の調べ ——L. Richters and W. Salzman, "Survey of children's exposure to community violence" (Bethesda, Maryland: National Institute of Mental Health, 1990).

（277 ページ）ドロシー・オトノー・ルイス（ニューヨーク大学）は、暴力的な若者について長年研究している ——Dorothy Otnow Lewis, "From Abuse to Violence: Psychophysiological Consequences of Maltreatment," *Journal of the American Academy of Child and Adolescent Psychiatry* 31 (3): 383-391 (1992).

（278 ページ）ニューヨーク郊外の小学生八七五人をその後二〇年間追跡 ——Leonard D. Eron, L. M. Gentry, and P. Schlegel, eds., *Reasons to Hope: A psychosocial perspective on violence & youth* (Washington, D.C.: American Psychological Association, 1994).

（279-281 ページ）ある小児科医が、極端な暴力性をもち続けた若者の事例を語っている ——Roger Tonkin, "Sorting out the 'bad apples,'" *Medical Post*, 2 April 1966, 30.

（281 ページ）脅かされた子どもが、人を脅かす青少年へと変わっていく道 ——B. D. Perry, "Incubated in Terror: Neurodevelopmental Factors in the 'Cycle of Violence.'"〔*Children, Youth and Violence: The Search for Solutions*,

ed. J. Osofsky (New York: Guilford Press, 1997), 124-148 に収録〕

(282 ページ) 膨大な数の研究 ——Bruce Perry, "How Persisting Fear Can Alter the Developing Child's Brain"〔"The Neurodevelopmental Impact of Violence in Childhood," The Child Trauma Academy, Department of Psychiatry and Behavioral Sciences, Baylor College of Medicine and Texas Children's Hospital のウェブサイト版。http://www.childtrauma.org/ctamaterials/vio_child.asp〕; B. D. Perry, R, Pollard, T. Blakely, W. Baker, D. Vigilante, "Childhood trauma, the neurobiology of adaptation and 'use-dependent' development of the brain: How 'states' become 'traits,'" *Infant Mental Health Journal* 16 (4): 271-291 (1995); B. D. Perry, and R. Pollard, "Homeostasis, stress, trauma, and adaptation: A neurodevelopmental view of childhood trauma," *Child and Adolescent Psychiatric Clinics of North America* 7 (1): 33-51 (1998); B. D. Perry, and I. Azad, "Post-traumatic stress disorder in children and adolescents," *Current Opinion in Pediatrics* 11 (1999): 121-132.

(286 ページ) 摂食障害や自傷 ——Todd F. Heatherton and Roy F. Baumeister, "Binge Eating As Escape From Self-Awareness," *Psychological Bulletin* 110 (10): 86-108 (1991).

(287 ページ) 幼少時に虐待を受けたというだけでは、極端に暴力的な人間にはならない ——Remi Cadoret, William R. Yates, Ed Troughton, George Woodworth, and Mark Stewart, "Genetic-Environmental Interaction in the Genesis of Aggressivity and Conduct Disorders," *Archives General Psychiatry* 52: November 1995.

(289 ページ) ある種の信念体系 ——Bruce D. Perry, Ronnie A. Pollard, et al, "Childhood Trauma, the Neurobiology of Adaptation, and 'Use-dependent' Development of the Brain: Now 'States' Become 'Traits' ," *Infant Mental Health Journal* 16 (4): 271-289 (Winter 1995).

(290 ページ) 精神的な虐待 ——J. Garbarino, E. Guttmann, and J. Seeley, *The Psychologically Battered Child: Strategies for Identitification, Assessment, and Intervention* (San Francisco: Jossey-Bass, 1986).

(291 ページ) 認知刺激の剝奪 ——C. A. Rohrbect and C. T. Twentyman "Neglect and Abuse," *Journal of Consulting Clinical Psychology* 54 (1986): 231; Carla Rivera, "Report to the U.S. Congress," The Advisory Board of Child Abuse and Neglect, *Los Angeles Times*, 26 April 1995.

(291 ページ) 精神疾患のルーツ —— 児童虐待と多様な人格障害については以下を参照。Philip M. Coons, A. Browne, and D. Finkelhor, "Impact of child sexual abuse: A review of the research," *Psychological Bulletin* 99 (1986): 66-77; J. H. Beitchman et al, "A review of the long-term effects of child sexual abuse," *Child Abuse and Neglect* 16 (1992): 101-118; J. Bigras, P. Leichner, M. Perreault, and R. Lavoie, "Severe paternal sexual abuse in early childhood and systematic aggression

against the family and the institution," *Canadian Journal of Psychiatry* 36 (1991): 527-529; S. Bjorkly, "Trauma and violence: The role of early abuse in the aggressive behavior of two violent psychotic women," *Bulletin of the Menninger Clinic* 59 (1995): 205-220; J. Briere and M. Runtz, "Childhood sexual abuse: Long-term sequelae and implications for psychological assessment," *Journal of Interpersonal Violence* 8 (1993): 312-330; C. G. Curtis, "Violence Breeds Violence Perhaps?" *American Journal of Psychiatry* 120 (1963): 386; D. David, A. Giron, and T. Mellman, "Panic-phobic patients and developmental trauma," *Journal of Clinical Psychiatry* 56 (1995): 113-117; A. H. Green, "Child sexual abuse: Immediate and long-term effects and interventions," *Journal of the American Academy of Child and Adolescent Psychiatry* 32 (1993): 890-902; A. B. Gross and H. R. Keller, "Long-term consequences of childhood physical and psychological maltreatment," *Agressive Behavior* 18 (1992): 171-185; T. Heins, A. Gray; and M. Tennant, "Persisting hallucinations following childhood sexual abuse," *Australian and New Zealand Journal of Psychiatry* 24 (1990): 561-565; C. Mancini, M. Van Ameringen, and H. MacMillan, "Relationship of childhood sexual and physical abuse to anxiety disorders," *Journal of Nervous and Mental Disease* 183 (1995): 309-314; R. Parke and C. Collmer, "Child Abuse: An Interdisciplinary Review," *Review of Child Development Research*, vol. 5, ed. E. M. Hetherington (Chicago: Chicago University Press, 1975); Adrian Raine et al, "Relationships Between Central and Autonomic Measures of Arousal at Age 15 Years and Criminality at Age 24 Years," *Archives of General Psychiatry* 47 (1990): 1,003-1,007; A. B. Rowan and D. W. Foy, "Post-traumatic stress disorder in child sexual abuse survivors: A literature review," *Journal of Traumatic Stress* 6 (1993): 3-20; C. Swett and M. Halpert, "High rates of alcohol problems and history of physical and sexual abuse among women inpatients," *American Journal of Drug and Alcohol Abuse* 20 (1994): 263-272; E. G. Triffleman, C. R. Marmar, K. L. Delucchi, and H. Ronfeldt, "Childhood trauma and posttraumatic stress disorder in substance abuse inpatients," *Journal of Nervous and Mental Disease* 183 (1995): 172-176.

(297 ページ) 不必要に暴力的なテレビゲームやテレビ番組 ——Lynette Friedrich-Cofer and Aletha C. Houston, "Television Violence and Aggression: The Debate Continues," *Psychological Bulletin* 100 (3) (1986): 364-371; Linda Heath, Candace Kruttschmitt, David Ward, "Television and Violent Criminal Behavior: Beyond the Bobo Doll," *Victims and Violence* 1 (3): 177-190 (1986).

第 12 章：子どもの「善意」の基盤をつくる —— 思いやり、共感、利他主義の育て方

(301 ページ) オーギュスト・コント —— 以下に引用あり。Phillip Rushton and

Richard Sorentino, *Altruism and Human Behavior* (Hillsdale, N.J. : Erlboum, 1984).

（302 ページ）三つで一つの脳 ——Paul MacLean, *A Triune Concept of the Brain and Behavior*, ed. D. Campbell and T. J. Boag (Toronto: University of Toronto Press, 1973); Karl Pribram, "What the Fuss Is All About," *The Holographic Paradigm*, ed. Ken Wilber (Boulder, Colo., and London: Shambhala, 1982).（カール・H・プリブラム「この大騒ぎはいったい何のこと？」、ケン・ウィルバー編『空像としての世界——ホログラフィをパラダイムとして』〔井上忠他訳、青土社、1992〕）; Wilder Penfield, *The Mystery of the Mind* (Princeton, N.J.: Princeton University Press, 1977).（ワイルダー・ペンフィールド『脳と心の正体』、塚田裕三・山河宏訳、法政大学出版局、1987）

（303 ページ）人間の脳は光を連想させる——Robert Bly, *Sibling Society* (Reading, Mass.: Addison-Wesley Publishing Company, 1996), 20.（ロバート・ブライ『未熟なオトナと不遜なコドモ——「きょうだい主義社会」への処方箋』、荒木文枝訳、柏書房、1998）

（303 ページ）新皮質を手術で中間皮質から切り離す動物実験 ——V. H. Mark and F. R. Ervin, *Violence and the Brain* (Hagerstown, Md.: Harper and Row, 1970).

（303-304 ページ）扁桃体（中脳の神経の中心であり、攻撃的な行動に関係し、感情をともなう記憶の貯蔵場所でもある）が取り除かれると —— 同上。

（305 ページ）オキシトシンを脳に注射すると ——C. A. Pederson and A. J. Prange, Jr., "Induction of Maternal Behavior in Virgin Rats After Intracerebroventricular Administration of Oxytocin," *Proceedings of the National Academy of Sciences* 76 (1979): 6,661-6,665; J. T. Winslow and T. R. Lisel, "Social status of male squirrel monkey determines response to central oxytocin administration," *Journal of Neuroscience* 11 (1991): 2,032-2,038.

（305 ページ）バソプレシンを注射すると ——Z. X. Wang, C. F. Ferris, and G. H. L. De Vries, "The role of septal vasopressin innervation in paternal behavior in prairie voles," *Proceedings of the National Academy of Sciences* 91 (1993): 400-404.

（305 ページ）双子の超音波研究 ——Alessandra Piontelli, "Infant Observation from Before Birth," *International Journal of Psycho-Analysis* 68 (1987): 453-463.

（306 ページ）「人間の子どもは、はじめからほかの人間との深いつながりを感じています」——Alison Gopnick and Andrew N. Meltzoff, *Words, Thoughts, and Theories* (Cambridge, Mass: A Bradford Book, MIT Press, 1997), 133.

（306-307 ページ）ほかの新生児の泣き声に反応して泣く ——M. L. Simner, "Newborn's response to the cry of another infant," *Developmental Psychology* 5 (1971): 136-150; A. Sagi and J. L. Hoffman, "Empathic distress in the newborn," *Developmental Psychology* 12 (1976): 175-176.

（307 ページ）この反応としての泣き声は、共感のしるし ——J. Phillipe Rushton

and Richard M. Sorrentino, *Altruism and Helping Behavior: Social, Personality, and Developmental Perspectives* (Hillsdale, N.J.: Lawrence Erlbaum, 1981).

(307 ページ) 利他的な行動と攻撃的な行動の最初の徴候 ——Maya Pines, "Good Samaritans at Age Two?", *Psychology Today*, June 1979; Carolyn Zahn-Waxler, E. Mark Cummings, and Ronald Iannotti, *Altruism and Aggression: Biological and Social Origins* (Cambridge: Cambridge University Press, 1984) の E. Mark Cummings, Barbara Hollenbeck, Ronald Iannotti, Marian Radke-Yarrow, Carolyn Zahn-Waxler による章 , 165-188; M. R. Radke-Yarrow, C. Zahn-Waxler, and M. Chapman, "Children's prosocial dispositions and behavior."〔P. H. Mussen, ed., *Carmichael's Manual of Child Psychology*, 4th ed., vol. IV (New York: Wiley, 1984) に収録〕

(308 ページ) ゴールドフィッシュクラッカーを乗せた皿とブロッコリーを乗せた皿 ——Gopnik and Meltzoff, *Words, Thoughts, and Theories*, 149-150.

(309 ページ) 安定した愛着を築いた子ども ——L. A. Sroufe, "The coherence of individual development: Early care, attachment, and subsequent developmental issues," *American Psychologist* 34 (1979): 834-841.

(310 ページ)「救済者の多くにとって、ユダヤ人を救うことは……」—— Samuel P. Oliver and Pearl M. Oliver, *The Altruistic Personality: Rescuers of Jews in Nazi Europe* (New York: Free Press, 1988).

(311 ページ) 東アフリカのある部族の考え方 ——Jack Kornfield, *A Path with Heart: A Guide Through the Perils and Promises of Spiritual Life* (New York: Bantam, 1996).

(313 ページ)愛情ホルモン ——Michel Odent, *The Scientification of Love* (London: Free Association Books, 1999).

第 13 章：意識的な子育て（コンシャス・ペアレンティング）

(320 ページ) ルネ・スピッツが観察した母親の例 ——Rene Spitz, *The First Year of Life* (New York: International Universities Press, 1965), 238.（ルネ・スピッツ『母－子関係の成りたち——生後 1 年間における乳児の直接観察』、古賀行義訳、同文書院、1965）

(322 ページ)"随伴反応"——M. Lewis and S. Goldberg, "Perceptual Cognitive Development in Infancy: A Generalized Expectancy Model As a Function of Mother-Infant Interaction," *Merrill-Palmer Quarterly* 15 (1969): 81-100.

(323 ページ) 微妙な固定観念を調べるために ——Jeff Rubin, Frank Provenzano, and Luria Zelba, "Sex typing in the delivery room," *American Journal of Orthopsychiatry* 44 (4): 512-519 (1974).

(323 ページ) ある研究では、一一人の母親に、生後六カ月の男の子と育児室で遊んでもらった ——Jerry Will, Patricia Self, and Nancy Dratan, "Nursery

Stereotypes."〔米国心理学会（American Psychology Association meeting, 1974）で発表された論文〕

（326 ページ）父親不在の社会 ——L. L. Bumpass and J. A. Sweet, "Children's experience in single-parent families: Implications of cohabitation and marital transitions," *Family Planning Perspectives* 21 (6e): 256-260 (1989); David Blankenhorn, *Fatherless America: Confronting Our Most Urgent Social Problems* (New York: Basic Books, 1995).

（326 ページ）一九九〇年代に生まれたアメリカの子どもに限定すれば、この数字が六〇パーセントになる ——Frank F. Furstenberg Jr. and Andrew J. Cherlin, *Divided Families: What Happens to Children When Parents Part* (Cambridge, Mass: Harvard University Press, 1991).

（326 ページ）今日、アフリカ系アメリカ人の家庭の多くは、女性がひとりで切り盛りしている ——Bumpass and Sweet, 前掲書。

（327 ページ）父親は長男に対し、長女に対するより頻繁に話しかけ ——P. Bronstein, "Father-child interaction: Implications for gender role socialization."〔*Fatherhood Today: Men's Changing Role in the Family*, ed. P. Bronstein and G. P. Cowan (New York: Wiley & Sons, 1988), 107-124 に収録〕

（327 ページ）父親は生後三カ月の息子と過ごすときは —— R. D. Parke and S. E. O'Leary, "Family interaction in the newborn period: Some findings"〔*The Developing Individual in a Changing World, vol.2, Social and Environmental Issues*, ed. K. Riegel and J. Meacham (The Hague: Morton, 1976), 653-663 に収録〕; A. D. White Woolett and L. Lyon, "Observations of fathers at birth"〔*Fathers: Psychological Perspectives*, ed. N. Beail and J. McGuire (London: Junction, 1982), 72-94 に収録〕; M. J. Cox, M. T. Owen, et al, "Marriage, adult adjustment and early parenting," *Child Development* 60 (1989): 1,015-1,024.

（327 ページ）クン族（ブッシュマン）——David Blankenhorn, 前掲書。

（327 ページ）男女による接し方の違いがはっきりとしてくるのは、生後二年目 ——Michael E. Lamb, *The Father's Role: Applied Perspectives* (New York: John Wiley & Sons, 1986).

（327 ページ）「一歳半頃になると、息子は……」——Robert Bly, *The Sibling Society* (Reading, Mass.: Addison-Wesley, 1996), 119.（ロバート・ブライ『未熟なオトナと不遜なコドモ——「きょうだい主義社会」への処方箋』、荒木文枝訳、柏書房、1998）

（328 ページ）男の子の場合、父親不在の影響が社会的にもっとも深刻なかたちで現れたものが、少年期の暴力である ——David Blackenhorn, 前掲書。

（331 ページ）著名な人類学者、アシュレイ・モンタギュー —— アシュレイ・モンタギュー（Ashley Montagu）については、Murray A. Straus, "Spanking and the Mating of a Violent Society," *Pediatrics* 98 (4): 837-844 (1996) に引用あり。

（331 ページ）社会学者のマレー・A・ストラウス ——Murray A. Straus, 前

掲書。

(332 ページ) 女性の場合、ＩＱが八ポイント低くなる ——J. R. Smith and J. Brooks-Gunn, "Correlates and consequences of harsh discipline for young children," *Archives of Pediatrics and Adolescent Medicine* 151 (1997): 777-786.

(333 ページ) ハリエット・Ｌ・マクミラン博士率いる研究班の報告 —— Harriet L. MacMillan, Michael H. Boyle, et al., "Slapping and spanking in childhood and its association with lifetime prevalence of psychiatric disorders in a general population," *Canadian Medical Association Journal* 161 (7) (1999): 805-809.

● **付録** ●

「人格のルーツ――質問票」

この質問票は、回答者が自分の出生前と周産期（すなわち、出生前、出生時、出生後しばらく）の体験と、それが自分の人格や行動パターンに与えている影響を、できるだけ多く知ることができるようにと考えてつくられている。これによって一人ひとりが自分にとって意義深い視野を手に入れることができる。

この質問票は、現時点では、科学のツールではない。どの質問にもすばやく、あまり考えこまずに回答していただきたい。あてはまる選択肢が複数あれば、そのすべてに○をつけること。答えがわからないときは無意識に導いてもらうこと。すべてに回答し終わったら、親やきょうだいに聞いたり出生記録を見たりして確認してもよい。

1．年齢（　　歳）　**性別**（男／女）　**出生時刻**（AM ／ PM　　：　　）

2．出生時の体重（　　kg）

3．出生時の状態

a．きわめて優良（覚醒）
b．優良
c．良
d．劣
e．かなり劣（血色が悪く、呼吸していない）
f．不明

4．出生の順序

a．第一子
b．第二子
c．第三子
d．第四子
e．第五子
f．第六子以降

5．あなたは双子ですか。

a．はい
b．いいえ

6．あなたは幼いころに養子になりましたか。

a．はい
b．いいえ

7．お母さんはあなたを妊娠したとき、赤ちゃんを望んでいましたか。

a．はい
b．いいえ

8．お母さんは男の子、女の子、どちらを望んでいましたか。

a．男の子
b．女の子
c．どちらでもよかった

9．お母さんが妊娠したとき、お父さんは赤ちゃんを望んでいましたか。

a．はい
b．いいえ

10．お父さんは男の子、女の子、どちらを望んでいましたか。

a．男の子
b．女の子

c．どちらでもよかった

11．お母さんには、妊娠中に何か不幸な出来事がありましたか。

a．はい

b．いいえ

12．お母さんの妊娠中の気分は、全体としてどうでしたか。

a．幸せ

b．不幸せ

13．子宮にいるとき、お母さんに話しかけられたり歌ってもらったりしましたか。

a．はい

b．いいえ

14．子宮にいるとき、お父さんに話しかけられたり歌ってもらったりしましたか。

a．はい

b．いいえ

15．お母さんは妊娠中、次のような騒音を浴びていましたか。

a．機械類の音

b．飛行機や列車の音

c．やかましい音楽

d．いずれも浴びていない

16．子宮にいるとき、あなたが感じていたのは

a．望まれている

b．愛されている

c．幸せ

d．平和

e．お母さんとつながっている

f．お母さんとつながっていない
g．不安
h．恐れ
i．罪悪感、後ろめたさ
j．怒り
k．退屈
l．孤独
m．愛されていない
n．望まれていない
o．無力感／自分には何か欠けているという感じ

17. あなたを妊娠中、お母さんがよく感じていたのは
a．怒り
b．恐れ
c．不安
d．うつ
e．幸せ
f．満足

18. 子宮のなかで夢を見た記憶がありますか。あるなら、どんな夢でしたか（夢の内容は別紙に記入してください）。
a．はい
b．いいえ

19. お母さんは妊娠中、何かを常用していましたか。
a．タバコを吸っていた
b．マリファナを吸っていた
c．酒を大量に飲んでいた
d．レギュラーコーヒーまたは紅茶を毎日二杯以上飲んでいた
e．覚醒剤を使用していた
f．コカイン、クラック〔コカインを加工して強化したもの〕、ヘロインなどのドラッグを使用していた

g．鎮痛剤を使用していた
h．精神安定剤を使用していた
i．抗うつ剤を使用していた
j．いずれもあてはまらない

20．あなたが生まれた場所は
a．病院
b．自宅
c．その他

21．分娩時にお母さんは次のいずれかの投与を受けましたか。
a．鎮痛剤
b．部分麻酔
c．全身麻酔
d．いずれの投与も受けていない

22．出産の形態は
a．経膣《けいちつ》分娩
b．鉗子《かんし》を使用
c．会陰《えいん》切開
d．帝王切開
e．アトニン（陣痛促進剤）の使用
f．逆子出産
g．処置の遅れ（医者にすぐに診てもらえなかった）
h．未熟児として生まれた
i．過期産で生まれた

23．出生直後、あなたは
a．お母さんの胸の上に置かれた
b．新生児室に連れていかれた
c．保育器に入れられた
d．新生児集中治療室に連れていかれた

24. 出産の最中、あなたとお母さんはおそらく

a．「同調」していた
b．「同調」していなかった

25. あなたは基本的に

a．異性愛者
b．両性愛者
c．同性愛者

26. あなたは人とふれあったり、抱き合ったりすることが

a．過剰に好き
b．かなり好き
c．ふつうに好き
d．あまり好きではない
e．まったく好きではない

27. あなたの食事の傾向は

a．食べすぎる
b．満腹になるまで食べる
c．ちびちび食べる
d．食べるのが苦痛、あるいは必要な量を食べることができない
e．食べたあとに嘔吐する習慣がある

28. セックスに関して、あなたは

a．決して満足しない
b．いつも頭から離れない
c．大切なものだと思う
d．難しいものだと思う
e．そんなものなければいいと思う
f．興味がない

29. お金に関して、あなたは

a．決して満足しない

b．いつも頭から離れない

c．大切なものだと思う

d．難しいものだと思う

e．そんなものなければいいと思う

f．興味がない

30. あなたが依存したことのあるものは

a．精神安定剤

b．抗うつ剤

c．睡眠薬

d．鎮痛剤

e．覚醒剤

f．タバコ

g．アルコール

h．マリファナ

i．コカイン

j．ヘロイン

k．クラック

l．いずれにも依存したことがない

31. 大柄で太った人に惹《ひ》かれますか。

a．はい

b．いいえ

32. 小柄でやせた人に惹かれますか。

a．はい

b．いいえ

33. あなたには次の症状がありますか。

a．学習障害

ｂ．パニック発作
ｃ．恐怖症
ｄ．うつ
ｅ．躁うつ病
ｆ．統合失調症
ｇ．反社会的行動
ｈ．ＡＤＤ（注意欠陥障害）またはＡＤＨＤ（注意欠陥多動性障害）
ｉ．いずれの症状もない

34. あなたは次の夢を見ることがありますか。

ａ．落ちる夢、または転がる夢
ｂ．水に浮かんでいる夢
ｃ．トンネルや開口部の夢
ｄ．流砂や沼地の夢
ｅ．船の難破の夢、または自分が粉みじんに砕ける夢

35. 給与や年金制度の充実した大企業に就職していますか。または就職したいと思いますか。

ａ．はい
ｂ．いいえ

36. あなたは自分で次のいずれにあてはまると思いますか。

ａ．楽観的
ｂ．外交的
ｃ．人を優先する
ｄ．悲観的
ｅ．引きこもりがち
ｆ．内気
ｇ．内向的
ｈ．自分の意見をはっきりという
ｉ．気持ちが不安定

ｊ．慎重
ｋ．消極的
ｌ．向こうみず
ｍ．攻撃的
ｎ．冒険好き
ｏ．堅実
ｐ．外向的

37．あなたが喜びを感じるのは
ａ．前進すること
ｂ．何かに没頭すること
ｃ．新たな知識や技能を身につけること
ｄ．いずれもあてはまらない

38．あなたが恐れるのは
ａ．腹立ちを抑えられなくなること
ｂ．正気を失うこと
ｃ．暴力的・破壊的になること
ｄ．無力になること
ｅ．ミスを犯すこと
ｆ．不正を犯すこと
ｇ．敗者になること
ｈ．成功すること
ｉ．レイプされること
ｊ．見捨てられること
ｋ．いずれもあてはまらない

39．あなたがよく経験するのは次のいずれですか。
ａ．やっていることに集中できない
ｂ．説明のつかない疲労感に襲われる
ｃ．やる気が湧いてこない
ｄ．知的好奇心がなくなる

e．何かが足りないような気がする
f．いずれもあてはまらない

40．次のなかに身につけたくないものはありますか。

a．スカーフ
b．帽子
c．タートルネック
d．ネクタイ
e．いずれもあてはまらない

41．あなたが恐怖を感じるのは

a．開けた場所
b．閉じた場所
c．水
d．旅行
e．暗闇
f．高いところ
g．動物
h．いずれもあてはまらない

42．あなたはストレスを感じると

a．活動を増やす
b．活動を減らす
c．身動きできなくなる
d．混乱する
e．不安になる
f．怒りを感じる
g．いずれもあてはまらない

43．あなたが子宮にいるとき、あなたかあなたの家族が何かトラウマを負うような経験をしましたか。

a．はい

b．いいえ

44. **あなたが生まれるとき、あなたかあなたの家族が何かトラウマを負うような経験をしましたか。**

a．はい

b．いいえ

45. **あなたの出生後数週間または数カ月以内に、あなたかあなたの家族が何かトラウマを負うような経験をしましたか。**

a．はい

b．いいえ

46. **あなたの出生後２年以内に、あなたかあなたの家族が何かトラウマを負うような経験をしましたか。**

a．はい

b．いいえ

47. **あなたは出生後数週間または数カ月以内に、お母さんと数時間以上離れていたことがありますか。**

a．はい

b．いいえ

48. **あなたには母親代わりの人がいましたか。もしいたなら、それは誰ですか。**

a．保育士

b．ハウスキーパー（家政婦）

c．ベビーシッター

d．姉

e．いとこ

f．おば

g．祖母

h．家族の友人

ｉ．隣人
ｊ．教師
ｋ．医師
ｌ．歯科医
ｍ．宗教の実践者
ｎ．いなかった

49. あなたには、父親代わりの人がいましたか。もしいたなら、それは誰ですか。

ａ．保育士
ｂ．ハウスキーパー（家政夫）
ｃ．ベビーシッター
ｄ．兄
ｅ．いとこ
ｆ．おじ
ｇ．祖父
ｈ．家族の友人
ｉ．隣人
ｊ．教師
ｋ．医師
ｌ．歯科医
ｍ．宗教の実践者
ｎ．いなかった

50. あなたのお母さんには、あなたを妊娠する以前に流産の経験がありますか。

ａ．はい
ｂ．いいえ

51. あなたのお母さんには、あなたを妊娠する以前に人工中絶の経験がありますか。

ａ．はい

b．いいえ

52．あなたのお母さんには、あなたを妊娠する以前に死産の経験がありますか。

a．はい

b．いいえ

53．あなたのお母さんは、あなたを妊娠する以前に、子どもを養子に出したことがありますか。

a．はい

b．いいえ

54．お母さんが、あなたを妊娠する以前に、流産、人工中絶、死産、子どもを養子に出すことを経験していた場合、それは何回ですか。

a．一回

b．二回

c．三回以上

d．そのような経験をしていない

55．お母さんは、あなたを出産後、流産、人工中絶、死産、子どもを養子に出すことを経験していますか。

a．はい

b．いいえ

56．あなたは幼いころにきょうだいを亡くしていますか。

a．はい

b．いいえ

57．あなたは幼いころに親を亡くしていますか。

a．母を亡くした

b．父を亡くした

c．母も父も亡くした
d．亡くしていない

58. あなたが幼いころ、近親者のなかに自殺した人がいますか。
a．はい
b．いいえ

59. あなたのお母さんは妊娠中、合成エストロゲン製剤〔女性ホルモン剤〕**のジエチルスチルベストロール（ＤＥＳ）を服用していましたか。**
a．はい
b．いいえ

60. あなたのお母さんが分娩にかかった時間は
a．短かった
b．平均的
c．長かった

61. あなたは幼いころ、精神的虐待を受けたことがあると思いますか。もし思うとすれば、誰からですか。
a．父親／母親
b．兄／姉
c．おば／おじ
d．いとこ（男／女）
e．祖母／祖父
f．保育士（男／女）
g．ハウスキーパー（男／女）
h．ベビーシッター（男／女）
i．家族の友人（男／女）
j．隣人（男／女）
k．医師（男／女）
l．宗教の実践者（男／女）

m．知らない人（男／女）
n．あると思わない

62．あなたは幼いころ、身体的虐待を受けたことがあると思いますか。もし思うとすれば、誰からですか。

a．父親／母親
b．兄／姉
c．おば／おじ
d．いとこ（男／女）
e．祖母／祖父
f．保育士（男／女）
g．ハウスキーパー（男／女）
h．ベビーシッター（男／女）
i．家族の友人（男／女）
j．隣人（男／女）
k．医師（男／女）
l．宗教の実践者（男／女）
m．知らない人（男／女）
n．あると思わない

63．あなたは幼いころ、性的虐待を受けたことがあると思いますか。もし思うとすれば、誰からですか。

a．父親／母親
b．兄／姉
c．おば／おじ
d．いとこ（男／女）
e．祖母／祖父
f．保育士（男／女）
g．ハウスキーパー（男／女）
h．ベビーシッター（男／女）
i．家族の友人（男／女）
j．隣人（男／女）

k．医師（男／女）
l．宗教の実践者（男／女）
m．知らない人（男／女）
n．あると思わない

64. 出生前、出生時、出生後まもないころのことで、思い出せることをすべて別紙に記入してください。

65. 出生前、出生時、出生後まもないころのことで、人から聞いた話をすべて別紙に記入してください。

●「人格のルーツ——質問票」の解説

では、これから質問票への回答の意味を解説しよう。人生初期の体験が各自の人格に与える影響を発見する助けになると思う。

個々の回答から絶対的なことはいえない。個々の回答は、受精から現在までの無数の変数からなる巨大なジグソーパズルの小さな一ピースにすぎない。しかし、質問票を最後まで終え、すべての回答の意味を知ったときに、受精から幼児期までの“合成写真”が浮かび上がってくるだろう。

1．年齢（　　歳）　**性別**（男／女）　**出生時刻**（AM ／ PM　　：　　）

＊自分の出生時刻は、一日のなかで創造力が最高になる時間、または、もっとも不安になる時間かもしれない。

＊病院のスタッフや医師は、夜は比較的疲れており、仕事の能力が衰えている。

2．出生時の体重（　　kg）

〔日本では男児が平均 3.05kg、女児が 2.96kg（2005 年）〕

＊平均より重い場合は、難産であった率、過期産児であった率が高くなる。

＊平均より軽い場合は、未熟児であった率、ストレスと不安のある母親のもとに生まれた率が高くなる。

3．出生時の状態

＊もっとも望ましいものから、もっとも望ましくないものへと並べ

てある。これは、出産の大変さの指標になるかもしれない。また、人生への取り組み方の指標になるかもしれない。

a．きわめて優良（覚醒）――あらゆる人間関係がすばらしくうまくいく。
b．優良――たいていの人間関係がうまくいく。
c．良――問題がある。
d．劣――かなり問題があり、人生で苦闘している。
e．かなり劣（血色が悪く、呼吸していない）――仮死状態により、心の奥では「死んでいる感じ」のなごりがあるかもしれない。
f．不明

4．出生の順序

a．第一子――他のきょうだいよりも条件がよい。父親のお気に入りになることが多い。一人っ子の場合も第一子とほぼ同じ。
b．第二子――母親のお気に入りになることが多い。真ん中の子どもの場合、もっとも注目されにくく、混乱した状況で途方にくれやすい。末子の場合、家庭の“赤ちゃん”として、いつまでも子どもあつかいされやすい。
c．第三子――真ん中の子どもの場合、もっとも注目されにくく、混乱した状況で途方にくれやすい。末子の場合、家庭の“赤ちゃん”として、いつまでも子どもあつかいされやすい。
d．第四子――ｃと同様。
e．第五子――ｃと同様。
f．第六子以降――ｃと同様。

5．あなたは双子ですか。

a．はい――苦も楽も分かち合っている。双子は終生、親密で心がつながっている傾向がある。双子と結婚し、同じ家

に住むことさえある。

b．いいえ――自分と他人とをはっきりと区別している。

6．あなたは幼いころに養子になりましたか。

a．はい――（養父母にどんなに愛されたとしても）計画されず、望まれず、捨てられている。記憶のなかに実母を失った思いが刻まれている。疎外された感じ、自分の居場所がないという感じをもっており、別離に対して過敏になりやすい。

b．いいえ――aのような傾向が少ない。

7．お母さんはあなたを妊娠したとき、赤ちゃんを望んでいましたか。

a．はい――幸せで、安心感や安定感をもっている。望まれて生まれることは、強力で健全な自意識の最大の要因である。受け入れられている、愛されている、と感じていることが多い。

b．いいえ――自尊心が低いことが多い。受け入れられている、愛されている、と感じにくい。

8．お母さんは男の子、女の子、どちらを望んでいましたか。

a．男の子――男性の場合、問題ない。女性の場合、性心理的な問題をもつことがある。受け入れられている、愛されている、と感じにくい。

b．女の子――女性の場合、問題ない。男性の場合、性心理的な問題をもつことがある。受け入れられている、愛されている、と感じにくい。

c．どちらでもよかった――性心理的な問題をもつことは少ない。受け入れられている、愛されている、と感じやすい。

9．お母さんが妊娠したとき、お父さんは赤ちゃんを望んでいましたか。

＊一般に、父親の影響は、母親の影響ほどは大きくない。

a．はい——7と同様。
b．いいえ——7と同様。父親が子どもを望まない場合、母親の妊娠中のストレスが増しやすい。

10. お父さんは男の子、女の子、どちらを望んでいましたか。

＊一般に、父親の影響は、母親の影響ほどは大きくない。

a．男の子——8と同様。
b．女の子——8と同様。
c．どちらでもよかった——8と同様。

11. お母さんには、妊娠中に何か不幸な出来事がありましたか。

a．はい——ストレス要因になる。胎児は母親の不幸をそのまま味わい、将来の困難に敏感になって生まれてくることがある。また、トラウマを負いやすい人になる。
b．いいえ——トラウマを負いにくい人になる。

12. お母さんの妊娠中の気分は、全体としてどうでしたか。

＊母親の気分は子どもの人生観の原型となる。

a．幸せ——プラス思考／楽観的になりやすい。
b．不幸せ——マイナス思考／悲観的になりやすい。

13. 子宮にいるとき、お母さんに話しかけられたり歌ってもらったりしましたか。

a．はい——出生前のコミュニケーションと“きずな”が存在する。
b．いいえ——出生前のコミュニケーションと“きずな”が存在しない。

14. 子宮にいるとき、お父さんに話しかけられたり歌ってもらったりしましたか。

a．はい——13 と同様。

b．いいえ——13 と同様。

15. お母さんは妊娠中、次のような騒音を浴びていましたか。

a．機械類の音——そのたぐいの音に強力に引きつけられるかもしれない。逆に、嫌悪感をもつようになるかもしれない。

b．飛行機や列車の音——a と同様。

c．やかましい音楽——a と同様。

d．いずれも浴びていない

16. 子宮にいるとき、あなたが感じていたのは

＊これらの感情は母親に端を発していることが多く、出生後の体験しだいでは強化される。

＊のちの人生で同様の感情をもちやすくなることがある。

17. あなたを妊娠中、お母さんがよく感じていたのは

＊母親が感じていたことは子どもの人生経験の原型となる。

18. 子宮のなかで夢を見た記憶がありますか。あるなら、どんな夢でしたか。

a．はい——思い出すことのできる夢にはすべて意味がある。

b．いいえ——ほとんどの人がこちらに該当するだろう。

19. お母さんは妊娠中、何かを常用していましたか。

＊ここにあげたすべての物質が、母子双方の思考力、感覚、創造力を鈍らせる可能性をもつ。

＊子どもが薬物やアルコールの依存症になることがある。

＊薬物やアルコールに依存している母親は、（統計からすれば）未婚、貧困、無教育、不安、うつなどの問題をかかえている率、適切な妊婦検診を受けていない率、胎児と言葉や言葉以外のコミュニケーションをほとんどとっていない率が高い。

20．あなたが生まれた場所は

ａ．病院——医療技術の介入、薬の使用があった可能性がきわめて高い（21、22参照）。

ｂ．自宅——より平和な環境。母親がより快適で、よりストレスを感じにくい。

ｃ．その他——どこであるかにかかわらず、人生に何らかの影響があるだろう。

21．分娩時にお母さんは次のいずれかの投与を受けましたか。

ａ．鎮痛剤——母子双方の思考力、感覚、創造力を鈍らせる。母子の“きずな”の自然な形成を阻み、生涯を通じての人間関係にマイナスの影響を与える。

ｂ．部分麻酔——ａと同様。

ｃ．全身麻酔——ａと同様。

ｄ．いずれの投与も受けていない——出生時に覚醒しており、注意力があり、反応がよい。

22．出産の形態は

＊どの出産の形態も、情緒や細胞の記憶として保存され、生涯を通じて人格や行動に影響する。

ａ．経腟分娩——健全な自意識、人生を切り開く自信、楽観的な態度、積極的な行動につながる。

ｂ．鉗子を使用——子ども時代は助けが必要なときに助けを拒む傾向が強くなる。人生を否定的にとらえやすくなる。頭

痛、首や肩の痛みに悩むかもしれない。

c．会陰切開——鉗子使用の場合と同様の影響に加え、母親の痛みに対し罪悪感を覚えるかもしれない。

d．帝王切開——ストレス下で無力感を覚えやすくなる。邪魔されることに過敏になりやすい。抱きしめられることを過度に望み、節度なくスキンシップを求めることがある。

e．アトニン（陣痛促進剤）の使用——つねにせき立てられている感じをもちやすい。短気で反抗的になることもある。

f．逆子出産——頑固で強情で、わが道を行くタイプになりやすい。人生での前進が難しくなることもある。

g．処置の遅れ（医者にすぐに診てもらえなかった）——抑えつけられている、という感じをもつようになりやすい。不当にあつかわれたと感じると暴力的にふるまったりする。過度に自己規制の強い人になることもある。

h．未熟児として生まれた——何でも早めに、急いでやる人になりやすい。いつもせき立てられているような感じをもっており、何かとばたばたしている。

i．過期産で生まれた——何でも遅めに、ゆっくりとやる人になりやすい。問題をぐずぐずと先延ばしにする傾向も。

23. 出生直後、あなたは

a．お母さんの胸の上に置かれた——理想的。大切にされているという感覚をもてる。母親との関係も、ほかの人との関係もうまくいきやすい。

b．新生児室に連れていかれた——母親から切り離された、捨てられた、拒絶された、という感覚をもちやすい。

c．保育器に入れられた——他人とのあいだに見えない壁があるのを感じるようになりやすい。この傾向が大人になるまで続くこともある。

d．新生児集中治療室に連れていかれた——もっともリスクが高い。b．cのすべてがあてはまる。

24. 出産の最中、あなたとお母さんはおそらく

＊出生時の母親との関係が､子どものその後の対人関係を左右する。

a．「同調」していた——親切で感じのよい人になりやすい。
b．「同調」していなかった——理屈っぽく気難しい人になりやすい。

25. あなたは基本的に

＊性的指向はほかの要因と深くかかわっていることが多い（関連するのは、たとえば、遺伝子、出生前／周産期の環境、質問票の8と10の望まれない性に生まれること、38のミスや不正を犯すこと（e、f）、またストレスなどの身体的心理的要因など）。

26. あなたは人とふれあったり、抱き合ったりすることが

＊生まれてすぐの身体的接触のあり方が、その後の愛情の与え方や受けとり方を左右する。

a．過剰に好き——不安定で、他人に認めてもらいたがる傾向が強い。
b．かなり好き——多少不安定ではあるが、表現が素直／愛情深い。
c．ふつうに好き——健全な自意識をもち、他人に思いやりがある。
d．あまり好きではない——注目されるのを好まない。
e．まったく好きではない——注目されるのを避ける。

27. あなたの食事の傾向は

＊愛される感覚と関係がある。食物を愛の代用として空虚な気持ち

を埋め合わせようとすることがある。

a．食べすぎる——肥満。不健康な状態。
b．満腹になるまで食べる——健康的な状態。
c．ちびちび食べる——退屈感、軽度のうつ。
d．食べるのが苦痛、あるいは必要な量を食べることができない——拒食症。
e．食べたあとに嘔吐する習慣がある——過食症。

28．セックスに関して、あなたは

＊愛される感覚と関係がある。セックスを愛とはきちがえ、セックスを求めることで自尊心の低さを埋め合わせようとすることがある。

a．決して満足しない——中毒的。
b．いつも頭から離れない——中毒的。
c．大切なものだと思う——性的に健全。
d．難しいものだと思う——子ども時代のネガティブな体験の影響と思われる。
e．そんなものなければいいと思う——喜びを回避／否定する態度。
f．興味がない——低いリビドー（性的衝動）。ｄとｅと同様の傾向もある。

29．お金に関して、あなたは

＊愛される感覚と関係がある。無意識に金銭を愛の代用にすることがある。
＊回答の意味は27．28と同様。人と食物やセックスや金銭とのかかわり方を見ると、その人のことがよくわかる。

30．あなたが依存したことのあるものは

＊依存は、周産期の母親の状態と、母親が投与された薬とに関係がある。
＊依存は、脳の形成期の愛情不足から生じる大きな空虚感を満たす手段でもある。
＊ 19 と同様。

31．大柄で太った人に惹かれますか。

a．はい——不安定。母親への愛着を求めている。母親に対する未解決の感情の現れかもしれない。
b．いいえ——平均的な体格の人に惹かれるのであれば、母親との関係は良好。

32．小柄でやせた人に惹かれますか。

a．はい——母親を打ち負かしたい気持ちがある。母親との分離を求めている。
b．いいえ——平均的な体格の人に惹かれるのであれば、母親との関係は良好。

33．あなたには次の症状がありますか。

＊遺伝的特徴とこの質問票にある要素に、さらに別の条件が加わって発症するものと思われる。

34．あなたは次の夢を見ることがありますか。

＊卵管を急降下したとき、子宮に着床したとき、羊水に浮かんでいるときなど、きわめて早い時期の記憶を再現しているのかもしれない。

a．落ちる夢、または転がる夢——卵管の旅の記憶。

b．水に浮かんでいる夢――羊水に浮かんでいる記憶。
c．トンネルや開口部の夢――子宮頸管の旅、または卵管から子宮への旅の記憶。
d．流砂や沼地の夢――着床（子宮後壁の足場）の記憶。不安定な気持ち、飲みこまれることに対する恐怖の現れかもしれない。
e．船の難破の夢、または自分が粉みじんに砕ける夢――dと同様。

35. 給与や年金制度の充実した大企業に就職していますか。または就職したいと思いますか。

a．はい――外の世界に不安と不安定さを感じているのかもしれない。子宮内での安全や安定をとりもどそうとしているのかもしれない。
b．いいえ――外の世界に安心と安定を感じているのかもしれない。

36. あなたは自分で次のいずれにあてはまると思いますか。

＊出生前と周産期の体験が人生観を大きく左右する。

a．楽観的――胎児時代／出生時／乳幼児時代に快適に過ごした。出生直後に“きずな”づくりに成功した。
b．外交的――aと同様。どちらかの親または両親との信頼関係ができている。
c．人を優先する――a．bと同様。
d．悲観的――胎児期／出生時／乳幼児時代に問題があった。出生直後の“きずな”づくりに失敗した。親との信頼に欠ける／不安定な関係。
e．引きこもりがち――dと同様。
f．内気――dと同様。
g．内向的――dと同様。片親または両親が思慮深さを助長

し、表現力を低下させた。

h．自分の意見をはっきりという——ａと同様。どちらかの親または両親が表現力を向上させた。介入のない経膣分娩のため、あるいは第一子であるためかもしれない。

ｉ．気持ちが不安定——迷いが多く、落ち着きのない人生。両親への愛着がない／出生前後の“きずな”が不安定で不完全。強力な“きずな”を築くことができない／精神的に不安定。

ｊ．慎重——建設的な愛着、または何らかの裏切られた経験。

ｋ．消極的——母親が出産時に麻酔／硬膜外麻酔を受けた。生きにくいと感じる。傷つきやすい、あるいは、傷つくことを恐れやすい。

ｌ．向こうみず——刺激と興奮を求める。母親が興奮／熱狂気味だった。そわそわして落ち着きがない。子ども時代に刺激を過剰に与えられた。強い刺激に対して中毒的。

ｍ．攻撃的——望まない妊娠または望まない性別のせいで、どちらかの親または両親から拒絶された。出生後の育児放棄／虐待。反社会的行動、怒り、憎悪。

ｎ．冒険好き——向こうみずで楽観的。破壊的な体験と建設的な体験との組み合わせ。

ｏ．堅実——慎重。ｊと同様。

ｐ．外向的——ａと同様。

37. あなたが喜びを感じるのは

ａ．前進すること——自然で介入のない経膣分娩。物事に成功しやすい。

ｂ．何かに没頭すること——ａと同様。

ｃ．新たな知識や技能を身につけること——ａと同様。

ｄ．いずれもあてはまらない

38. あなたが恐れるのは

ａ．腹立ちを抑えられなくなること——母親が出産時に自制心

を失った。

b．正気を失うこと——aと同様。

c．暴力的・破壊的になること——aと同様。

d．無力になること——母親が出産時に麻酔を受けた。

e．ミスを犯すこと——計画的でない／望まない妊娠または望まない性別。期待にそわない子ども。受け入れられていない、無条件の愛を受けていないという感覚。

f．不正を犯すこと——eと同様。さらに逆子の可能性も。

g．敗者になること——eと同様。

h．成功すること——出生時に母親を傷つけることに罪悪感を覚えた。

i．レイプされること——出生時の無力感。出生時に母親／子どもが痛みをともなう医療処置を受けた。出生後に点眼薬、口の吸引などの処置を受けた。

j．見捨てられること——出生直後、母親と親密な接触をもつ前に母親から引き離された。

k．いずれもあてはまらない——比較的、楽で快適な出産。

39. あなたがよく経験するのは次のいずれですか。

＊aからdは、出生前後から始まった未解決の問題のせいかもしれない。

a．やっていることに集中できない——介入のある出産（帝王切開、鉗子の使用、逆子）。

b．説明のつかない疲労感に襲われる——麻酔、鎮静剤、鎮痛剤の使用。長時間出産が無力感のもとに。

c．やる気が湧いてこない——介入のある出産。自分の力ではできないという感覚。無力感が依存心のもとに。

d．知的好奇心がなくなる——麻酔、鎮静剤、鎮痛剤が頭を鈍らせるもとに。

e．何かが足りないような気がする——胎内での双子の一方

の死。
f．いずれもあてはまらない――比較的、楽で快適な出産。

40．次のなかに身につけたくないものはありますか。

＊aからdは、出生時にへその緒が首に巻きついたせいかもしれない。へその緒が首に巻きついた人は、首にぴったりした衣服を嫌う。また苦境に陥ると、人から抑えつけられるような、首を絞められるような感じを味わいやすい。

a．スカーフ
b．帽子
c．タートルネック
d．ネクタイ
e．いずれもあてはまらない――障害のない出産。

41．あなたが恐怖を感じるのは

＊これらは周産期に味わった恐怖の再現である。

a．開けた場所――広場恐怖症。
b．閉じた場所――閉所恐怖症（エレベーター、クローゼット、地下室など）。
c．水――出生時に溺れかけたのかもしれない。
d．旅行――車やバス、列車、飛行機、船のなかで生まれた可能性。
e．暗闇――子宮内や産道で感じた不安と関係があるかもしれない。
f．高いところ――生まれた直後に急激にもち上げられたのかもしれない。
g．動物――母親が妊娠中におびえたこと、あるいは、子どもが出生時または出生直後におびえたことと関係しているかもしれない。

h．いずれもあてはまらない――比較的、楽で快適な出産。

42. あなたはストレスを感じると

a．活動を増やす――分娩時に母親が不安を感じた。

b．活動を減らす――分娩時に母親が麻酔を受けた。

c．身動きできなくなる――bと同様。

d．混乱する――bと同様。

e．不安になる――分娩時に母親が心配、不安を感じた。

f．怒りを感じる――分娩の進行が途中でさまたげられた。

g．いずれもあてはまらない――分娩時にトラウマを負わなかった。

43. あなたが子宮にいるとき、あなたかあなたの家族が何かトラウマを負うような経験をしましたか。

a．はい――ストレスに対する耐性が低くなる。

b．いいえ――ストレスに耐える力がつく。

44. あなたが生まれるとき、あなたかあなたの家族が何かトラウマを負うような経験をしましたか。

a．はい――43のaと同様。自分が出産することに恐怖を感じるようになるかもしれない。

b．いいえ――43のbと同様。自分が出産するのを楽しみにするようになるかもしれない。

45. あなたの出生後数週間または数カ月以内に、あなたかあなたの家族が何かトラウマを負うような経験をしましたか。

a．はい――43のaと同様。自分が出産したあとの数週間または数カ月の不安が増加。

b．いいえ――43のbと同様。自分が出産したあとの数週間または数カ月の不安が減少。

46. あなたの出生後2年以内に、あなたかあなたの家族が何かトラ

ウマを負うような経験をしましたか。

a．はい——43のaと同様。自分の子どもの生後2年間の不安が増加。

b．いいえ——43のbと同様。自分の子どもの生後2年間の不安が減少。

47．あなたは出生後数週間または数カ月以内に、お母さんと数時間以上離れていたことがありますか。

a．はい——捨てられる不安が増加。

b．いいえ——捨てられる不安が減少。

48．あなたには母親代わりの人がいましたか。もしいたなら、それは誰ですか。

＊親代わりの人の役割や仕事は、子どもの人間関係と職業選択に影響を与える。

＊親代わりの人の数が多いと、子どもは一人または二人の人と深い“きずな”をつくることができにくくなる。人を信頼することや人と親密になることが難しくなるかもしれない。

49．あなたには、父親代わりの人がいましたか。もしいたなら、それは誰ですか。

＊48と同様。

50．あなたのお母さんには、あなたを妊娠する以前に流産の経験がありますか。

a．はい——きょうだいを亡くした喪失感をかかえているせいで、説明のつかないうつに襲われることがある。

b．いいえ——aの傾向はない。

51．あなたのお母さんには、あなたを妊娠する以前に人工中絶の経

験がありますか。

a．はい——母親に無意識の恐れをいだく。のちの人生で女性関係でつらい体験をすると、女性全体を邪悪なものととらえる傾向がある。

b．いいえ——aの傾向はない。

52. あなたのお母さんには、あなたを妊娠する以前に死産の経験がありますか。

a．はい——死に対する恐怖と喪失感をもつようになる。

b．いいえ——aの傾向はない。

53. あなたのお母さんは、あなたを妊娠する以前に、子どもを養子に出したことがありますか。

a．はい——捨てられる不安、喪失感をもつようになる。

b．いいえ——aの傾向はない。

54. お母さんが、あなたを妊娠する以前に、流産、人工中絶、死産、子どもを養子に出すことを経験していた場合、それは何回ですか。

＊回数が多いほど、それぞれ50のa、51のa、52のa、53のaの傾向が強くなる。

55. お母さんは、あなたの出産後、流産、人工中絶、死産、子どもを養子に出すことを経験していますか。

a．はい——それぞれ50のa、51のa、52のa、53のaの傾向がある。

b．いいえ——それぞれ50のa、51のa、52のa、53のaの傾向はない。

56. あなたは幼いころにきょうだいを亡くしていますか。

a．はい——深い喪失感をかかえるかもしれない。大切な人を

失う不安を生涯もち続けることもある。
b．いいえ——aの傾向はない。

57．あなたは幼いころに親を亡くしていますか。

a．母を亡くした——56のaの傾向がさらに強くなる。
b．父を亡くした——56のaの傾向がさらに強くなる。
c．母も父も亡くした——56のaの傾向が極端に強くなる。
d．亡くしていない——56のaの傾向はない。

58．あなたが幼いころ、近親者のなかに自殺した人がいますか。

a．はい——自殺を苦境から抜け出すための現実的な手段と考えるようになりやすい。
b．いいえ——aの傾向はない。

59．あなたのお母さんは妊娠中、合成エストロゲン製剤〔女性ホルモン剤〕**のジエチルスチルベストロール（DES）を服用していましたか。**

a．はい——男性なら、いかにも女性らしい特徴をもつようになる。女性なら、行動と容姿が男性的になるが、性的指向までは変わらない。
b．いいえ——aの傾向はない。

60．あなたのお母さんが分娩にかかった時間は

＊分娩時の母子双方のストレスの指標になる。

a．短かった——トラウマを負いにくい。
b．平均的——トラウマの負いやすさは中程度。
c．長かった——トラウマを負いやすい。

61．あなたは幼いころ、精神的虐待を受けたことがあると思いますか。もし思うとすれば、誰からですか。

＊どんな虐待も、人格に長期にわたる深刻な影響を与える。子どもは、虐待されたのは養育者のせいでなく、自分のせいだと思いやすい。そのことが自尊心の低さ、うしろめたさ、罪悪感、人に対する不信感につながる。

62. あなたは幼いころ、身体的虐待を受けたことがあると思いますか。もし思うとすれば、誰からですか。

＊61 と同様。

63. あなたは幼いころ、性的虐待を受けたことがあると思いますか。もし思うとすれば、誰からですか。

＊61 と同様。

64. 出生前、出生時、出生後まもないころのことで、思い出せることをすべて別紙に記入してください。

65. 出生前、出生時、出生後まもないころのことで、人から聞いた話をすべて別紙に記入してください。